ちくま学芸文庫

神経回路網の数理

脳の情報処理様式

甘利俊一

筑摩書房

はじめに

　生体情報科学の興味ある，しかし難しい問題の一つに思考過程の解明がある．思考は高度の階層システムである脳において実現している．脳の解明を目指して，生理学，情報科学，心理学など多くの分野から総合的で多彩なアプローチがなされているが，実のところ，脳の情報処理様式については未だに多くが謎につつまれたままである．本書は，神経回路網を用いるとどのような情報処理能力が発揮できるのか，また，神経回路網にとってどのような情報処理が適しているのか，その可能性を神経回路網の数理的な理論としてまとめようと試みたものである．

　脳はきわめて複雑なシステムであるが，その中にはいくつかの典型的な論理があり，それを実現する回路構成がある．これらは，生物進化の過程で脳内に捉えられた論理と構成である．これらは神経細胞の動作に基礎をもつが，そこからさらに発展し多様に組み合わさって一つの大規模な階層システムを構成している．本書は，脳の典型的な論理を神経回路網のレベルで捉えることを目指している．そのために，神経集団の巨視的力学，神経場の興奮パターンの力学，神経場における協調と競合による並列情報処理，神

経系の自己組織などについて，数学的に見通しのきく理論体系の建設を試みる．

神経回路網に対するこのような接近法——数理的な接近法——は，これだけでは一面的にすぎる．このような，脳で実現可能な論理を数式的に作ってみる構成的な研究は，ほかのより実証的な研究と相補い相互に刺激し合ってはじめて効果を発揮できるものであることはいうまでもない．そのためにも，このような形で数理的な主張を明確に整理しておくことが重要であると思う．生物科学，情報科学，数理工学など多方面の研究者の御批判を仰ぎたい．

本書の執筆に当たって，多くの人々のお世話になった．まず，執筆をおすすめ頂いた東京大学南雲仁一教授に感謝したい．また，筆者が客員研究員として一年間を過ごした Massachusetts 大学 Center for Systems Neuroscience における Arbib 教授との討論も，本書に多く反映している．東京大学吉沢修治助教授，馬被健次郎博士，同大学院の芹沢照生君には，校正刷を読んで頂き，いろいろ有益な助言をたまわった．また，産業図書の江面竹彦氏，西川宏氏には，激励とともに懇切なお世話を頂いた．本書は，先に筆者が数理科学誌上に連載したものとは全く別のものであるが，その影響は無視できない．この点で，数理科学の村松武司氏に感謝したい．

1978 年 3 月

甘利　俊一

目　次

はじめに

神経回路網の数理

010

1. 序——神経回路網の数理的研究

　脳は神経細胞からなる巨大なシステムである．脳の動作の特徴を，思いつくままにいくつか挙げてみよう．まず第1に，脳は自己組織系であって，外界の情報構造に適合して自己の能力を高めていくことができる．第2に，脳は並列情報処理方式を大幅に採用したシステムであって，制御機構が全体に分散している．第3に，脳の動作は構造的に安定で，その構成素子がある程度破壊されてもなおかつ優れた動作を維持できる．これは脳において，情報が巨視化し分散化していることを示唆する．第4に，脳は連想記憶，内容アドレス記憶などの優れた記憶方式を実現している一方，忘却能力をも備えている．

　脳の動作は，単純計算の速度，精度，量で比較すると，現代の電子計算機にとうてい太刀打ちできないが，その柔軟性で計算機をはるかに凌駕している．脳と電子計算機とを，その構成要素で比べてみよう．脳は，ほぼ 1.4×10^{10} 個の神経細胞を構成要素としているが，この数は大型計算機の論理素子の数より未だに何桁か大きい．また，脳の素子間の結合は緊密で，一つの細胞が 10 万個もの素子と結合し，ここからの入力を同時に受けることもまれでは

ない．しかし，計算機の演算素子が同時に受ける入力の数は，これに比べてはるかに小さい．一方，脳における素子の集積度は，計算機のIC（集積回路）やLSI（高度集積回路）に比べてずっと高いうえに，消費エネルギーがきわめて小さい．他方，神経細胞の動作速度は計算機に比べて数桁は劣る．脳の記憶容量は 10^{12} ビットといわれ，計算機よりも何桁か大きい．

しかし，構成要素だけを比べてみても，脳と電子計算機の違いは明らかにならない．両者は基本的な情報処理様式が違っているのである．計算機は人間が設計し作り出したものであるから，その情報処理様式はよくわかっているが，脳の場合は未だほとんどわかっておらず，生理学，心理学そして数学や工学などを含めた広い範囲の研究者の重要な研究課題になっている．生理学者は古くから脳の構造を調べ，それが神経細胞からなる巨大な回路網であることを明らかにした．1950年代に開発された微小電極法は神経細胞内部の電位の直接測定を可能にし，これにより神経細胞の基本的な動作が1960年代にほぼ完全に解明された．また，神経細胞の結合の様子や，脳の大まかな構造も明らかになってきた．

しかし，個々の神経細胞の動作が解明されたからといって，それでシステムとしての脳の論理がわかるわけではない．脳のような複雑な階層システムにあっては，素子レベルの論理から始まって，論理レベルを何段も上向してシステムの論理が組み立てられている．電子計算機の場合を考

えてみよう．その構成要素である半導体トランジスタの動作がわかったからといって，これで電子計算機の論理（情報処理様式）がわかるわけではない．電子計算機では，トランジスタを結合した回路で基本論理素子（AND，OR，NOT，NAND，フリップ・フロップなど）を作り，この論理素子を結合して演算回路を作り，これに制御回路や記憶回路などを結合して，全体として複雑なシステムを完成している．この上に，計算の方式を定めるソフトウェアが乗る．しかも，ソフトウェアのいかんで，全く異なった情報処理様式が実現できる．したがって，計算機における情報処理の論理を知るためには，素子の動作だけではなく，論理回路，基本演算，システム構成，それに加えてソフトウェアの方式と，システム全体を階層的に理解しなくてはならない．

　電子計算機に電極を差し込んで何箇所かの電圧を測定しても，そこで現に行なわれている計算の様式（ソフトウェアプログラムの性質）がわかるわけではない．脳の場合も同じで，電極を差し込むだけで，脳の情報処理様式の全貌がわかるわけではない．脳の動作を論ずるに当たって，たとえば次のような階層レベルを考えてみよう．

　Ⅰ　細胞膜の化学的・電気的基礎過程のレベル
　Ⅱ　神経細胞の動作のレベル
　Ⅲ　神経回路網による情報処理の素過程のレベル
　Ⅳ　神経回路網を結合したシステムのレベル
　Ⅴ　思考様式などのソフトウェアのレベル

　各レベルの動作は，一つ前のレベルに基礎をおく．したがって，神経回路網の動作は神経細胞の動作をもとに説明されねばならない．このレベルでは，神経情報処理の素過程をなす基本的な動作が問題になる．しかも，神経回路網レベルでの情報処理は，それ自体何段階かの階層を内部に含むであろう．この上に，神経回路網全体を統括するシステムのレベル，すなわち全体の制御を論ずるレベルがある．さらに，脳というハードウェアの上に宿る，創造的な発想や思考の展開形態を議論するソフトウェアのレベルが続く．

　現在の神経情報科学は，これらのレベルを総合的に考察する域には達していない．生化学，生理学，解剖学の研究は，膜や細胞のレベルと，脳システムのごく大まかな構造とを明らかにした．しかし，神経回路網のレベルでは，神経情報処理の基本過程が何であるかが，未だに明らかにされていない．心理学的な研究も，神経情報処理の各種の外的な特性を明らかにはするものの，回路網およびシステムレベルの議論とは容易に結びつかない．一方，計算機科学では，知的な動作を計算機ソフトウェアにより実現することを目指した人工知能の研究が行なわれている．抽象的思考を扱うレベルにあっては，ハードウェアの違いによらず，脳も計算機も同じ論理に従っている可能性があり，この意味から，人工知能と脳の理論との交流を目指す動きがあるが，現在までのところでは具体的な成果は挙がっていない．

　現実の脳そのものを調べることが難しいこのような状況
では，脳についていろいろなモデルを作り，このモデルを
詳しく調べることによって現実の脳を解明しようとする方
法が重要視される．これは構成的方法とも呼ばれ，工学者
が好んで用いる手法である．モデルの作り方として，次の
二つの極端を考えることができる．一つは，生理学的解剖
学的知見になるべく忠実に従って，脳の特定の部位の回路
網のモデルを作り，この回路網における情報処理の論理を
探究していくものである．この方向では，小脳のモデル，
網様体のモデル，海馬のモデルなどが作られている．ほか
の極端は，特定の情報処理機能に着目して，この機能を実
現する神経回路網モデルを作る行き方である．連想記憶の
モデル，概念形成のモデル，識別決定のモデルなどがこの
方法で作られている．多くの場合，モデルの動作は複雑で
数学的解析が難しく，計算機によるシミュレーションで
その性質が調べられる．しかし，シミュレーションの結果
は，パラメータの選び方次第でどうにでもなる場合がある
ため，これだけでは，神経情報処理にとって何が本質的で
あるかが明らかにならないことが多い．

　脳は確かに大規模で複雑なシステムである．しかし，た
だばらばらに複雑なわけではなく，その中を共通の法則性
が貫いているはずである．たとえば，脳には情報処理の機
能単位をなすいくつかの形式の神経回路網があって，これ
らが相互に組み合わさって，複雑な脳システムを構成して
いると考えることができる．機能単位となる回路網はそれ

ぞれの典型的な結合様式をもち，それが場合に応じて変形
している．この場合，各機能単位の論理と，それらの結合
の様式を知ることによって，脳を統一的に理解することが
可能になる．

　脳は生物進化によって発展してきた．この過程で，神経
細胞で実現できる情報処理の素過程とそのための基本機
能単位とが獲得され，これが徐々に複雑化してより高次の
結合ができ，システムとなって現在の脳にいたった．した
がって，一度生物によって見出された神経情報処理の論理
（様式）は，脳の各部を共通に貫く法則性となっている．
このような法則性は，機能単位に見られるだけでなく，そ
の結合の仕方からより大きいシステムの作り方にいたる
まで，階層構造の各レベルに存在している．構成的方法に
よる研究は，個別モデルを扱うだけでなく，脳全体に共通
する法則性を明らかにすることを目指す必要がある．脳の
各部位，各機能のモデルが，それぞれに都合のよい仮定を
ばらばらに採用し，全体として統一的な論理をもたない間
は，モデルの妥当性も高いものとはいえまい．多くのモデ
ルが共通の論理基盤のうえに建設できたとき，はじめて全
体としての信頼性が高まる．

　神経回路網の数学的理論は，数学的手法を用いて，脳に
共通の論理の解明を目指すものである．このために，脳の
特定の部位や機能にこだわることなく，脳内に多く見出さ
れる神経細胞の典型的な結合様式をいくつか抽象し，この
ような結合の回路網の動作を数学的に解析し，その可能性

を包括的に調べる．これにより，神経情報処理の素過程と
それを担う機能単位である神経回路網の動作原理を明らか
にする．このような理論は，脳の各種のモデルを作る際に
有力な指針を提供するばかりでなく，脳全体のシステムと
しての論理を探るのに必要な基礎を与える．

　数学的理論は，解析を容易にするため，本質を逃がさな
い限りでできるだけ単純なモデルを用いる．現実の神経回
路網は，もちろん，このモデルに多くの要素の加わったず
っと複雑なものであろう．しかし，単純なモデルが複雑な
回路網と定性的には同じ動作を実現し，したがって同じ情
報処理の様式と能力を示すものならば，このモデルは十分
に本質を捉えたものといえる．単純なモデルを用いる数学
的理論によれば，計算機シミュレーションとは違って，パ
ラメータ依存性などを含む系の全体としての動作特性を体
系的に理解することができる利点がある．

　もちろん，数学的理論のみで脳が理解できるわけではな
い．ほかのより実証的な研究と補い合ってはじめて効果
が期待できるのであるが，このためには，数学的理論を確
立しておく必要がある．本書は，著者の最近の研究をもと
に，神経回路網の数学的理論を一つの体系としてまとめる
ことを試みた第一歩であり，未発表の研究をも多く含むも
のである．しかし，数学的な理論とはいえ，厳密性を追求
することによって，いたずらに議論を複雑にする愚はさけ
るようにしている．現段階での神経情報処理の研究に必要
なことは，そのような数学的厳密性ではなく，モデルの構

造やパラメータが少々変化してもなおかつ成立している定性的な性質，いわば構造安定ともいえる性質を知り，それらをもとに情報処理様式を組み立てることと考えるからである．したがって，数学的な細部にこだわらずに本書を読んで頂いてよい．

　本書の構成は次の通りである．第2章で，神経細胞の動作を概括し，その数学的モデルを述べる．第3，4章で神経集団の巨視的力学（統計神経力学）を扱い，第5章で統計神経力学の数学的基礎を論ずる．数学的基礎に興味のない読者はここを飛ばしてさしつかえない．第6章は神経場における興奮パターンの力学（パターン力学）を扱う．第7章の神経系による並列情報処理の基本論理としての競合と協調は，場の力学にその基礎をおくものである．第8章で神経細胞の自己組織（学習）の一般理論を提示し，第9章でその応用として，情報処理機構，自己形成や連想記憶，概念形成，決定などの情報処理モデルを解析する．本書は，したがって，統計神経力学，神経場理論，自己組織理論の三つの基礎理論からなるが，各部分はある程度独立に読めるように叙述されている．

2. 神経細胞と神経回路網の数理モデル

　本章では，神経生理学が明らかにした神経細胞に関する知見を簡単に述べる．この事実を基礎にして，神経細胞の動作の特徴を整理し，神経細胞の数理モデルを建設する．ここで示す何種類かのモデルは，本質的な特徴を損なわない限りで，数学的にできるだけ簡単化したものになっている．さらに，これらの神経細胞モデルを用いて，二, 三の典型的な神経回路網の動作を記述する方程式を求める．

2.1　神経細胞

　脳は巨大な数の神経細胞が結合して出来た大規模システムである．人間の場合，脳の神経細胞の数は 10^{10} 個以上といわれている．脳の動作原理を知るためには，まずその構成要素である神経細胞の動作を知らなくてはならない．近年の生理学は，神経細胞の動作をかなりの程度まで明らかにした．

　神経細胞は，人間の場合 50 種類ほどあるといわれ，その大きさや形状はまちまちである．しかし，その動作はどれもほぼ同じ原理に従っている．神経細胞は，図 2.1 に

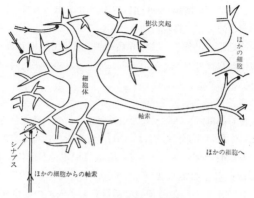

図2.1　神経細胞とその結合

模式的に示すように，たいへん複雑な形をしている．しか
し，全体が一続きの細胞膜で囲まれた単一の細胞である．
神経細胞は，**細胞体**と呼ばれる本体の部分，本体から樹状
に突き出た多数の突起からなる**樹状突起**と呼ばれる部分，
軸索と呼ばれる1本の長い線維の三つの部分からなる．機
能的にいえば，神経細胞は情報処理素子であり，樹状突起
（および細胞体の表面）で入力信号を受容し，細胞体で入
力信号を処理し，軸索から出力信号を出すと考えてよい．
　軸索は途中で何本にも枝わかれして，その末端がそれぞ
れほかの神経細胞の樹状突起（または細胞体の表面）と結
合している．この結合部分を**シナプス**という．一つの細胞
の出力情報は，シナプスを介してほかの細胞へ伝えられ
る．一つの神経細胞は，多いものでは数万本の軸索と結合

し，これらから情報を受け取る．脳の中では，多数の神経細胞がこのように複雑に結合している．

　神経細胞の動作を，まず本体の細胞体より説明しよう．細胞は細胞膜で外部とへだてられているため，細胞の内部は外部とは異なった電位をもつことができる．通常は，内部の電位は外部よりも低い．外部を 0 としたときの内部の電位を**膜電位**という．入力信号がないときの膜電位を**静止膜電位**というが，これは $-70\,\mathrm{mV}$ ぐらいである．入力信号が細胞に到着すると，その影響で膜電位が変化する．膜電位が静止膜電位よりも $15\,\mathrm{mV}$ ほど高くなって $-55\,\mathrm{mV}$ を越えると，この細胞は活性化し，内部の電位が自発的に急激に高くなる．すなわち，膜電位が静止時に比べてほぼ 1 m 秒 の間 $100\,\mathrm{mV}$ ほど高くなり，その後，膜電位は急速に落ち込みもとの値に戻る．これを細胞の**興奮**という．興奮の結果，高さ $100\,\mathrm{mV}$ 幅 1 m 秒 の電気パルスが発生し，このパルスが軸索を伝わってほかの細胞に伝えられていく．しかし，膜電位の上昇がほぼ $15\,\mathrm{mV}$ の高さのしきい値を越えない限り，細胞は興奮せず，軸索には何の出力信号も出ない．

　細胞体の働きは，要約すれば，しきい値作用である．すなわち，膜電位があるしきい値（たとえば $-55\,\mathrm{mV}$）以上に高くなれば，出力パルスを発生するが，しきい値以下のときは出力信号を出さない．膜電位の時間経過の一例を図 2.2 に示す．一度パルスを放出すると，膜電位は静止電位よりも少し低い値に落ち込み，徐々にもとに戻ってい

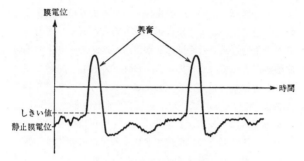

図2.2　膜電位の時間的変動

く．一方，パルス放出直後は，たとえ強い入力信号が来て
も，神経は興奮できない．この期間を**絶対不応期**という．
また，絶対不応期が終わっても，しばらくの間は，興奮の
しきい値は通常よりも高くなり，神経は興奮しにくくな
る．この期間を**相対不応期**という．一度高くなったしきい
値は徐々にもとの値に戻っていく．絶対不応期は1m秒
程度，相対不応期は数m秒程度である．

　細胞の興奮によって放出された電気パルスは，軸索を
伝わって，ほかの細胞との結合点のシナプスへ達する．パ
ルスの伝播速度は1秒間100mの程度である．軸索の末
端は，パルスが到来するたびに，ある種の化学物質をシナ
プスへ放出する．この化学物質は，信号の受け手の細胞
の膜に作用し，シナプス部分の膜（シナプス下膜）の膜電
位を変える．この部分の膜電位をシナプス後電位（PSP,
postsynaptic potential）と呼ぶ．化学物質は細胞の種類

によって異なっていて，膜電位を高めるように作用するも
のと，逆に低めるように作用するものとがある．出力パル
スが膜電位を高めるか低めるかは，パルスの送り手の細胞
の種類によって決まっている（Dale の法則）．結合してい
るほかの細胞の膜電位を高めるように作用する細胞を**興奮
性細胞**，低めるように作用する細胞を**抑制性細胞**と呼ぶ．

　シナプスにパルスが到着すると，0.3 m 秒程度の時間遅
れの後，この部分の膜電位が変化する．この変化は，樹状
突起から細胞体へ伝わりながら，数 m 秒の時定数で減衰
する．信号の受け手の細胞の側から，この変化を眺めよ
う．一つの神経細胞には，多いものでは数万本の軸索が入
り，シナプス結合をしている．軸索にパルスが到来する
と，その結合部分の膜電位が変化し，これが細胞体へ伝わ
る．多数の軸索に同時にパルスが到来する場合には，多数
のシナプスで膜電位の変化が起こり，これらが細胞体を伝
わる途中ですべて重なり合い，これらの和が細胞体の膜電
位となる．このように，多数の入力信号の影響を加算する
作用を**空間的加算**と呼ぶ．また，パルスの到来によって膜
電位が変化した部分へ，その変化が減衰して消滅してしま
う前に次のパルスが到来すれば，新しいパルスによる電位
の変化は，まだ残っている前の変化に加え合わせられる．
この作用を**時間的加算**と呼ぶ．

　パルス 1 個の生成するシナプス後電位は，シナプスご
とに異なり，0.1 mV 程度のものから 30 mV ぐらいのも
のまで知られている．細胞体から遠い樹状突起の先端に位

置するシナプスでは，その電位の変化が細胞体に届くまで
に時間遅れと減衰が起こる．細胞体の膜電位は，このよう
にして，多数の入力信号の時間的空間的な重みつきの加算
（抑制性細胞からの入力に対しては減算）によって決まる．
この電位がしきい値を越えたときに，細胞は興奮するので
あった．以上が，神経細胞の動作の大まかな記述である．
このほかに，一つの細胞が興奮し続けると，そのしきい値
が徐々に増加し，細胞が興奮しにくくなる現象があり，疲
労と呼ばれている．

　細胞どうしの結合には，上記の標準的なシナプス結合の
ほかにもいくつかの形式が知られている．一つはシナプス
前抑制と呼ばれるもので，興奮性神経の軸索がほかの神
経細胞とシナプス結合しているところへ，第3の抑制性
神経の軸索の末端がさらに結合する形式をとる．第3の
抑制性神経からパルスが来る場合には，そのパルスは第1
の興奮性神経からのパルスを無効にする．すなわち，この
抑制性入力は，興奮性入力に直接に作用し，その入力を阻
止する．これは，二つの軸索の間の相互作用とみなせる．
ほかの形式は，三つ組構造をしたもので，二つの神経の樹
状突起が互いに結合しているところへ第3の神経の軸索
がシナプス結合をしている．この三つ組構造による三つの
細胞の相互作用がどのようなものであるかについては，未
だ定説がない．このほかに，二つの神経細胞の樹状突起ど
うしの相互作用も考えられている．しかし，この種の形式
の結合は，感覚入力が中枢に到達する途中経路に多く見ら

れるもので，情報の前処理を担っていると考えられる．本
書では，標準的なシナプス結合による神経回路網のみを考
察することにする．

　神経細胞の大きさは，細胞体の直径にして数ミクロンか
ら 100 ミクロンといわれ，きわめて小さい．脳の中から
一辺 1 mm の立方体を切り出すと，この中にはほぼ 50 万
個の神経細胞がつまっている．このため，脳の中での神経
細胞の結合の様子は，まだ細かいところまではよくわかっ
ていない．ただ，脳は神経細胞が雑然と結合しているので
はなく，きわめて特徴的な整然とした構造をしている．す
なわち，脳は多数の部分回路を何重にも組み立てた多重の
階層構造をしている．部分回路の比較的単純なものは神経
節とか神経核と呼ばれるが，この中でもきわめて多数の神
経が互いに結合されている．さらに高次の神経回路網は，
神経核を何層にも積み重ねて相互に結合した層状の構造を
なす．大脳や小脳ではこれらが 2 次元的に広がり，皮質
となっている．皮質は多層の神経回路の場を形成する．

　このような脳の構造はどのようにして出来上がるので
あろうか．生後間もない新生児においては，神経細胞の結
合はきわめて粗である．その後急激に樹状突起や軸索が発
達し，結合が密になっていく．この期間の感覚入力に異常
があると，結合が正常に形成されないことがある．すなわ
ち，脳のある部分は入力情報に応じて結合を形成するわけ
で，すべての結合が細部にいたるまで遺伝情報によって指
定されているわけではない．脳のだいたいの構造は遺伝情

報によって指定されているが，個々の細胞間の結合は，神経細胞の発達やその期間の感覚入力などに応じて決まり，ある程度のランダムなばらつきを含んでいる．ランダムなばらつきを含みつつ，脳が定められた機能を実現できるのは，そのシステムとしての動作がきわめて安定で，結合の少々のゆらぎによっては乱されないからであろう．

　最後に，学習と記憶の問題にふれておこう．記憶が脳の中でどのような形で蓄えられているかについては，まだわかっていない．しかし，大かたの予想では，長期記憶は神経回路網のシナプスにおける結合の強さ（1パルス当りの膜電位の変化量）として蓄えられるとされている．しかし，外部からの情報に応じてシナプスにおける伝達効率が変化するというこの説は，脳の発達時を除いては，生理学的には実証されていない．また，短期記憶は，興奮信号が神経回路網内部で保持伝播されることで実現していると考えられている．

2.2　神経細胞の数理モデル

　神経細胞は，多入力一出力の情報処理素子である．n 個の神経細胞から入力信号を受け取る神経細胞を考え，これらの信号の強さを $x_1, x_2, \cdots, x_n$ としよう．また，この神経細胞の膜電位の変化量を u，興奮のしきい値を h，出力信号を z とする．第 i 番目の軸索に単位の強さの信号が来たときに，この影響を受けて変化する膜電位の量を

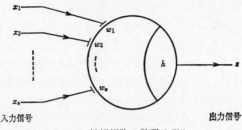

入力信号   **出力信号**

図2.3 神経細胞の数理モデル

w_i と書く（図2.3参照）．w_i はシナプスの結合効率を表
わす量で，シナプス荷重，結合荷重，または単に荷重と呼
ばれる．（同一の神経から枝わかれした軸索がこの神経に
何本か入ってきている場合には，w_i はそれらすべての効
果を加えたものと考える．）興奮性神経からのシナプスに
対しては $w_i > 0$，抑制性神経からのシナプスに対しては
$w_i < 0$ となる．

　神経細胞の入出力関係を表わすモデルを作る前に，神経
細胞の動作の特徴を列挙しておこう．

a.　空間的加算

　　膜電位の変化 u は，多数の入力信号の影響の重ね合
　わせで決まる．i 番目の入力に強さ x_i の信号が来る
　とき，膜電位は $w_i x_i$ だけ変化する．したがって，全
　体の膜電位は，入力信号の重みつき線形和

$$\sum_{i=1}^{n} w_i x_i$$

に関係して変化する.

b.　時間的加算

入力信号の影響は時間的にしばらくの間持続し，あとから来る入力信号の影響と重なり合う. i 番目の入力に来る単位の強さの入力が t' 時間後の膜電位に及ぼす影響を $w_i(t')$ と書こう. すると，時間 t の膜電位の変化分 $u(t)$ は，時間和・空間和を考慮に入れると

$$\sum_{i=1}^{n} \int_{-\infty}^{t} w_i(t-t') x_i(t') dt'$$

に関係することになる. ただし，$x_i(t')$ は時間 t' における入力信号の強さである. この式は，シナプス-樹状突起が一種の線形フィルターの役割を果たすことを示す.

c.　しきい値作用

出力 z は膜電位 u がしきい値 h に達するまでは発生しない. このことは，入出力関係が非線形になっていることを示す.

d.　不応期

しきい値 h は定数ではなくて，神経の興奮によって変化する. 絶対不応期は，h の値が ∞ に上がった期間とみなせる.

e.　疲　労

しきい値 h は，興奮が続くにつれて，さらに長期的な変化をたどる.

f. 可塑性

学習や記憶は，結合の荷重 w_i の変化によってもたら
されると考えられる．この考えは，多くの自己組織神
経回路モデルで採用されている．

現実の神経細胞の動作をできるだけ忠実に再現するに
は，上記の特徴をすべて考慮に入れたモデルを作らなけれ
ばならない．しかし，神経回路網の動作の基本的な特徴を
つかむためには，本質を損なわない限りで，なるべく簡単
なモデルを用いる方がよい．簡単なモデルを用いた場合と
複雑なモデルを用いた場合とで，同じ定性的動作をする回
路網が得られるならば，複雑なモデルは神経回路網の本質
を理解するうえで不必要である．以下では，"本質を損な
わない限り"，すなわち神経回路網のもつ動作の重要な性
質を損なわない限りで，できるだけ簡単なモデルを採用す
るという立場をとることにしたい．

モデルを作るにあたって，連続時間を用いる立場と離
散時間を用いる立場とがある．離散時間の場合は，文字
どおり，時間 t を微小間隔 Δt に分割して考え，入出力
信号を $t = 0, \Delta t, 2\Delta t, 3\Delta t, \cdots$ という時点でのみ考えるも
のである．とくに，時間の単位を Δt にとれば，時間は
$t = 0, 1, 2, \cdots$ の整数値をとるものと考えることができる．
これに対して，連続時間モデルでは，信号は連続時間 t の
関数である．

神経細胞の入出力信号は，一定の振幅のパルスである．
したがって，入出力信号 x_i や z は，パルスのあるときに

1，ないときに0の値をとる二値の信号と考えてよい．こ
れは，神経情報を**離散情報**と見る立場である．これに対
して，入出力 x_i, z を個々のパルスの有無を表わす信号と
見るのでなく，パルス頻度を表わす信号と見る，**連続情報**
（アナログ情報）の立場がある．感覚刺激の強さは，神経
線維を伝わるパルスの頻度として表現されることが知られ
ているが，脳の中でも，多くの場合，信号の強さはパルス
頻度として表現されている．したがって，個々のパルスの
有無を論ずるよりは，直接的にパルス頻度そのものを入出
力信号として考えた方がよい場合も多い．この場合，最高
パルス頻度が1となるように信号を規格化して，入出力
x_i, z を0と1の間の実数値をとる信号と考える．連続情
報の入出力関係は，離散パルス情報の入出力関係の短時間
平均をとることによって得られる．

2.2.1 離散時間-離散情報モデル

入力信号 $x_1, \cdots, x_n$ に対して，膜電位の変化 u が入力の
重みつき和

$$u = \sum_{i=1}^{n} w_i x_i$$

で定まり，出力 z は u がしきい値 h を越えたときに1，
越えないときに0となるモデルは，神経細胞の最も単純
なモデルである．いま $1(u)$ を次の階段関数としよう．

$$1(u) = \begin{cases} 1, & u > 0 \text{のとき} \\ 0, & u \leq 0 \text{のとき} \end{cases} \tag{2.1}$$

すると，このモデルの入出力関係は

$$z = 1 \left(\sum_{i=1}^{n} w_i x_i - h \right) \qquad (2.2)$$

と書くことができる．信号 x_i と z は 0 か 1 の値をとる．

　これは，McCulloch と Pitts とが 1943 年に考えた神経細胞の数理モデルで，McCulloch-Pitts の形式ニューロンと呼ばれたり，しきい素子と呼ばれたりしている．McCulloch と Pitts は，この素子を用いていかなる論理回路をも設計できること，つまり万能電子計算機が作れることを示した．

　このモデルは，a の空間的加算と c のしきい値作用のみを取り込んだものである．しかし，この二つは神経細胞の動作のうちで最も本質的なものである．後に述べるように，この単純なモデルを用いても，神経回路網の特徴的な動作がかなりよく表現できる．また，このモデルは単一の神経細胞のモデルとしてではなく，神経集団の動作を示すモデルとして用いることもできる．

　このモデルに絶対不応期，相対不応期を導入することは難しいことではない．r 離散時間の絶対不応期がある場合には，入出力関係は

$$z = \begin{cases} 1, & \sum w_i x_i - h > 0 \text{ で，過去 } r \text{ 時間以内に} \\ & \text{出力 1 が出なかったとき} \\ 0, & \text{その他のとき} \end{cases}$$

となる．さらに相対不応期の影響を考えることもできる．神経が一度興奮すると，相対不応期によって s 時間後の

しきい値は b_s だけ上がるとしよう．すると，時間 t での入力を $x_i(t)$，出力を $z(t)$ として，

$$z(t) = 1\left[\sum w_i x_i(t) - h - \sum_{s=1}^{T} b_s z(t-s)\right] \quad (2.3)$$

と書ける．T は不応期の影響の及ぶ時間である．$s \leq r$ の間は b_s が非常に大きいものとすれば，絶対不応期もこの中に含めて考えることができる．

このほか，時間的加算を考慮してモデルを拡張することも容易である．すなわち，$\sum_n w_i x_i(t)$ の代りに，時間遅れを含んだ $w_i(t')$ を用いて，$\sum_{i=1}^{n} \sum_{t'=0}^{\infty} w_i(t') x_i(t-t')$ を用いればよい．

これらのより複雑なモデルは，単純な McCulloch-Pitts モデルを用いた回路で表現できる．しかし，時間的加算や不応期を入れて McCulloch-Pitts モデルをいたずらに複雑にするのは得策でない．連続情報モデルを用いると，これらの効果を自然に取り込むことができる．

McCulloch と Pitts のモデルでは，入力パルスの有無を二つの信号値 1 と 0 とを用いて表わした．これを少し変えて，入力パルスが来たときには $x_i = 1$，来ないときには $x_i = -1$ とおくこともできる．この場合，出力 z も興奮の有無に応じて，1, -1 の値をとることになる．いま，sgn を符号関数

$$\mathrm{sgn}(u) = \begin{cases} 1, & u > 0 \\ -1, & u \leqq 0 \end{cases} \quad (2.4)$$

として，入出力関係を

$$z = \text{sgn}\left(\sum_{i=1}^{n} w_i x_i - h\right) \qquad (2.5)$$

と表わそう.

1, 0 表現の通常の McCulloch-Pitts モデルも，1, −1 表現を用いたモデルも，本質的には同じものと考えてよい. 以下にそれを示そう. 混乱をさけるため，ここでは 1, −1 モデルに対しては ~ をつけて，たとえば入力変数を $\tilde{x}_i$ のように表わそう. 入力パルスの来るときには，どちらの表現も 1 で，$x_i = \tilde{x}_i = 1$ となる. パルスの来ないときは $x_i = 0$，$\tilde{x}_i = -1$ という表現になる. だから，二つの表現の間には

$$\tilde{x}_i = 2x_i - 1 \quad \left(x_i = \frac{\tilde{x}_i + 1}{2}\right)$$

の関係がある. 1, 0 表現では，

$$v = \sum w_i x_i - h$$

の正負に応じて，出力パルスの有無が決まる. これを $\tilde{x}_i$ を用いて書き直すと，

$$\sum w_i x_i - h = \frac{1}{2}\left[\sum_i w_i \tilde{x}_i - (2h - \sum_i w_i)\right]$$

となる. 1, −1 表現では

$$\tilde{v} = \sum w_i \tilde{x}_i - \tilde{h}$$

の正負で，出力パルスの有無が決まるから，1, −1 モデルのしきい値 $\tilde{h}$ を

$$\tilde{h} = 2h - \sum_{i=1}^{n} w_i$$

を満たすように選べば，v と $\tilde{v}$ の符号はいつも一致する．
すなわち，荷重 w_i，しきい値 h をもつ $1,0$ 表現のモデル
は，荷重 w_i，しきい値 $\tilde{h} = 2h - \sum w_i$ の $1, -1$ 表現のモ
デルと全く同じ働きをする．

　$1,0$ 表現は直観的であり，理解しやすい．$1,-1$ モデル
では

$$\tilde{x}_i^2 = 1$$

が常に成立するため，数式的な処理が簡単になることがあ
る．そのため，以後，解析の都合上，$1,-1$ モデルを採用
することがある．

2.2.2 離散時間-連続情報モデル

　連続情報モデルでは，入力信号 $x_1, x_2, \cdots, x_n$ はパルス
の頻度を表わすアナログ量である．すなわち，時間 t にお
ける入力信号の値 $x_i(t)$ は，第 i 番目の入力へ到着するパ
ルスを時間 t の付近で一定時間平均したものである．便宜
上，最高のパルス頻度が 1 となるように x_i を規格化して
おくものとする．

　神経細胞の出力パルス頻度 z は，入力の荷重和

$$u_0 = \sum w_i x_i$$

の関数として決まるであろう．そこで，ある関数 f を用
いて，入出力関係を

$$z = f\left(\sum w_i x_i - h\right) \qquad (2.6)$$

とおくのが離散時間の連続情報モデルである．関数 $f(u)$
を出力関数と呼ぶ．これは

$$0 \leqq f(u) \leqq 1$$

を満たす単調増大関数である.

　連続モデルの出力関数 f を，より微視的な考察から求めてみよう．いま，神経細胞の各入力に，それぞれ $x_i (i = 1, 2, \cdots, n)$ の頻度でパルスが到着し続けるものとしよう．膜電位はパルスが一つ到着するごとに少しずつ高まり，パルスが来ない間は少しずつ減衰し，膜電位がしきい値に達した瞬間に出力パルスを放出する．そのあとは絶対不応期，相対不応期に入る．この間にも，入力パルスは来続けるから，膜電位は再び上昇を開始し，これがしきい値と一致した時点で再びパルスを放出する．入力のパルス頻度が一定ならば，この過程を繰り返し，一定頻度のパルスを出力として出すであろう（図 2.4 参照）．

　この過程をもう少し詳しく調べよう．神経細胞が興奮した直後の時点を $t = 0$ にとり，この次に興奮するまでの膜電位 $u(t)$ の変化を，t を連続時間とみなして考えよう．$u(t)$ は静止電位を基準としてはかるものとする．膜電位は時定数 τ で減衰し，さらに入力の刺激の強さに応じて増減する．入力としては，x_i に比例した頻度でパルスが入ってくるので，これをならして考えると，$u(t)$ の変化は

$$\tau \frac{du(t)}{dt} = -u(t) + \sum_{i=1}^{n} w_i x_i \qquad (2.7)$$

に従うと考えてよい．x_i を一定としてこの式を $u(0) = 0$ の初期条件で解くと

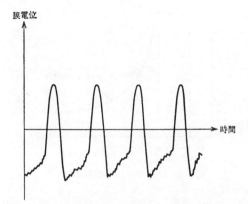

図2.4　一定平均頻度の入力に対する出力パルス列

$$u(t) = u_0(1 - e^{-t/\tau}) \qquad (2.8)$$

が得られる. ただし

$$u_0 = \sum_{i=1}^{n} w_i x_i$$

である.

　一方, 興奮直後は神経細胞は絶対不応期に入る. この期間を r としよう. その後の相対不応期ではしきい値が普段の値 h より高くなる. 興奮から t 時間後のしきい値の値を $h(t)$ としよう. 絶対不応期は, $h(t)$ が ∞ の値をとる期間と考えればよい. $h(t)$ は単調に減少しながら, 興奮が起こる以前の値 h に近づいていく. $h(t)$ の一例を図2.5に示そう.

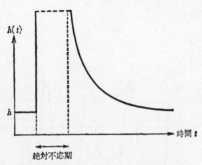

図2.5　しきい値 $h(t)$ の時間的変化

　時間 $t = 0$ で興奮した神経が次に興奮するのは，$u(0) = 0$ から出発した $u(t)$ が

$$u(t) = h(t)$$

となる時点 t_0 である．上式は，(2.8) 式より

$$u_0 = \frac{h(t)}{1 - e^{-t/\tau}}$$

と変形できる．

$$a(t) = \frac{h(t)}{1 - e^{-t/\tau}}$$

とおこう．次に神経が興奮するまでの時間間隔 t_0 は

$$a(t_0) = u_0$$

となる t_0 であるから，$a(t)$ の逆関数を $a^{-1}(u)$ とすると，

$$t_0 = a^{-1}(u_0)$$

と書ける．u_0 が一定ならば，この過程を繰り返して t_0 時間ごとに神経が興奮し，パルスを放出するから，出力のパ

ルス頻度は $1/t_0$ である．絶対不応期が r であるから，u_0
がいかに大きくても，r 時間に 1 回以上の高い頻度でパル
スが出ることはない．最高の頻度が 1 に等しくなるよう
にパルス頻度を規格化すれば，出力パルス頻度は

$$z = \frac{r}{t_0}$$

と表わせる．

　連続情報の立場では，膜電位の細かい変動を無視して，
入力パルス頻度から求まる量

$$u_0 = \sum_{i=1}^{n} w_i x_i$$

を扱い，これを平均膜電位，または単に膜電位と呼ぶ．出
力パルス頻度はこの膜電位の関数として

$$z = \frac{r}{a^{-1}(u_0)}$$

で決まることになる．しきい値 $h(t)$ は h より小さくはな
らないから，u_0 が h よりも小さければ，$u(t)$ はいつまで
たっても $h(t)$ と等しくならない．この場合は出力パルス
は一つも出ない．そこで，

$$f(u) = \begin{cases} 0, & u \leqq 0 \\ \dfrac{r}{a^{-1}(u+h)}, & u > 0 \end{cases} \qquad (2.9)$$

という関数を導入すれば，上記の出力パルス頻度は

$$z = f\left(\sum_{i=1}^{n} w_i x_i - h\right)$$

と書くこともできる．この f が神経細胞の出力関数である．

　$f(u)$ は u が負のときは 0 で，$f(\infty)=1$ を満たす連続な単調増加関数である．簡単のため，相対不応期を無視して

$$h(t) = \begin{cases} \infty, & t \leqq r \\ h, & t > r \end{cases}$$

とおいて出力関数 $f(u)$ を具体的に求めてみよう．

$$u = \frac{h}{1-e^{-t/\tau}}$$

を t について解くことにより

$$a^{-1}(u) = -\tau \log \left(1-\frac{h}{u}\right), \text{1)}$$

したがって

$$f(u) = \begin{cases} 1, & r > -\tau \log \left(1-\dfrac{h}{u}\right) \text{のとき} \\ -r \Big/ \left[\tau \log \left(1-\dfrac{h}{u}\right)\right], & \\ 0, & u \leqq h \text{のとき} \end{cases}$$

が得られる．この関数を用いると，出力

$$z = f(u_0 - h)$$

は入力の刺激和 u_0 の関数として図2.6のような形になる．すなわち，u_0 がしきい値 h を越えるまでは出力は 0，h を越えると出力が出始め，1 に達するところで飽和して

---

　1)　この値が r より小さくなるときは，絶対不応期の働きで $a^{-1}(u)=r$ とみなす．

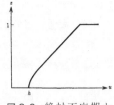

図2.6 絶対不応期から得られる出力関数

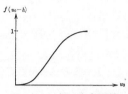

図2.7 一般の出力関数

それ以上は大きくならない.

相対不応期を考慮に入れ, さらに, 一定パルス頻度の入力でもパルス間隔のばらつきがあることを考慮すれば, 実際の出力関数は図2.7に示すような単調増加で非線形飽和形のなめらかな形になるものと考えられる.

時間 t を離散的にとり, 固定したしきい値 h を原点にとって平均膜電位をはかることにすると,

$$u(t) = \sum_{i=1}^{n} w_i x_i(t) - h$$

となる. 以後この量を平均膜電位と呼ぶ. すると, 時間 t での出力は

$$z(t) = f[u(t)]$$

で表わせる. このモデルを離散時間–連続情報モデルとしよう. このモデルには, 時間和作用, 空間和作用, しきい値作用, および不応期の効果が含まれている.

出力関数 $f(u)$ を, 階段関数 $1(u)$ に等しくおけば, このモデルは McCulloch-Pitts の形式ニューロンに帰着す

る. なお, このモデルで, h を定数とせず, 過去の出力
$z(t)$ に依存して増加するようにすると, 疲労の効果を取
り入れることができる.

2.2.3　連続時間–連続情報モデル

連続情報モデルを採用するときは, 時間そのものも連続
的に取り扱う方が自然である. 離散時間のモデルでは, あ
る時間でのパルス頻度の影響が一つあとの時間に影響しな
いため, 時間的に変化するパルス頻度入力に対しての扱い
がいくぶん不十分になる.

連続時間–連続情報モデルでは, 時間 t の平均膜電位
$u(t)$ は, h を原点としてはかったときに,

$$\tau \frac{du(t)}{dt} = -u(t) + \sum w_i x_i(t) - h \qquad (2.10)$$

という微分方程式に従って変動するものと考える. 時間 t
での出力パルス頻度 $z(t)$ は, 出力関数 f を用いて

$$z(t) = f[u(t)] \qquad (2.11)$$

で決まるとすればよい. 平均膜電位の時定数 τ は, 出力
関数 f を導出する方程式 (2.7) における膜電位の微視的
変動の時定数と比べて十分に大きいと考える.

モデルをより精密にしたければ, しきい値 h を定数と
考えず, $z(t)$ に応じて増減する量と考え, h についての微
分方程式をさらに加えることができる. また, $u(t)$ の微
分方程式を高階にすることも考えられる. しかし, 本書で
はこれ以上複雑な神経細胞のモデルは扱わない.

2.3　簡単な神経回路網の方程式

　神経回路網は，前に述べたように，多重の階層構造をしたシステムである．ここではその構成要素となる二，三の基本的な回路網について述べる．

2.3.1　層状の変換回路網

　m 本の入力神経線維（軸索）が n 個の神経細胞の集団に結合している系を考えよう．集団の内での神経細胞どうしは結合していないものとする．神経細胞が層状に配置されていれば，これは層状神経回路網と呼ばれる．n 個の神経細胞からの出力信号を $z_1, z_2, \cdots, z_n$ と書こう．すると，これは m 個の入力 $x_1, \cdots, x_m$ を受けて，これを n 個の出力 $z_1, \cdots, z_n$ に変換する回路網である．これを（層状の）**変換回路網**と呼ぶ．これは，最も単純な回路網といえよう．

　入力線維 x_i はいくつかに枝わかれして多くの神経と結合している．x_i が第 j 番目の神経細胞と結合するときの結合荷重を w_{ji} と表わそう（結合していないときは $w_{ji} = 0$ と考える）．また，第 j 番目の神経のしきい値を h_j としよう（図 2.8 参照）．

　離散時間モデルをとるならば，第 j 番目の神経素子の平均膜電位 u_j は

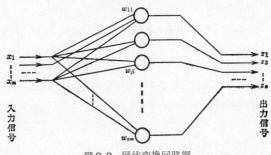

図2.8　層状変換回路網

$$u_j = \sum_{i=1}^{m} w_{ji}x_i - h_j \qquad (2.12)$$

で決まる．したがって，出力 z_j は

$$z_j = f(u_j), \quad j = 1, 2, \cdots, n \qquad (2.13)$$

となる．離散情報モデルの場合は，f は単位関数 1 で，x_i, z_j は $0, 1$ の二値をとる．連続情報モデルの場合は，f は一般の出力関数で，x_i, z_j は 0 と 1 の間の実数値のパルス頻度を表わす．

連続時間モデルの場合には，平均膜電位は

$$\tau \frac{du_j(t)}{dt} = -u_j(t) + \sum w_{ji}x_i(t) - h_j \qquad (2.14)$$

に従って決まり，出力は

$$z_j(t) = f[u_j(t)], \quad j = 1, \cdots, n \qquad (2.15)$$

で決定される．

この回路に，いま注目している $x_1, \cdots, x_m$ 以外にも入

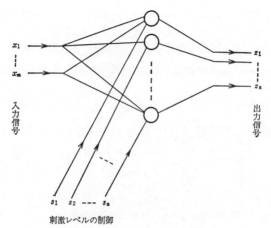

入力信号

出力信号

s_1 s_2 --- s_s

刺激レベルの制御

図 2.9　刺激レベルの変化する変換回路網

力がある場合には，$\{x_1, \cdots, x_m\} \longrightarrow \{z_1, \cdots, z_n\}$ の入出力関係は，当然この別種の入力信号の影響を受ける（図 2.9）. いま，別種の入力信号が第 j 番目の神経細胞に与える荷重和を s_j としよう. このとき，神経細胞の膜電位は

$$u_j = \sum w_{ji} x_i - h_j + s_j$$

となり，出力信号はこの u_j を用いて

$$z_j = f(u_j)$$

と書ける.

　s_j は，j 番目の神経細胞へ入る x_i 以外の入力刺激をまとめたものである. これを，j 番目の神経細胞の**刺激レベ**

ルと呼ぶことにする. 刺激レベルが高ければ, 神経細胞は
その分だけ興奮しやすい. すなわち, 刺激レベルは, 等
価的にしきい値を低めるように作用する. したがって,
$h_j - s_j$ をしきい値と考え, s_j はしきい値を変える要因と
考えることもできる.

連続時間モデルの場合も同様で, $u_j(t)$ を定める方程式
は刺激レベルの影響で

$$\tau \frac{du_j(t)}{dt} = -u_j + \sum w_{ji} x_i(t) + s_j(t) - h_j \quad (2.16)$$

に変わる.

2.3.2　内部状態をもつ相互結合の神経回路網

2.3.1 項で述べた変換回路網では, 神経細胞どうしは相
互に結合していなかった. 神経細胞どうしの相互結合があ
る場合は, 各細胞の出力が相互結合によって再び回路網の
神経細胞に戻ってくる. このような回路は, 図 2.10 に示
すように, 変換回路網に出力から入力へのフィードバック
結合をつけ加えたものとみなすことができる.

回路網への入力には, 出力からフィードバックしてきた
ものと, 外部から直接に来るものとの二つがある. いま,
フィードバック入力を第 1 の入力と考え, 外部からの入
力は各素子の刺激レベルを制御するものとみなして, 回路
網の動作を記述してみよう. 第 i 番目の素子の出力が第 j
番目の素子と結合するときの結合荷重を w_{ji} とおく.

離散時間で考えて, 時間 t の入力信号を $x_1(t), \cdots,$

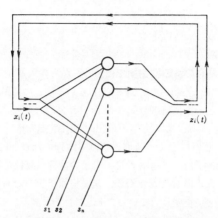

図2.10　相互結合のある神経回路網

$x_n(t)$ とし，各素子の刺激レベルを $s_1,\ \cdots,\ s_n$，出力を $z_1(t),\ \cdots,\ z_n(t)$ としよう．回路網の入出力関係は前と同様に

$$z_j(t) = f\left[\sum_{i=1}^{n} w_{ji}x_i(t) + s_j - h_j\right], \quad j = 1, 2, \cdots, n$$

$$(2.17)$$

と書ける．ところが，今度の場合，入力は 1 離散時間前の出力がそのままフィードバックして戻ってきたものである．すなわち，時間 $t+1$ における入力 $x_i(t+1)$ は時間 t における出力 $z_i(t)$ に等しい．

$$x_i(t+1) = z_i(t)$$

これを考慮すると，（2.17）式は

$$z_j(t+1) = f\left[\sum_{i=1}^{n} w_{ji}z_i(t) + s_j - h_j\right] \quad (2.18)$$

と書ける.

　相互結合のある回路網では, 外部からの入力 s_i に応じて出力が一意的に決まるわけではない. 現在の回路の出力は, s_i とともに前の時間の回路の出力にも依存している. そこで, 時間 t での各素子の出力 $\{z_1(t), z_2(t), \cdots, z_n(t)\}$ を一まとめにして, 時間 t での回路網の**状態**と呼ぼう. $z_i(t)$ は時間 t での第 i 番目の素子の状態 (離散情報モデルならば, 興奮したか否か, 連続情報モデルならば, 興奮の頻度) を表わしている. そして, 方程式 (2.18) は, 時間 t における状態から, 時間 $t+1$ における状態を求める方程式になっている. これを**状態方程式**と呼ぶ. このような状態方程式を用いて動作が記述される系を一般に**力学系** (ダイナミカル　システム) と呼ぶことにする.

　連続時間のモデルの場合も, 同様に, 回路網の動作は

$$\tau\frac{du_j(t)}{dt} = -u_j(t) + \sum_{i=1}^{n} w_{ji}z_i(t) + s_j(t) - h_j \quad (2.19)$$

$$z_j(t) = f[u_j(t)] \quad (2.20)$$

で表わされる. 連続時間モデルの場合には, $\{u_1(t), \cdots, u_n(t)\}$ を回路の状態と呼ぶ. 出力 $\{z_1(t), \cdots, z_n(t)\}$ は回路の状態から (2.20) によって定まる. (2.19), (2.20) が状態方程式である.

2.3.3　神経場

　神経細胞が二次元的に並んで皮質構造をなしている回路
網を扱う場合には，空間座標を導入して，神経場として論
じた方が議論が簡単になることが多い．連続時間–連続情
報モデルを用いて，神経場の方程式を書き下してみよう．
まず，神経細胞の間に相互結合のない，変換回路の場を考
える．

　図 2.11 に示すように，ξ_1，ξ_2 の二つの座標軸をもつ
二次元平面に神経素子が並んでいて，あたかも連続体
をなし，また，場の諸量もすべて空間的に連続とみな
せる場合を考える．この平面に入る入力線維の束も二
次元的に広がっているものとし，入力線維の二次元座
標を ξ_1'，ξ_2' としよう．座標 (ξ_1', ξ_2') にある入力線維に伝
わってくる信号の，時間 t における強さを $x(\xi_1', \xi_2'; t)$ と
書く．各線維は枝わかれして，場の各点の神経細胞と
結合する．(ξ_1', ξ_2') にある入力線維が座標 (ξ_1, ξ_2) の神経
素子と結合する際の，結合の荷重値を $w(\xi_1, \xi_2; \xi_1', \xi_2')$ と
書こう．また，(ξ_1, ξ_2) にある神経素子の時間 t におけ
る平均膜電位を $u(\xi_1, \xi_2; t)$，出力を $z(\xi_1, \xi_2; t)$ とする．
$u(\xi_1, \xi_2; t)$ は入力 $x(\xi_1', \xi_2'; t)$ の重みつき和（積分）に応
じて増減する．したがって，二次元場の構造をもつ変換回
路の入出力関係 $x(\xi_1', \xi_2'; t) \longrightarrow z(\xi_1, \xi_2; t)$ は次の方程式
で表わされる．

$$\tau \frac{\partial u(\xi_1, \xi_2; t)}{\partial t} = -u(\xi_1, \xi_2; t)$$

$$+ \iint w(\xi_1, \xi_2; \xi_1', \xi_2') x(\xi_1', \xi_2'; t) d\xi_1' d\xi_2'$$

$$+ s(\xi_1, \xi_2; t) - h \qquad (2.21)$$

$$z(\xi_1, \xi_2; t) = f[u(\xi_1, \xi_2; t)] \qquad (2.22)$$

ここで，すべての量は空間座標 ξ_1, ξ_2 などに関して連続であるものとし，$s(\xi_1, \xi_2; t)$ は x 以外の入力刺激を表わす．

シナプスでの時間遅れや，樹状突起での伝達時間と減衰特性を考慮に入れたより精密な方程式を得るには，時間特性を含んだ荷重 $w(\xi_1, \xi_2; \xi_1', \xi_2'; t')$ を用いればよい．これは，場所 (ξ_1', ξ_2') にある入力線維の単位入力が，場所 (ξ_1, ξ_2) にある神経細胞の膜電位に時間 t' だけ遅れて及ぼす影響を示す．(2.21) の右辺の w と x の積の積分を

$$\iiint w(\xi_1, \xi_2; \xi_1', \xi_2'; t') x(\xi_1', \xi_2'; t - t') d\xi_1' d\xi_2' dt'$$

でおき換えれば，より精密な方程式が得られる．

相互結合のある神経場の方程式は，相互結合によって，出力 $z(\xi_1, \xi_2; t)$ がそのまま入力にフィードバックして，場への入力となるものと考えればよい．$w(\xi_1, \xi_2; \xi_1', \xi_2')$ を，場所 (ξ_1', ξ_2') からの出力がフィードバックして場所 (ξ_1, ξ_2) にある神経細胞に入力する際の荷重として，場の方程式は

$$\tau \frac{\partial u(\xi_1, \xi_2; t)}{\partial t} = -u(\xi_1, \xi_2; t)$$

入力信号

$x(\xi_1', \xi_2')$

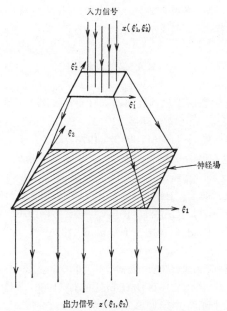

神経場

出力信号　$z(\xi_1, \xi_2)$

図2.11　神経場の変換回路網

$$+ \iint w(\xi_1, \xi_2; \xi_1', \xi_2') f[u(\xi_1', \xi_2'; t)] d\xi_1' d\xi_2'$$

$$+ s(\xi_1, \xi_2; t) - h \qquad (2.23)$$

で表わされる．また

$$z(\xi_1, \xi_2; t) = f[u(\xi_1, \xi_2; t)] \qquad (2.24)$$

が出力信号である．

　このほか，多層の神経場で，各層の間に相互結合のある
場の方程式も，同様の考え方で導ける．

2.4　文献と補遺

　神経細胞および神経回路網についての生理学の研
究成果は，たとえば伊藤（1972），Szentágothai-Arbib
（1975），Katz（1966），時実（1976）ほか，多くの成
書が見られる．神経細胞および回路網を構成的もし
くは数学的立場からモデル化して論じたものには，
たとえば南雲（1966），辻-杉江（1969），樋渡（1971），
南雲（1971），Griffith（1971），塚原ら（1976），八木
（1974），Holden（1976），Freeman（1975）などが挙げ
られよう．

　神経細胞および神経回路網のモデルについての総合報告
としては，少し古いが Harmon-Lewis（1966）が詳しい．
また，甘利（1975B），Scott（1977）などの解説もある．
Holden（1976）は，神経細胞のモデルを詳しく扱ってい
る．

　最も単純な神経細胞のモデルである形式ニューロンは
McCulloch と Pitts（1943）が提出したものである．こ
れはしきい素子と呼ばれ，しきい素子の論理関数としての
性質や，一般の論理関数をしきい素子を用いて合成する方
法の研究が，その後，広く行なわれた．この分野は，しき
い値論理と呼ばれ，たとえば，Muroga（1971），室賀-茨

木-北橋（1976）に詳しくまとめられている.

　ここで述べた神経細胞のモデルは，実際の細胞の動作と比べると，著しく単純化されたものである．より忠実なモデルを作るのに，細胞膜の興奮を数式化したHodgkin-Huxley（1952）の方程式から出発するものがある（FitzHugh, 1961）．また，大野ら（1977）の膜電位の方程式も興味がある．軸索における興奮パルスの伝導については，Nagumo-Arimoto-Yoshizawa（1962）の神経方程式がある.

　連続情報のモデルで，出力関数 $f(u)$ をより微視的なパルス過程から導くにはいろいろな方法がある．ここで示したものは，Averbukh（1969），Amari（1972D），甘利（1972B）に従っている．Poggio-Torre（1977）は，Volterra-Wiener形の展開を用いて，入力パルス頻度時系列から出力パルス頻度時系列への非線形の変換を求めた．このほか，入力がポアソン分布などに従うランダムなパルス時系列であると仮定して，確率論を用いて，出力パルス系列の平均間隔の分布を入力パルス系列の強さから導く研究が多数ある（Johannesma, 1968 ; Sugiyama-Moore-Perkel, 1970；これについては，たとえばHolden（1976）を見よ）．また，相対不応期のある素子で，入力パルス系列の強さと出力パルス系列の平均頻度とがどう関係するかを差分方程式を用いて研究したものもある（Nagumo-Sato, 1972 ; Sato, 1972）.

　神経回路網のモデルとしては，Caianiello（1961）の方

程式が一般的であるが，このままでは解けない．したがっ
て次章以下で示すように，より具体的な構造を考えに入れ
て神経回路網の研究をしなければならない．

3. ランダム結合の変換回路網

　変換回路網は，一束の入力線維から情報を受け取り，これを一束の出力情報に変換する，相互結合のない回路網である．入力線維の束が各神経細胞とランダムに結合しているとき，これをランダム結合の変換回路網という．本章では，ランダム結合の変換回路網の情報変換の法則を調べる．

　入出力情報として，入出力全体の平均興奮パルス頻度を採用すると，統計的操作によって変換法則を導き出すことができる．この際，神経細胞のモデルとして前章で述べたどれを採用しても，同じような結果が得られる．また，入力線維束の興奮の状況を一つのパターン情報として捉えた場合には，ランダム結合の変換回路網は，入力パターンを整形し，一定の規格にそろえる作用をもつことがわかる．

　本章で扱う回路網はきわめて単純なものである．しかし，ここで示す手法は，より複雑なシステムの解析にそのまま使える．なお，本章でいろいろな数式の変形を用いるが，細部にこだわることなく読み飛ばして結果だけを見て頂いてよい．

3.1 巨視的情報と活動度

生体は，感覚受容器を通して外部からの情報を受容する．この情報は神経線維を伝わって上向し，途中で何回かの変換を受けながら，脳の中枢に達する．そこで複雑な情報処理が行なわれ，その結果は効果器へ伝えられて，生体の外部に対する行動となって現われる．この過程で，情報はどのように表現されているであろうか．

一つの情報が一つの特定の神経細胞に対応していて，その細胞の興奮によって表わされる場合に，情報は**微視的**かつ**局所的**であるという．これに対して，一つの情報が多数の神経細胞の集団に担われ，その平均の発火率，すなわちその集団の発生する平均のパルス頻度のような量で表わされる場合，その情報は**巨視的**であるという．巨視的情報は，一束の神経線維によって伝送され，神経集団によって処理される．一つの情報が神経集団の興奮のパターン，すなわちどの神経が興奮し，どれが興奮していないかという興奮の分布パターンで表わされるとき，これを**分布情報**または**分散情報**という．これは，局所的情報に対する概念である．一つの神経集団には，神経細胞の興奮のパターンがいろいろある．したがって，一つの神経集団はその興奮のパターンを変えることによって，いろいろの情報を担うことができる．

微視的局所的情報の場合は，それを担っている神経細胞

が破壊されてしまうと，その情報の保持が不可能になる．
これに対して，巨視的情報の場合は，情報を担っている神
経集団のいくつかの細胞がこわれても，集団全体として
は，この情報を相変わらず保持できる．また，分布情報の
場合も，情報を担う集団の中の細胞がいくつか破壊された
場合に，興奮パターンのその部分は失われるが，パターン
全体としてはほぼもとの形を保持できる．したがって，巨
視的情報と分布情報は，構造の変化に対して強い安定性が
あり，破壊されにくい．脳の中では，情報は安定性の強い
形で保持され，また処理されていると考えられている．こ
のため，かなりの数の神経細胞が（老化などにより）死滅
しても，特定の情報が失われるということはなく，全体と
しての特性が少々劣化するにすぎない．たぶん，受容器の
末端からの情報は，脳の中枢に向かうに従って巨視化・分
布化し，情報の処理が終わり再び末端の効果器に向かうに
つれて再び微視化・局所化するのであろう．

　巨視的情報を担う一束の神経線維を入力としてもち，巨
視的情報を出力する変換回路網は，巨視的情報を処理する
最も単純な単位となる．巨視的情報を処理する場合，個々
の線維や神経に特別な意味があるのではなく，集団全体が
担う情報が問題である．したがって，入力線維と神経細胞
の結合についても，その微細な構造はあまり問題となら
ず，入力線維全体と神経集団全体との結合の平均的強さが
重要である．この際，両者の結合は，ランダムな仕方でな
されていてもかまわない．脳における神経回路網の小さな

部分部分を取り上げれば，ランダムな結合はいたるところ
で見受けられる（たとえば，小脳における苔状線維の束と
顆粒細胞の集団との結合など）．

　分布情報の場合にも，ランダムに結合した回路網が分布
情報パターンをどう変換するか，その際の法則性を知るこ
とは興味深い．

　m 本の神経線維の束が共同で担う巨視的情報を考えて
みよう．m 本の神経線維を伝わる信号を $x_1, x_2, \cdots, x_m$ と
する．これらが対等の立場で担う巨視的情報は，$x_1, \cdots,$
x_m の対称関数で表わされるはずである．最も簡単な対称
関数として

$$X = \frac{1}{m} \sum_{i=1}^{m} x_i \qquad (3.1)$$

を考えてみよう．1, 0 表現の離散情報モデルの場合には，
これは興奮している神経線維の割合を示す．すなわち，神
経線維の束全体としての興奮の度合である．これを**活動度**
と呼ぼう．活動度が X ならば，m 本中の mX 本の神経
線維に興奮パルスが来ている．1, -1 表現の場合にも

$$\tilde{X} = \frac{1}{m} \sum \tilde{x}_i \qquad (3.2)$$

を活動度と呼ぶ．これは 1 と -1 の間の値をとる．

　入力線維の束が，一つの神経集団にランダムに結合して
いるとしよう．このとき，神経集団全体の活動度（すなわ
ち神経集団からの出力線維の活動度）を考えることがで
きる．これを Z としよう．入力信号の活動度が X のとき

に，神経集団の活動度 Z が

$$Z = F(X) \qquad (3.3)$$

と表わされるならば，これが神経集団の巨視的情報の入出力関係になる．

　巨視的情報の例として活動度を考えたが，信号 x_i が 0，1（または 1，−1）の二値をとる場合には，x_i の対称な関数 $Y(x_1, \cdots, x_n)$ は必ず活動度 X の関数として表わされる．すなわち，活動度 X が神経線維の束の担う唯一の巨視的情報である．

　定理 3.1　$x_i\ (i=1, \cdots, n)$ が二値をとる変数である場合，x_i の対称関数で独立なものはただ一つであり，たとえば活動度がそれになっている．

　証明　いま，$Y(x_1, \cdots, x_m)$ を $x_1, \cdots, x_m$ の対称関数としよう．各 x_i は 1，0 の二つの値しかとらない．したがって $Y(x_1, \cdots, x_m)$ の値は $x_1, \cdots, x_m$ のうちで 1 の値をとるものの個数に依存して決まる．（Y は $x_1, \cdots, x_m$ に関して対称であるから，どの x_i が 1 であるかにはよらずに，その数だけが問題になる．）そして，$x_1, \cdots, x_m$ の中で 1 の値をとっている変数の数は，活動度 X を用いて mX と表わせる．したがって，どの対称関数 Y の値も X のみを用いて表わせる．（x_i が 1，0 以外の二値をとる場合にも同様の証明が成立する．）　　　　　　　（証明終り）

　連続情報の場合には，この定理は成立しない．たとえ

ば，x_i の r 乗の平均値（$r = 1, 2, \cdots, m$）

$$\overset{(r)}{X}(x_1, \cdots, x_m) = \frac{1}{m} \sum x_i^r \qquad (3.4)$$

を考えると，これらはすべて独立な巨視的情報とみなせる．とくに $\overset{(1)}{X}$ は神経線維全体の平均パルス頻度を表わす活動度であるから，$\overset{(1)}{X}$ の上部の (1) を省略して単に X と書くことにする．m 個の x_i の値のばらつき具合は，分散

$$X_V = \frac{1}{m} \sum (x_i - X)^2 \qquad (3.5)$$

で表わせる．簡単な計算によってこれは

$$X_V = \overset{(2)}{X} - X^2 \qquad (3.6)$$

と書くことができる．したがって

$$\overset{(2)}{X} = X_V + X^2 \qquad (3.7)$$

であり，活動度 X が同じならば，ばらつき具合の多いほど $\overset{(2)}{X}$ の値が大きくなる．以下の解析で，連続情報の場合には，巨視的情報として活動度のほかに $\overset{(2)}{X}$ が必要になることがある．

3.2 ランダム結合の神経回路

　図 3.1 に示すように，入力が $x_1, \cdots, x_m$，出力が $z_1, z_2,$ $\cdots, z_n$ のランダム結合の変換回路網を考える．第 i 番目の

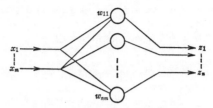

図 3.1　ランダム結合の変換回路網

入力線維が第 j 番目の神経素子と結合するときの結合荷重を w_{ji} と書こう．ランダム結合とは，結合荷重 w_{ji} の値が，ある確率法則に基づいて，ランダムに決められることをいう．

集団の中ではどの神経の役割も同じであるとすると，w_{ji} はみな同じ確率法則に支配される．これらは互いに独立に決まるものとする．

結合荷重 w_{ji} の平均値を $E[w_{ji}]$，分散を $V[w_{ji}]$ と書くことにしよう．1 個の神経（たとえば j 番目の神経）は，入力線維全体とは

$$w_j = \sum_{i=1}^{m} w_{ji} \tag{3.8}$$

だけの強さの結合をしている．もし，入力線維のすべてが興奮していれば，膜電位は w_j だけ変化する．この量は，もちろん各神経ごとに（各 j ごとに）ばらついた値を示すであろう．そこで，この量の平均値を $\bar{w}$，ばらつきを示す分散を σ_w^2 と書くことにしよう．$E[\cdot]$ を平均，$V[\cdot]$

を分散をとる操作とすると，w_{ji} がすべて独立であるから

$$\bar{w} = E\left[\sum_{i=1}^{m} w_{ji}\right] = mE[w_{ji}] \qquad (3.9)$$

$$\sigma_w^2 = V\left[\sum_{i=1}^{m} w_{ji}\right] = mV[w_{ji}] \qquad (3.10)$$

となる．これらは，入力神経線維と神経集団との結合の仕方の大まかな様子を表わすパラメータである．このようなパラメータを巨視的パラメータという．巨視的な情報を処理する神経集団の性質は，これらの巨視的なパラメータで規定されるであろう．

ランダム結合を指定する確率法則の代表的な例を二つ挙げておこう[1]．一つは粗な結合で，1個の神経素子は比較的少数の入力線維と強い結合をする．もう一つは密な結合で，1個の神経素子は多数の入力線維と結合するが，結合の強度はその代りに弱い．巨視的情報を扱う場合には，入力線維の数 m と集団に含まれる神経素子の数 n とは十分に大きいものと仮定する．

3.2.1 粗な結合——ポアソン分布

各神経が m 本の入力のうちから平均 k 本をランダムに選んで結合するとしよう．k が小さいときが，粗な結合である．結合荷重 w_{ji} は結合がないときは 0，あれば一定値 w_0 に等しいとしよう．このような結合は，一つの神経が

---

1) 確率法則についての一般的な議論は，統計神経力学の数学的基礎の章で行なう．

どの線維とも $p = k/m$ の確率で独立に結合する場合に実現する. すなわち, 結合荷重 w_{ji} はどれも次の確率法則に従って決まるとすればよい.

$$w_{ji} = \begin{cases} w_0, & p \text{ の確率で}, \\ 0, & 1-p \text{ の確率で}, \end{cases}$$

この場合, 1個の神経が r 本の入力線維と結合する確率 P_r は二項分布

$$P_r = {}_mC_r p^r (1-p)^{m-r} \tag{3.11}$$

で与えられる. ただし ${}_mC_r$ は二項係数, すなわち m 個のうちから r 個を取る組合せの数である.

　平均の結合数 k が入力の数 m に比べて十分に小さい場合は, (3.11) 式は

$$P_r = \frac{k^r}{r!} e^{-k} \tag{3.12}$$

で近似できる. これはポアソン分布である. すなわち, 入力数 m が十分に大きく, 1個の線維が一つの神経と結合する確率 k/m は十分に小さい場合には, 各神経に入力する線維の本数は, 平均 k のポアソン分布に従う[1]. このような場合を**粗な結合のランダム回路**という.

　ポアソン分布に従う場合, 一つの神経に入る入力線維の数 r の平均値は

$$E[r] = \sum_{r=0}^{\infty} r P_r = k$$

---

1) $mp = k$ を一定にしたままで, m を無限大に近づけたときの二項分布 (3.11) の極限がポアソン分布である.

その分散は

$$V[r] = \sum_{r=0} (r-k)^2 P_r = k$$

である．一つの結合当りのシナプスの結合荷重は w_0 だから，

$$\sum_{i=1}^{m} w_{ji} = w_0 r$$

となり，

$$\bar{w} = w_0 E[r] = k w_0 \qquad (3.13)$$

$$\sigma_w^2 = w_0^2 V[r] = k w_0^2 \qquad (3.14)$$

が得られる．

　荷重 w_0 は一定と仮定したが，この値がランダムにばらついているようにモデルを拡張することもできる．この場合には，$\sum_i w_{ji}$ は複合ポアソン分布に従う．

3.2.2 密な結合――正規分布

　一つの神経に入る入力線維の本数が多い場合を，密な結合のランダム回路という．前と同様に，一つの神経が1本の線維と結合する確率を p とする．p を一定に保ったままで m を大きくしていくと，平均の結合入力の数 $k = mp$ もまた大きくなる．この場合，(3.11) 式で求めた確率 P_r は，正規分布で近似できる．一つの神経に結合する入力線維の本数 r の平均値と分散は，二項分布から計算すると

$$E[r] = mp$$

$$V[r] = mp(1-p)$$

である. したがって

$$w_j = \sum_{i=1}^{m} w_{ji} = w_0 r$$

の平均値と分散とは, それぞれ

$$\bar{w} = mw_0 p \tag{3.15}$$

$$\sigma_w^2 = mw_0^2 p(1-p) \tag{3.16}$$

で求まる. w_j は正規分布に従うから, w_j の確率密度関数 $p(w)$ は

$$p(w) = \frac{1}{\sqrt{2\pi}\sigma_w} \exp\left\{-\frac{(w-\bar{w})^2}{2\sigma_w^2}\right\} \tag{3.17}$$

と書ける.

　密の結合の場合は, 1個の神経と結合する入力線維の数が多く, 1シナプス当りの結合荷重 w_0 はその代り小さい. m が大きくなっても, $\bar{w}$ 自身は一定の大きさに保たれているとすると, w_0 は $1/m$ に比例することになる. $\bar{w}$ を一定として, 分散 σ_w^2 に, $w_0 = \bar{w}/mp$ を代入してみると,

$$\sigma_w^2 = \frac{\bar{w}^2}{mp}(1-p) \tag{3.18}$$

が得られる. 平均の結合強度 $\bar{w}$ 一定のままで, m を増やしていくと, σ_w^2 がだんだん小さくなる.

　シナプス結合の荷重 w_0 の値がランダムにばらつく場合を扱うことも容易である. 密な結合の回路ならば

$$w_j = \sum_{i=1}^{m} w_{ji}$$

は，多数（m 個）の w_{ji} の和の形をしている．それゆえ，中心極限定理によって，w_j はやはり正規分布に従うことが知られる．w_j の平均値と分散は，w_{ji} の確率分布を与えれば (3.9)，(3.10) 式より求まる．密な結合の場合，$E[w_{ji}]$ は小さいと考えてよいが，$V[w_{ji}]$ は必ずしも小さくない．したがって，確率分布を適当に選べば，σ_w^2 が必ずしも小さくない密な結合の回路が実現できる．

3.3　活動度の変換法則

　本節では，種々の神経素子モデルを用いて，ランダム結合の層状回路網の活動度の変換法則を導く．変換法則は，ランダム結合の巨視的なパラメータ——$\bar{w}$ や σ_w^2 など——に依存して決まる．しかし，どの素子モデルを用いても，また粗な結合の場合でも密な結合の場合でも，変換法則はほとんど同じ形になる．したがって，単純な素子モデルを用いても，この種の巨視的な議論では十分に一般性のある結論が得られることがわかる．

3.3.1　離散情報回路の場合

　入力信号 x_i，出力信号 z_j が 0，1 の二値をとる離散情報の場合に，ランダム結合の回路網による活動度の変換法則を調べてみよう．入力の活動度が X のときは，

$$\sum_{i=1}^{m} x_i = mX$$

であるから，m 本の入力のうちの mX 本にパルスが来る．第 j 番目の神経はこのパルスによって

$$v_j = \sum_{i=1}^{m} w_{ji} x_i \qquad (3.19)$$

だけ膜電位を上昇させ，外部からの刺激 s_j も加えて，

$$u_j = v_j + s_j - h_j \qquad (3.20)$$

が正ならば出力として $z_j = 1$ を，負ならば $z_j = 0$ を出す．

入力の活動度が X ならば，$v_j = \sum w_{ji} x_i$ は $x_i = 1$ に対応する mX 個の w_{ji} の和になっている．w_{ji} の値はランダムに決められたものだから，v_j の値も各 j ごとにランダムに分布している．s_j, h_j は，各素子に外部から入る刺激の総和およびしきい値であり，これらも各素子ごとにランダムに分布しているとしよう．これらの分布は各素子ごとに同一で，しかも互いに独立であるとする．s_j, h_j の平均値と分散を，それぞれ，$\bar{s}, \bar{h}, \sigma_s^2, \sigma_h^2$ とすると，

$$E[s_j - h_j] = \bar{s} - \bar{h} \qquad (3.21)$$
$$V[s_j - h_j] = \sigma_s^2 + \sigma_h^2 \qquad (3.22)$$

である．

u_j の確率分布は，各 j ごとに独立でしかも同一である．いま，u_j が正となる確率を P_X とおこう．

$$P_X = \text{Prob}\{u_j > 0\}$$

活動度 X の入力に対して，一つの神経細胞が興奮して

$z_j = 1$ となる確率——より正確にいえば $z_j = 1$ になるように w_{ji} の値と s_j, h_j の値が選ばれている確率——が P_X である.

出力の活動度は $z_1, \cdots, z_n$ を用いて

$$Z = \frac{1}{n} \sum_{j=1}^{n} z_j \qquad (3.23)$$

と表わせる. z_j が 1 になる確率は P_X であったから, n 個の出力 $z_1, z_2, \cdots, z_n$ のうちで, 平均して nP_X 個が 1 の出力を出す. n が十分に大きい場合は, 大数の法則によって, 出力 1 を出す素子の割合 Z は確率 P_X にほとんど等しくなる. 正確にいえば, Z の期待値は

$$E[Z] = P_X$$

で, 実際の Z の値が期待値からどのくらいずれるかを表わす Z の分散は

$$V[Z] = \frac{1}{n} P_X (1 - P_X)$$

で, n が十分に大きい場合はこれは無視できる.

かくして, ランダム回路による活動度の変換は

$$Z = F(X) = P_X \qquad (3.24)$$

であることがわかった.

では, P_X を具体的に求めてみよう. まず, 密な結合の場合, すなわち, w_{ji} の和の確率分布が正規分布で近似できる場合を考えよう. この場合, 計算を簡単にするため, s_j, h_j の分布も正規分布に従うものと仮定する. すると v_j も $s_j - h_j$ も正規分布となり, その和である u_j も正規

分布に従う.

v_j の平均と分散は，それぞれ

$$E[v_j] = E[\sum w_{ji}x_i] = E[mX \text{ 個の } w_{ji}\text{の和}]$$

$$= mX E[w_{ji}] = \bar{w}X$$

$$V[v_j] = V[mX \text{ 個の } w_{ji}\text{の和}] = \sigma_w^2 X$$

である. したがって，u_j の平均と分散は

$$\bar{u} = E[u_j] = \bar{w}X + \bar{s} - \bar{h} \tag{3.25}$$

$$\sigma^2 = V[u_j] = \sigma_w^2 X + \sigma_s^2 + \sigma_h^2 \tag{3.26}$$

となる. u_j の確率密度関数 $p(u)$ は，正規分布の場合，平均と分散とがわかっているから

$$p(u) = \frac{1}{\sqrt{2\pi}\sigma} \exp\left\{-\frac{(u-\bar{u})^2}{2\sigma^2}\right\} \tag{3.27}$$

であり，u_j が正となる確率 P_X は

$$P_X = \int_0^\infty p(u)du$$

$$= \int_{-\bar{u}/\sigma}^\infty \frac{1}{\sqrt{2\pi}} \exp\left\{-\frac{y^2}{2}\right\}dy$$

そこで，誤差積分関数

$$\Phi(u) = \frac{1}{\sqrt{2\pi}} \int_{-\infty}^u \exp\left\{-\frac{y^2}{2}\right\}dy \tag{3.28}$$

を用いて，P_X は

$$P_X = \Phi\left(\frac{\bar{u}}{\sigma}\right) \tag{3.29}$$

と書ける. これを定理の形で述べておこう.

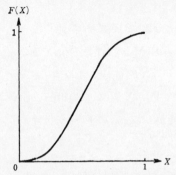

図3.2　正規分布近似の場合の活動度の変換関数
$(\bar{w}=6,\ \bar{s}-\bar{h}=-3,\ \sigma_w^2=1,\ \sigma_s^2+\sigma_h^2=1)$

定理3.2　膜電位の変動が正規分布に従う密な結合のラ
ンダム回路では，活動度の変換関数 $F(X)$ は

$$F(X)=\Phi\left(\frac{\bar{w}X+\bar{s}-\bar{h}}{\sqrt{\sigma_w^2X+\sigma_s^2+\sigma_h^2}}\right) \qquad (3.30)$$

である．

　変換関数 $F(X)$ は，図3.2に示すように，なめらかな
単調増加関数になっている．
　次に，粗な結合の場合，すなわち，一つの素子に入る入
力の本数が少なく，これがポアソン分布に従う場合に，変
換関数 $F(X)$ を求めよう．活動度が X であるときは，m
本中 mX 本の入力線維が興奮している．いま，1個の神
経素子が興奮している入力線維のうちの l 本と結合してい

る確率を Q_l としよう. l の平均値は, mX 本の線維のお
のおのが確率 p で一つの神経に結合していることから,

$$E[l] = mpX = kX$$

である. l は平均 kX のポアソン分布に従い,

$$Q_l = e^{-kX} \frac{(kX)^l}{l!}, \quad l = 0, 1, 2, \cdots$$

と書ける.

　l 本の興奮入力と結合していると, 神経素子の膜電位は
$w_0 l$ 上昇する. したがって

$$u_j = w_0 l + s_j - h_j$$

が正, すなわち

$$s_j - h_j > -w_0 l$$

のときに, この素子は興奮して出力 $z_j = 1$ を出す. いま,
$s_j - h_j$ が a より大きい確率を

$$P(a) = \mathrm{Prob}\{s_j - h_j > a\}$$

と書こう. すると, $u_j > 0$ となる確率, すなわち一つの
素子が興奮する確率 P_X は

$$P_X = \sum_{l=0}^{\infty} Q_l P(-w_0 l)$$

となる. したがって次の定理が得られる.

　定理 3.3　ポアソン分布に従う粗な結合のランダム回路
　　では, 活動度の変換関数は

$$F(X) = \sum_{l=0}^{\infty} e^{-kX} P(-w_0 l) \frac{(kX)^l}{l!} \quad (3.31)$$

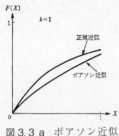

図3.3a ポアソン近似
と正規近似の出力関数
($k=1$, $w_0=6$, $\bar{s}-\bar{h}=$
-3, $\sigma_s^2+\sigma_h^2=1$)

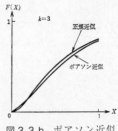

図3.3b ポアソン近似
と正規近似の出力関数
($k=3$, $w_0=2$, $\bar{s}-\bar{h}=$
-3, $\sigma_s^2+\sigma_h^2=1$)

で与えられる. ここに $P(a)$ は s_j-h_j が a より大き
い値をとる確率である.

　密な結合の場合 (3.30) と粗な結合の場合 (3.31) と
では, 変換関数 $F(X)$ はかなり違っているように見える
かもしれない. しかし, 実のところは, 結合のパラメータ
$\bar{w}, \sigma_w^2, \bar{s}-\bar{h}, \sigma_s^2+\sigma_h^2$ の値が同じならば, 正規分布で計算
してもポアソン分布で計算しても, $F(X)$ はほとんど同じ
形になる. これを図3.3に示す.

　s_j-h_j は比較のため正規分布に従うと仮定した. きわ
めて粗な結合である $k=1$ の極端な場合ですら, 正規分布
で計算した $F(X)$ とポアソン分布の $F(X)$ とは, かなり
似ている. $k=3$ になるとポアソン分布で計算しても正規
分布で計算してもほとんど差がない. 小脳の苔状線維と

顆粒細胞集団との間の結合では，1個の顆粒細胞は平均して 4.2 本の苔状線維と結合しているから，このような場合は，正規分布を仮定して $F(X)$ を求めてもかまわないことになる．それゆえ，これからは，正規分布による式 (3.30) を多く使うことにする．

　同じ離散モデルでも，信号が $1, -1$ の二値をとる場合には，活動度の変換関数 $\tilde{F}(\tilde{X})$ がずっと簡単になる．正規分布の場合を考えよう．u_j の平均値と分散は，1, 0 モデルの場合と同様に

$$\bar{u} = E[u_j] = \left(\frac{1}{m} \sum \tilde{x}_i\right) \bar{w} + \bar{s} - \bar{h}$$

分散は

$$\sigma^2 = V[u_j] = \left(\frac{1}{m} \sum \tilde{x}_i^2\right) \sigma_w^2 + \sigma_s^2 + \sigma_h^2$$

と書ける．$1, -1$ モデルの場合は，$\tilde{x}_i^2 = 1$ より

$$\frac{1}{m} \sum \tilde{x}_i^2 = 1$$

が成立する．したがって

$$\bar{u} = \bar{w}\tilde{X} + \bar{s} - \bar{h} \tag{3.32}$$
$$\sigma^2 = \sigma_w^2 + \sigma_s^2 + \sigma_h^2 \tag{3.33}$$

になり，σ^2 が $\tilde{X}$ に関係しない定数になる．

　興奮する素子の割合は，前と同様に

$$P_{\tilde{X}} = \Phi\left(\frac{\bar{u}}{\sigma}\right)$$

で与えられる．出力の活動度は

$$\tilde{Z} = \frac{1}{n} \sum_{i=1}^{n} \tilde{z}_i$$

である。$\tilde{z}_i$ は確率 $P_{\tilde{X}}$ で 1，確率 $1 - P_{\tilde{X}}$ で -1 の値をとるから，$\tilde{Z}$ は大数の法則によって $\tilde{z}_i$ の期待値に一致し，

$$\tilde{Z} = 2P_{\tilde{X}} - 1$$

である。

定理 3.4　1，-1 の二値をとるモデルを用いた密な結合のランダム回路では，活動度の変換関数は

$$\tilde{F}(\tilde{X}) = 2\Phi\left(\frac{\bar{w}\tilde{X} + \bar{s} - \bar{h}}{\sqrt{\sigma_w^2 + \sigma_s^2 + \sigma_h^2}} \right) - 1 \qquad (3.34)$$

で与えられる。

0,1 モデルと 1，-1 モデルでは，素子自身の働きは，その荷重としきい値とを適当に調整すれば全く同じであった。すなわち，一方のモデルでのしきい値をその荷重の和に応じて調整すれば他方のモデルと一致する。しかしランダムな荷重 w_{ij} とランダムなしきい値 h_i をもつ素子の場合には，この同等性は必ずしも成立しない。一方のモデルで，h_i と w_{ij} とを独立に定めた場合，他方のモデルではしきい値 h_i を $\sum w_{ij}$ だけ調整するため，$\tilde{h}_i$ と w_{ij} とが独立ではなくなる。すなわち，両者は確率構造が少し異なる。このために，巨視的な動作である活動度の変換関数に多少の違いが出てくる。図 3.4 に，対応するパラメータをもつ両方の変換関数を描いてみる。$\tilde{F}(\tilde{X})$ は（3.34）

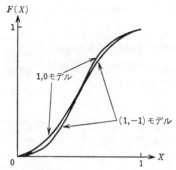

図3.4　0, 1 モデルと 1, −1 モデルの出力関数の比較
$(\bar{w} = 6,\ \bar{s} = -3,\ \sigma_w^2 = 1,\ \sigma_s^2 + \sigma_h^2 = 1)$
(1, −1 モデルの場合は，$\tilde{X},\ \tilde{F}(\tilde{X})$ の変域を 0, 1 に変
換した.)

からわかるように，誤差積分曲線を伸縮した形になってい
る.

　両者の相違は，1, 0 モデルでは u_i の分散が $\sigma^2 = \sigma_w^2 X$
$+ \sigma_s^2 + \sigma_h^2$ で X に依存するのに対し，1, −1 モデルでは
$\sigma^2 = \sigma_w^2 + \sigma_s^2 + \sigma_h^2$ で $\tilde{X}$ によらない定数になることに現
われている. しかし，σ_w^2 が $\sigma_s^2 + \sigma_h^2$ に比して小さい場合
には，σ_w^2 の項は省略できて，両者の違いは消滅してしま
う. σ_w^2 が無視できないときは，両者は同じにはならない
が，後に見るように，回路の動作の定性的な性質を議論し
ていくと，どちらのモデルを用いても同じ結論が出る. も
し，同じ結論が得られるのであれば，式が簡単で取扱いの
容易な 1, −1 モデルの方が得である. この意味で 1, −1 モ

デルを今後よく使うことにしよう.

3.3.2 離散時間-連続情報回路の場合

入力信号 x_i が 0 と 1 の間の実数値をとる場合, 出力信号 z_j は, 出力関数 f を用いて

$$z_j = f(u_j) \qquad (3.35)$$

と表わされる. u_j の確率分布は, 回路の結合が粗な場合と密な場合とでは多少異なっているが, その差はたいしたものではなかった. そこで, これからは, u_j は正規分布に従うものとして話を進めていく.

まず, u_j の平均と分散とを求めよう. 平均は, 前と同様に

$$\bar{u} = E[u_j] = \bar{w}X + \bar{s} - \bar{h}$$

になる. ところが分散は

$$\sigma^2 = V[u_j] = \sum_{i=1}^{m} x_i^2 V[w_{ji}] + V[s_j] + V[h_j]$$

$$= \sigma_w^2 \frac{1}{m} \sum x_i^2 + \sigma_s^2 + \sigma_h^2$$

$$= \sigma_w^2 \overset{(2)}{X} + \sigma_s^2 + \sigma_h^2 \qquad (3.36)$$

となるので, 入力の二乗平均 $\overset{(2)}{X}$ に依存して決まる. したがって, u_j の分布は, 入力の活動度 X のみならず, $\overset{(2)}{X}$ にも依存する. (離散信号の場合は, $x_i^2 = x_i$ であるから $\overset{(2)}{X} = X$ となり, この心配はなかった.)

u_j の確率密度関数 $p(u)$ は

$$p(u) = \frac{1}{\sqrt{2\pi}\sigma} \exp\left\{-\frac{(u - \bar{u})^2}{2\sigma^2}\right\}$$

となる. したがって, z_j の期待値は

$$E[z_j] = E[f(u)]$$
$$= \int f(v)p(v)dv$$

であり, また z_j^2 の期待値は

$$E[z_j^2] = \int [f(v)]^2 p(v)dv$$

となる.

出力の活動度 $Z = \sum z_j/n$ は, 十分大きな n に対して
は大数の法則によって, z_j の期待値に一致し,

$$Z = E[f(u)]$$

となる. 同様に, 出力 z_j の二乗平均は

$$\overset{(2)}{Z} = E[\{f(u)\}^2]$$

が成立する.

連続信号の回路の場合は, 入力信号 $x_1, x_2, \cdots, x_m$ が担
う巨視的情報量として活動度 X のみを考えるのでは不十
分である. 出力信号の活動度は X のみでは決まらず, $\overset{(2)}{X}$
の値にも依存する. したがって, $X, \overset{(2)}{X}$ の二つの量が一組
となって巨視的情報を担う. 出力の巨視的情報量である
$Z, \overset{(2)}{Z}$ はこれらの関数として定まる. (u の分布が正規分布
であるとすると, $\bar{u}, \sigma$ が $X, \overset{(2)}{X}$ によって一意に決まるか
らである.)

定理 3.5 連続情報モデルを用いた密な結合のランダム
. 回路では，巨視的情報として，$X, \overset{(2)}{X}$ の二つが必要で
あり，その変換法則は

$$Z = F(X, \overset{(2)}{X})$$

$$= E[f(u)] \qquad (3.37)$$

$$\overset{(2)}{Z} = \overset{(2)}{F}(X, \overset{(2)}{X})$$

$$= E[\{f(u)\}^2] \qquad (3.38)$$

で与えられる．

ここで，出力関数 $f(u)$ を具体的に与えて，巨視的情報
の入出力関係を計算してみよう．いま，図3.5に示すよ
うに，

$$f(u) = \begin{cases} 0, & u \leqq 0 \\ \dfrac{u}{a}, & 0 < u \leqq a \\ 1, & u > a \end{cases} \qquad (3.39)$$

とおいてみよう．これは，u が正になると u に比例する
頻度でパルスを出し，$u = a$ に達するとパルス頻度は最
高の1となり，そこで飽和してしまう出力関数である．
a は飽和の起こる場所を示す．$a \to 0$ の極限を考えれば，
$f(u)$ は $1(u)$ に一致する．この場合は，出力は 0, 1 の二
値をとることになる．この関数を用いて (3.37), (3.38)
を計算してみる．部分積分を用いて積分を実行していくと

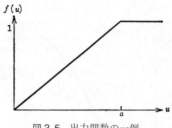

図3.5　出力関数の一例

$$F(X, \overset{(2)}{X}) = \frac{\bar{u}}{a}\left[\Phi_1 - \Phi_2\right] + \Phi_1 + \frac{\sigma}{\sqrt{2\pi}a}\left[E_2 - E_1\right] \tag{3.40}$$

$$\overset{(2)}{F}(X, \overset{(2)}{X}) = 1 + \left(\frac{\sigma^2 + \bar{u}^2}{a^2} - 1\right)\Phi_1 - \frac{\sigma^2 + \bar{u}^2}{a^2}\Phi_2 + \frac{\sigma}{\sqrt{2\pi}a^2}\left[\bar{u}E_2 - (a + \bar{u})E_1\right], \tag{3.41}$$

$$\Phi_1 = \Phi\left(\frac{a - \bar{u}}{\sigma}\right), \quad \Phi_2 = \Phi\left(-\frac{\bar{u}}{\sigma}\right)$$

$$E_1 = \exp\left\{-\frac{(a - \bar{u})^2}{2\sigma^2}\right\}, \quad E_2 = \exp\left\{-\frac{\bar{u}^2}{2\sigma^2}\right\}$$

が得られる．ここに Φ は（3.28）で定義した誤差積分関数である．

F, $\overset{(2)}{F}$ が $\overset{(2)}{X}$ に依存するのは

$$\sigma^2 = \sigma_w^2 \overset{(2)}{X} + \sigma_s^2 + \sigma_h^2$$

を通じてである．したがって，σ_w^2 が $\sigma_s^2 + \sigma_h^2$ に比して小

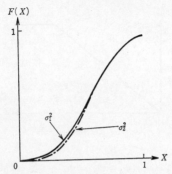

図3.6 連続情報モデルの変換関数の近似（$a=2$, $\bar{w}=6$, $\bar{s}-\bar{h}=-2.5$, $\sigma_w^2=1$, $\sigma_s^2+\sigma_h^2=1$）

さいときは，σ_w^2 の項を省略できる．この場合，出力の活動度 Z は，入力の活動度 X のみの関数として求まることになる．また，(3.6) を利用すれば，

$$\sigma^2 = \sigma_w^2 X^2 + \sigma_s^2 + \sigma_h^2 + \sigma_w^2 X_V$$

と書き直せる．X_V は x_i の分散で，$X(1-X) \leqq 0.25$ より小さい．したがって，

$$\sigma_w^2 X^2 + \sigma_s^2 + \sigma_h^2 \leqq \sigma^2 \leqq \sigma_w^2 X + \sigma_s^2 + \sigma_h^2$$

が成立する．σ^2 をこの不等式の右辺または左辺で近似した評価を用いれば，やはり Z は X のみの関数として求まる．

図3.6に σ^2 を $\sigma_1^2 = \sigma_w^2 X + \sigma_s^2 + \sigma_h^2$ と $\sigma_2^2 = \sigma_w^2 X^2 + \sigma_s^2 + \sigma_h^2$ でおき換えた場合のグラフを示す．両者はほとんど一致している．したがって，連続情報の場合でも，Z

が X の関数として定まる入出力関係を考えてよく，その関数形も離散情報の場合とほとんど同じになる．

3.3.3 連続時間モデル

連続時間–連続信号モデルを用いた回路の場合は，各神経素子の膜電位は

$$\tau \frac{du_j(t)}{dt} = -u_j(t) + \sum_{i=1}^{m} w_{ji} x_i(t) + s_j - h_j \quad (3.42)$$

に従う．w_{ji} と s_j の値がランダムに定められているときは，$u_j(t)$ の値も各素子ごとにランダムにばらついている．そこで，$u_j(t)$ をすべての素子について平均したものを

$$U(t) = \frac{1}{n} \sum u_j(t) \quad (3.43)$$

と書こう．方程式 (3.42) を j について加え合わせ，それを n で割れば，

$$\tau \frac{dU(t)}{dt} = -U(t) + \bar{w} X(t) + \bar{s} - \bar{h} \quad (3.44)$$

が得られる．ただし

$$X(t) = \frac{1}{m} \sum_{i=1}^{m} x_i(t)$$

であり，n が十分に大きいとして n 個の独立な確率変数の平均をその期待値でおき換えた（大数の法則）．すなわち，

$$\frac{1}{n} \sum_{j=1}^{n} s_j = \bar{s}$$

$$\frac{1}{n} \sum_{j=1}^{n} h_j = \bar{h}$$

$$\frac{1}{n} \sum_{j=1}^{n} w_{ji} = \frac{\bar{w}}{m}$$

方程式 (3.42) を解くと，その解は

$$u_j(t) = \frac{1}{\tau} \int_{-\infty}^{t} e^{-(t-t')/\tau} \Big[\sum w_{ji} x_i(t') + s_j - h_j \Big] dt' \tag{3.45}$$

となる．ところで

$$\bar{x}_i(t) = \frac{1}{\tau} \int_{-\infty}^{t} e^{-(t-t')/\tau} x_i(t') dt' \tag{3.46}$$

は，$x_i(t)$ の値を過去から現在まで，過去 t' については $\exp\left\{-\dfrac{t-t'}{\tau}\right\}$ だけの重みをつけて，平均したものである．すなわち，$\bar{x}_i(t)$ は $x_i(t)$ をほぼ τ 程度の過去にわたって時間平均したものといえる．これを用いると，(3.45) は

$$u_j(t) = \sum_{i=1}^{m} w_{ji} \bar{x}_i(t) + s_j - h_j \tag{3.47}$$

と表わせる．

　これより，与えられた入力 $x_i(t)$ に対して，$u_j(t)$ は各 j ごとに独立にしかも同一の分布に従ってランダムに分布していることがわかる．ここでは，$u_j(t)$ の分布が正規分布で近似できる場合を考えよう．$u_j(t)$ の分布は，その平

均と分散とで規定される. 平均 $\bar{u}(t)$ は, 大数の法則によって, (3.43) の $U(t)$ に等しいとみなすことができ, それは微分方程式 (3.44) に従う. 分散 $\sigma^2(t)$ は,

$$\sigma^2(t) = V[u_j(t)]$$

$$= \frac{1}{m} \sum_i [\bar{x}_i(t)]^2 \sigma_w^2 + \sigma_s^2 + \sigma_h^2$$

と書ける. そこで

$$\overset{(2)}{X} = \frac{1}{m} \sum [\bar{x}_i(t)]^2$$

とおくと,

$$\sigma^2(t) = \sigma_w^2 \overset{(2)}{X} + \sigma_s^2 + \sigma_h^2 \qquad (3.48)$$

となる.

　出力の活動度 $Z(t)$ は, $z_j(t)$ の期待値に等しく, したがって

$$Z(t) = \frac{1}{\sqrt{2\pi}\sigma(t)} \int f(u) \exp\left\{-\frac{(u-U(t))^2}{2\sigma^2(t)}\right\}du \qquad (3.49)$$

で与えられる. これは (3.38) と全く同じ形をしている. $\sigma(t)$ を定数としたとき, (3.49) の右辺は U の関数である. これを $F(U)$ と書こう.

　定理 3.6 　連続時間–連続情報モデルのランダム結合回路は, $\sigma^2(t)$ が定数であるという近似を用いると, 次の方程式で表わせる活動度の変換法則に従う.

$$\tau \frac{dU(t)}{dt} = -U(t) + \bar{w}X(t) + \bar{s} - \bar{h} \qquad (3.50)$$

$$Z(t) = F[U(t)] \qquad (3.51)$$

以上，4種類の神経素子モデルを用いて，ランダム結合回路による活動度の変換法則を求めてきた．離散信号系の場合は，出力の活動度は入力の活動度の関数として求まる．ただし，回路の結合の粗密によって，膜電位の分布が正規分布で近似できるか，ポアソン分布（複合ポアソン分布）で近似した方がよいかを考慮しなければならなかった．しかし，結論的にいうと，どちらの近似を用いても，入出力関係にほとんど差がないので，計算の簡単な正規分布近似をしてかまわない．

連続信号モデルを採用した場合も，ほぼ同様の入出力関係が得られるが，この場合，出力活動度 Z は入力活動度 X のみならず，入力の二乗平均 $\overset{(2)}{X}$ （または入力信号 x_i の分散）にも依存していた．しかし，$\overset{(2)}{X}$ の変化がさほど大きくなく，$\sigma_w^2 \overset{(2)}{X}$ の項の変動が $\sigma_s^2 + \sigma_h^2$ に比べて小さい場合は $\sigma^2 = \sigma_w^2 \overset{(2)}{X} + \sigma_s^2 + \sigma_h^2$ をほぼ定数と考えてもかまわない．連続時間–連続信号の場合も，出力活動度 $Z(t)$ は入力活動度 $X(t)$ と，二乗時間平均値 $\bar{X}$ とによっていた．しかし，多くの場合は $\sigma^2(t)$ を定数に扱っても，入出力関係の性格にはほとんど影響しない．

活動度の変換を示す非線形関数 F は，一般に巨視的パラメータ $\bar{w}, \bar{s}, \bar{h}, \sigma^2$ などに依存している．$\bar{w} > 0$ ならば，

これは単調増大関数，$\bar{w} < 0$ ならば単調減少関数である．

3.4　ランダム回路によるパターンの変換

3.4.1　パターン信号と分離度

巨視的な情報から離れて，分布的なパターン情報について考えよう．ランダム結合の回路によるパターン情報の変換を考える．入力信号は，m 本の入力線維を通じて入ってくる $x_1, \cdots, x_m$ の m 個の信号である．これを m 次元のベクトル

$$\boldsymbol{x} = (x_1, x_2, \cdots, x_m)$$

で表わし，パターンベクトルと呼ぶことにする．すなわち，一つの情報が m 本の入力のどれが興奮しどれが興奮していないかというパターンで表わされていると考えるのである．このとき，ランダム回路は，パターン $\boldsymbol{x}$ をパターン

$$\boldsymbol{z} = (z_1, z_2, \cdots, z_n)$$

に変換する．これは，$\boldsymbol{x}$ を $\boldsymbol{z}$ に符号化するものと考えてもよい．

いま，最も簡単な，1, −1 の二値をとる離散情報モデルで考えよう．二つの入力パターン信号 $\boldsymbol{x}^1$ と $\boldsymbol{x}^2$ を考えてみよう．両者の距離を

$$d(\boldsymbol{x}^1, \boldsymbol{x}^2) = \frac{1}{2m} \sum_{i=1}^{m} |x_i^1 - x_i^2| \qquad (3.52)$$

で定義する．ここに $x_i^\alpha \ (\alpha = 1, 2)$ は $\boldsymbol{x}^\alpha$ の第 i 成分で，

1 か -1 の値をとる。$|x_i^1 - x_i^2|$ は，x_i^1 と x_i^2 とが等しければ 0，等しくなければ 2 になる。したがって $(\sum |x_i^1 - x_i^2|)/2$ は，$\boldsymbol{x}^1$ と $\boldsymbol{x}^2$ とが何個の成分で値が違っているか，その個数を示す。これを $\boldsymbol{x}^1$ と $\boldsymbol{x}^2$ の間の**ハミング距離**と呼ぶことがある。ここで定義する距離 d は，これを成分の数 m で割ったもので，$\boldsymbol{x}^1$ と $\boldsymbol{x}^2$ の間での等しくない成分の割合を示している。明らかに

$$0 \leqq d(\boldsymbol{x}^1, \boldsymbol{x}^2) \leqq 1$$

である。d は，もちろん二つのパターンの違いの度合を表わす。

二つのパターンの相違は，パターンベクトル $\boldsymbol{x}^1$ と $\boldsymbol{x}^2$ とのなす角度 θ を用いてはかることもできる。すなわち，・を内積として

$$\cos \theta = \frac{\boldsymbol{x}^1 \cdot \boldsymbol{x}^2}{|\boldsymbol{x}^1||\boldsymbol{x}^2|}$$

が成立する。

$$|\boldsymbol{x}^1|^2 = |\boldsymbol{x}^2|^2 = m$$

だから，$r(\boldsymbol{x}^1, \boldsymbol{x}^2) = \cos \theta$ とおくと

$$r(\boldsymbol{x}^1, \boldsymbol{x}^2) = \frac{1}{m} \sum x_i^1 x_i^2 \qquad (3.53)$$

が成立する。$r(\boldsymbol{x}^1, \boldsymbol{x}^2)$ を二つのパターン $\boldsymbol{x}^1$ と $\boldsymbol{x}^2$ の類似度と呼ぼう。距離と類似度とはうらはらの関係にあり，互いに結びつけられている。すなわち

$$|x_i^1 - x_i^2| = 1 - x_i^1 x_i^2$$

が成立するので，

$$d(\boldsymbol{x}^1, \boldsymbol{x}^2) = \frac{1}{2}\left[1 - r(\boldsymbol{x}^1, \boldsymbol{x}^2)\right] \qquad (3.54)$$

の関係にある.

　さて，二つのパターン $\boldsymbol{x}^1$ と $\boldsymbol{x}^2$ の距離が d であったとしよう．ランダム回路によってこれらがそれぞれ $\boldsymbol{z}^1, \boldsymbol{z}^2$ に変換されるとき，$\boldsymbol{z}^1$ と $\boldsymbol{z}^2$ との間の距離はどうなるのか，すなわち，パターン間の分離の度合は，ランダム回路による変換でどう変わるか，これを考えていこう.

3.4.2　パターン分離度の変換法則

　パターン $\boldsymbol{x}^\alpha$ $(\alpha = 1, 2)$ は

$$u_j^\alpha = \sum_{i=1}^m w_{ji} x_i^\alpha + s_j - h_j$$

$$z_j^\alpha = \mathrm{sgn}(u_j^\alpha), \quad \alpha = 1, 2$$

によってパターン

$$\boldsymbol{z}^\alpha = (z_1^\alpha, \cdots, z_n^\alpha)$$

に変換される．ここでは，u_i^α は正規分布で近似できるものとし，さらに w_{ji} の平均値は 0 で，s_j の平均値と h_j の平均値とが等しい特殊な場合を考えよう．あとで見るように，一般の場合でも全く同様の手法で，分離度の変換法則を求めることができる．

$$\bar{w} = 0, \quad \bar{s} - \bar{h} = 0 \qquad (3.55)$$

の場合は式が特に簡単になる.

　出力信号 $\boldsymbol{z}^1$ と $\boldsymbol{z}^2$ の間の距離を d^1 と書くと，これは

$$d' = d(\boldsymbol{z}^1, \boldsymbol{z}^2) = \frac{1}{2n} \sum_{i=1}^{n} |z_i^1 - z_i^2|$$

である. いま,

$$d_i = \frac{1}{2} |z_i^1 - z_i^2|$$

とおこう. すると

$$d' = \frac{1}{n} \sum_{i=1}^{n} d_i$$

である.

$$d_i = \frac{1}{2} |\operatorname{sgn}(u_i^1) - \operatorname{sgn}(u_i^2)| \qquad (3.56)$$

であるが, u_i^1, u_i^2 はランダムに決まるパラメータ w_{ji}, s_i, h_i に依存しているから, d_i もランダムに分布することになる. しかも, どの d_i $(i = 1, \cdots, n)$ も同じ確率分布をもち, d_i と d_j とは異なるパラメータに依存しているため, 互いに独立である. したがって, n が十分大きければ, 大数の法則によって,

$$d' = E[d_i] \qquad (3.57)$$

と考えてよい.

　そこで d_i の期待値を求めよう. d_i は, (3.56) より, u_i^1 と u_i^2 の符号が違うとき, すなわち

$$u_i^1 u_i^2 < 0$$

のときに 1 となり, ほかは 0 である. したがって

$$d' = E[d_i] = \operatorname{Prob}\{u_i^1 u_i^2 < 0\} \qquad (3.58)$$

である. それゆえ, 出力パターン信号 $\boldsymbol{z}^1$ と $\boldsymbol{z}^2$ との距離

d' を求めるには，上式の確率を計算すればよい.

まず，u_i^1 と u_i^2 の確率分布を求めよう．これらは正規分布に従うから，平均値と分散とを求めればよい．$\bar{w} = 0, \bar{s} - \bar{h} = 0$ の場合は簡単で，

$$\bar{u}^\alpha = E[u_i^\alpha] = 0$$

$$\sigma^2 = V[u_i^\alpha] = \sigma_w^2 + \sigma_s^2 + \sigma_h^2$$

になる．u_i^1 と u_i^2 は同じパラメータ w_{ji} を用いて計算されるから，この二つは独立ではない．そこで，u_i^1 と u_i^2 の共分散

$$\sigma_{12}^2 = \mathrm{Cov}(u_i^1, u_i^2)$$

を計算しよう[1]．$\mathrm{Cov}(a, b)$ は a についても b についても線形だから

$$\sigma_{12}^2 = \mathrm{Cov}\left[\sum_j w_{ij} x_j^1 + s_i - h_i, \sum_k w_{ik} x_k^2 + s_i - h_i\right]$$

$$= \sum_{j,k} x_j^1 x_k^2 \mathrm{Cov}[w_{ij}, w_{ik}] + \mathrm{Cov}[s_i - h_i, s_i - h_i]$$

となる．ここで $\mathrm{Cov}[w_{ij}, s_i - h_i] = 0$ を用いている．$\mathrm{Cov}[s_i - h_i, s_i - h_i] = \sigma_s^2 + \sigma_h^2$ で，また

$$\mathrm{Cov}[w_{ij}, w_{ik}] = \begin{cases} 0 & j \neq k \\ \dfrac{1}{m}\sigma_w^2 & j = k \end{cases}$$

であるから，

---

1)　$\mathrm{Cov}(a, b)$ は a と b との共分散を表わし，$\bar{a}, \bar{b}$ をそれぞれ a, b の平均とすると，

$$\mathrm{Cov}(a, b) = E[(a - \bar{a})(b - \bar{b})],$$

とくに

$$\mathrm{Cov}(a, a) = V(a)$$

$$\sigma_{12}^2 = \frac{1}{m}(\sum_j x_j^1 x_j^2)\sigma_w^2 + \sigma_s^2 + \sigma_n^2$$

$$= r(\boldsymbol{x}^1, \boldsymbol{x}^2)\sigma_w^2 + \sigma_s^2 + \sigma_n^2 \qquad (3.59)$$

が得られる.

これで, (u_i^1, u_i^2) の二つの変数の組の確率分布がわかった. それは, 平均 0 で, 共分散行列が

$$V = \begin{bmatrix} \sigma^2 & \sigma_{12}^2 \\ \sigma_{12}^2 & \sigma^2 \end{bmatrix}$$

の 2 次元正規分布に従う. この確率密度関数を $p(u^1, u^2)$ とおけば[1],

$$d' = \int_{u^1 u^2 < 0} p(u^1, u^2) du^1 du^2 \qquad (3.60)$$

と書ける.

上式を具体的に計算するために, 変数 (u_i^1, u_i^2) を次の式で (u, v) に変換しよう.

$$u = \frac{1}{\sqrt{2}\sigma_+}(u_i^1 + u_i^2),$$

$$v = \frac{1}{\sqrt{2}\sigma_-}(u_i^1 - u_i^2).$$

ただし

---

1) $\boldsymbol{u} = (u^1, u^2)$ とすると, 確率密度関数は

$$p(\boldsymbol{u}) = \frac{1}{2\pi\sqrt{\det|V|}} \exp\left\{-\frac{1}{2}\boldsymbol{u}V^{-1}\boldsymbol{u}^t\right\}$$

と書ける. ^{t} は転置, $\det|V|$ は V の行列式である.

$$\sigma_+^2 = \sigma^2 + \sigma_{12}^2$$

$$\sigma_-^2 = \sigma^2 - \sigma_{12}^2$$

こうすると，(u, v) は平均 0，分散 1，共分散 0 の標準正規分布に従うことがわかる．すなわち，(u, v) の確率密度関数 $\bar{p}(u, v)$ は

$$\bar{p}(u, v) = \frac{1}{2\pi} \exp\left\{-\frac{u^2 + v^2}{2}\right\}$$

である．積分領域 $u_i^1 u_i^2 < 0$ は，この変換によって

$$(\sigma_+ u + \sigma_- v)(\sigma_+ u - \sigma_- v) < 0$$

に変わる．すなわち

$$|u| < \frac{\sigma_-}{\sigma_+}|v|$$

の範囲である．（3.59）より

$$\frac{\sigma_-}{\sigma_+} = \sqrt{\frac{(1-r)\sigma_w^2}{(1+r)\sigma_w^2 + 2\sigma_s^2 + 2\sigma_h^2}}$$

$$= \sqrt{\frac{Cd}{1 - Cd}}$$

と書き換えられる．ただし

$$C = \frac{\sigma_w^2}{\sigma_w^2 + \sigma_s^2 + \sigma_h^2} \tag{3.61}$$

である．そして

$$d' = \int_{|u| < \frac{\sigma_-}{\sigma_+}|v|} \frac{1}{2\pi} \exp\left\{-\frac{u^2 + v^2}{2}\right\} du\, dv \tag{3.62}$$

である．

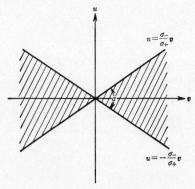

図 3.7 積分領域

　この積分範囲は図 3.7 の斜線の部分である．斜線の領域の角度を α とすると，$p(u,v)$ は回転対称であり，その全範囲での積分は 1 だから

$$d' = \frac{\alpha}{\pi}$$

と書ける．

$$\alpha = 2\tan^{-1}\frac{\sigma_-}{\sigma_+}$$

である．

$$\tan^{-1}\sqrt{\frac{x}{1-x}} = \sin^{-1}\sqrt{x}$$

を用いると，最終的に次の定理が得られる．

定理 3.7　1, −1 の二値をとる素子よりなるランダム結
合の層状変換回路は，(3.55) 式が満たされていると
きに，距離 d だけ離れている二つのパターン信号を，
距離

$$d' = \frac{2}{\pi} \sin^{-1} \sqrt{Cd} \qquad (3.63)$$

だけ離れている二つの信号に変換する．

3.4.3　パターンの分離

ランダム回路網による距離の変換法則 (3.63) を図
3.8 に示す．d' は d の連続関数であるから，x^1 と x^2 の
距離が 0 に近ければ，z^1 と z^2 との距離も 0 に近くなる．
つまり，相互に非常に似たパターンどうしは，変換後もま
た似ている．しかし，図からわかるように，グラフの立ち
上がりは急である．d が小さいときは

$$d' \approx \frac{2}{\pi} \sqrt{Cd}$$

と書ける．したがって，d' の立ち上がりはきわめて急で，
d が 0 からほんの少し大きくなっても，d' はかなり大きく
なる．ランダム回路は，互いによく似たパターン間の距
離を変換によって急激に拡大する効果がある．すなわち，
互いに判別のつきにくい二つのパターンはランダム回路で
変換を受けることによって分離の度合が急激によくなる．

いま，(3.63) の曲線と直線 $d' = d$ とを考え，図 3.8 に
示すように両曲線の交点，すなわち

$$d = \frac{2}{\pi} \sin^{-1} \sqrt{Cd} \qquad (3.64)$$

の解を 0 と $\hat{d}$ とする. 距離が $\hat{d}$ より小さいときは, $d' > d$ でランダム回路はパターン間の距離を拡大するが, はじめの距離が $\hat{d}$ より大きい場合には, 変換後の距離は逆に前より小さくなる. このようにして, ランダム回路は, 出力となるパターン間の距離をすべて $\hat{d}$ に近づけようとする作用がある.

多数の入力パターンがこのようなランダム回路によって何回もの変換を受ける場合には, 最終の出力パターンの間では, どの二つを取ってもパターン間の距離はほぼ $\hat{d}$ に等しいように整形されるであろう. すなわち, 相互の距離がばらばらの多数の入力パターンがあるとき, これらをランダム結合回路網に何回も通すと, 相互の距離がほぼ $\hat{d}$ にまとまり, パターン空間で等距離に配置された扱いやすいパターンが得られる. これは, 情報の前処理として有効な変換である.

距離 $\hat{d}$ はパラメータ C の関数として定まる. C が小さいときは

$$\hat{d} \fallingdotseq \frac{4}{\pi^2} C \qquad (3.65)$$

と書ける. したがって, パターン分離の効果は

$$C = \frac{\sigma_w^2}{\sigma_w^2 + \sigma_s^2 + \sigma_h^2}$$

の大きいときほどよい. すなわち分散 σ_w^2 が $\sigma_s^2 + \sigma_h^2$ に比

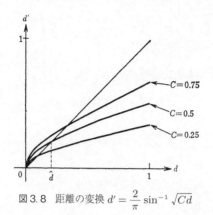

図 3.8 距離の変換 $d' = \dfrac{2}{\pi} \sin^{-1} \sqrt{Cd}$

して大きいほど,分離の効果が大きい.

　いままでは,$\bar{w}=0, \bar{s}=\bar{h}$ の成立する $1, -1$ 信号値の場合のみを考えてきた.しかし,上記の考察は,$\bar{w}, \bar{s}, \bar{h}$ が一般の値をとる $0, 1$ モデルの場合にも,ほとんどそのまま成立する.一般の場合も,全く類似の解析方法で,パターン間の距離の変換法則が得られるので,ここでは結果だけを記すに止めよう.

　定理 3.8　$1, 0$ の二値をとるモデルでは,x^1 の活動度と x^2 の活動度がともに X に等しい距離 d だけ離れた二つのパターンは,ランダム回路による変換によって距離が

$$d' = \sqrt{\frac{2}{\pi}} \int_0^\infty e^{-v^2/2} \left\{ \Phi\left(\frac{\sigma_- v - \bar{u}}{\sigma_+}\right) - \Phi\left(\frac{\sigma_- v - \bar{u}}{\sigma_+}\right) \right\} dv$$

$$(3.66)$$

だけ離れた二つのパターンになる. ここに

$$\sigma_+^2 = \frac{\sigma_w^2}{4} [4X - d(\boldsymbol{x}^1, \boldsymbol{x}^2)]$$

$$\sigma_-^2 = \frac{\sigma_w^2}{4} d(\boldsymbol{x}^1, \boldsymbol{x}^2)$$

$$\bar{u} = \bar{w}X + \bar{s} - \bar{h}$$

で, Φ は誤差積分関数である.

d が小さいときは, やはり d' は $\sqrt{d}$ に比例することが確かめられる. なお, 0, 1 モデルの場合の距離の定義は

$$d(\boldsymbol{x}^1, \boldsymbol{x}^2) = \frac{1}{m} \sum |x_i^1 - x_i^2| \qquad (3.67)$$

である.

3.5 文献と補遺

本章では, 数学的に厳密な議論は行なわず, 多くの近似を用いて結果を出した. 一般の確率分布の場合の数学的な議論を第5章で行なう.

ランダム結合の回路は, 古くから研究されているが, その多くは次章以降で述べる相互結合のある回路網である. ランダム結合の変換回路網については, Rosenblueth

ら（1949），Rall（1955A）がある．Rosenblueth らはポアソン分布的な考えであるのに対し，Rall は正規分布近似を用いている．また，Rall（1955B）は猫の脊椎の神経集団で実験を行ない，これが正規分布近似で得られた理論曲線とよく一致する入出力関係をもつことを確かめている．

　ランダムな変換回路網によるパターンの変換は，脳の中でも多く行なわれていると考えられる．Albus（1971）や Marr（1969）は小脳パーセプトロン説（後述）を提唱した．その中で，小脳皮質の苔状神経線維と顆粒細胞の神経層との結合がランダムであることに着目し，ここでの情報変換を，信号パターン間の分離度を高めるためのものと考えている．ここで述べたパターン信号間の距離の変換法則は Amari（1974B）の手法に基づいている．これは，ランダム回路網によって分離度がどう変わるかを理論的に明らかにしたものである．なお，小脳の苔状線維-顆粒細胞では，一つの細胞の受け取る平均入力数は 4.2 といわれているから，これを正規分布で近似しても，一応さしつかえないであろう．

4. 神経集団の巨視的力学

　巨視化した情報は，脳の中で個々の神経ではなく，神経集団に担われている．集団内部で，また集団相互間で，多数の神経が相互に結合して巨視的情報を処理する力学系を構成する．巨視的情報を考えている限り，結合はランダムな要素を含んでいてよい．本章では，ランダムな相互結合の神経回路網における巨視的情報の力学，すなわち統計神経力学を考える．まずはじめに巨視的状態方程式を導く．方程式は回路網の微細な構造にはよらず大まかな構造を示す巨視的パラメータに依存する．これにより，力学系の性質がパラメータにどう依存するかがわかる．とくに力学系の性質が質的に変化するのは，パラメータの値がどのように変わるときであるかを明らかにすることが重要である．これは，力学系のカタストロフィ構造を示すことである．さらに，ランダム結合の神経回路網を結合して出来る系の特性について論じ，神経回路網における活動度の振動現象を調べる．巨視的状態方程式を導くに当たって，実は種々の数学的問題が生ずるが，それは次章の統計神経力学の数学的基礎にゆずり，ここでは深く論じない．

4.1 巨視的状態方程式

　n 個の神経素子を相互に結合した神経集団を考えよう.
これは, 図4.1に示すように, 変換回路網において, 出
力を入力側にフィードバックしてつないだものである. い
ま, 時間 t の各素子の出力を $x_1(t), \cdots, x_n(t)$ とし[1], これ
をまとめてベクトル
$$\boldsymbol{x}(t) = [x_1(t), \cdots, x_n(t)]$$
で表わす. 回路網内部での第 j 番目の素子から第 i 番目
の素子への結合の荷重 w_{ij} $(i, j = 1, 2, \cdots, n)$ を, 行列
$W = (w_{ij})$ で表わす. また, 第 i 番目の素子のしきい値
h_i, 回路網の外部からこの素子に直接入る刺激の総和 s_i
を, それぞれ, ベクトル $\boldsymbol{h} = (h_i), \boldsymbol{s} = (s_i)$ で表わそう.
離散時間で考えた回路網の動作 (2.18) は, ベクトル-行
列記法では
$$\boldsymbol{x}(t+1) = f[W\boldsymbol{x}(t) - \boldsymbol{s} - \boldsymbol{h}] \tag{4.1}$$
と表わされる. $W\boldsymbol{x}$ は行列 W とベクトル $\boldsymbol{x}$ の積で,
$f(\boldsymbol{u})$ はベクトル $\boldsymbol{u}$ の各成分ごとに f をほどこしたもの,
すなわち $f(u_i)$ を成分とするベクトルの意味である. $\boldsymbol{x}(t)$
が回路網の時間 t における状態, (4.1) 式が状態方程式
である. 回路網の状態は, この方程式に従って遷移してい
く.

---

1)　本章では, 出力を z でなく x で表わした.

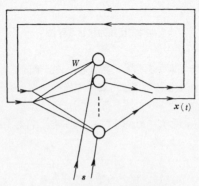

図 4.1　相互結合の神経回路網

$\boldsymbol{x}(t) = [x_1(t), \cdots, x_n(t)]$ は，回路網の個々の素子の出
力をすべて指定する**微視的状態**である．$\boldsymbol{x}(t)$ が担っている
巨視的な情報を考え，それが回路網の（微視的）状態遷移
(4.1) に伴ってどう変換されるかを考えるのが，巨視的
力学である．このため，w_{ij}, s_i, h_i がすべて互いに独立に
ランダムに決定される回路網を考える．まず，最も単純な
回路網として，集団内の神経細胞がすべて同一の確率構造
をもち，平等の資格で巨視的情報を担っている場合を考
えてみる．この場合，w_{ij} はすべて同一の分布に従う．ま
た，s_i, h_i も，それぞれ i によらない確率分布をもつ．こ
れは，巨視的情報を保持する最も簡単な神経回路網であ
る．このような回路網を，以後簡単のため**単純ランダム回
路**と呼ぼう．

　種類の異なったいろいろな神経細胞からなる神経集団の

場合には，神経細胞は各種類ごとに異なった確率構造をもつだろう．このような集団は，同一の種類ごとに分解してみると，いくつかの単純ランダム回路を相互に結合して出来るシステムと考えることができる．このようなシステムの巨視的情報の力学も，単純ランダム回路の力学に基づいて論じていくことができる（第4節）．

　単純ランダム回路では，微視的状態 x の保持する巨視的情報は，$x_1, \cdots, x_n$ の対称関数である．とくに，離散情報の場合は，回路全体にわたっての興奮の度合を示す活動度

$$X = \frac{1}{n} \sum x_i$$

のみが，巨視的情報となる．したがって，時間 t の活動度を $X(t)$ とし，これを回路の**巨視的状態**と呼ぶ．さらに，$X(t+1)$ を $X(t)$ の関数として表わす方程式，すなわち巨視的状態の遷移を表わす方程式を，**巨視的状態方程式**と呼ぶ．

　相互結合の回路網では，巨視的状態量 $X(t)$ が入力にフィードバックされ，次の状態 $X(t+1)$ を決める入力となるから，前章で求めた巨視的情報の入出力関係を用いて，状態方程式を書き下すことができる[1]．本章では，正規分布近似を用いて巨視的状態方程式を求め，その性質を具体

1）　巨視的状態方程式が成立することを厳密に証明するには，相関の断ち切りに関する複雑な問題を解決しなければならない．これは，次章の主題である．

的に調べる.

微視的状態方程式は回路の構造を細かに指定する $n^2 +$ $2n$ 個のパラメータ w_{ij} と s_j, h_j とに依存していた. 巨視的状態の遷移法則は, これらの微視的な構造定数には直接関係なく, それらの大まかな統計的な性質を示す定数, すなわち回路の巨視的なパラメータにのみ依存する. ランダム結合の回路では, 確率分布が一度指定されると, その確率に従って作られた回路網はどれも, ほぼ同じ巨視的方程式をもつことが期待される. すなわち, 遺伝情報によって結合の確率が指定されていれば, その確率に従って作られた回路は, どれも同じ巨視的状態遷移法則をもつであろう. そして, 素子が何個かこわれたり, 結合が何箇所かで失敗したところで, それは統計的なゆらぎの中に吸収されてしまい, 回路網の巨視的な動作には変化が及ばない. つまり, 巨視的動作は構造的にきわめて安定なものになる.

4.1.1 離散情報の場合

離散情報の単純ランダム変換回路網では, 出力の活動度 Z は, 入力の活動度 X の関数として

$$Z = F(X)$$

で与えられた. したがって, 相互結合のある単純ランダム回路の巨視的状態方程式は, この F を用いて

$$X(t+1) = F[X(t)] \qquad (4.2)$$

で与えられる. 巨視的状態の遷移関数 F は, x_i が $0, 1$ の二値をとる場合は,

$$F(X) = \Phi\left(\frac{\bar{w}X + \bar{s} - \bar{h}}{\sqrt{\sigma_w^2 X + \sigma_s^2 + \sigma_h^2}}\right) \qquad (4.3)$$

であった. ここに, Φ は (3.28) の誤差積分関数で, $\bar{w}$, $\bar{s}, \bar{h}$ は w_i, s_i, h_i の平均値, $\sigma_w^2, \sigma_s^2, \sigma_h^2$ は分散である ($\bar{s}$ は時間 t に依存してもかまわない). これで見ると, 巨視的状態方程式は $\bar{w}, \bar{s} - \bar{h}, \sigma_w^2, \sigma_s^2 + \sigma_h^2$ の四つの巨視的パラメータで決まる.

モデルを少し複雑にして, 各神経素子は r 単位時間の絶対不応期をもつとしよう. すなわち, 一度興奮した素子は, 引き続く r 単位時間の間は, どのように強い入力を受けようと興奮することができない. 時間 t の回路の活動度を $X(t)$ とすれば, $nX(t)$ 個の素子がこの時間に興奮している. 同様に, $nX(t-1), nX(t-2), \cdots, nX(t-r+1)$ は, それぞれ時間 $t-1, t-2, \cdots, t-r+1$ に興奮した素子の数を示している. 絶対不応期が r であるから, 一つの素子が時刻 $t-r+1$ から t までの間に二度興奮することはない. したがって, これらの和

$$n\sum_{i=0}^{r-1} X(t-i)$$

は, 過去 r 単位時間のうちに興奮した素子の総数, すなわち現在不応期に入っている素子の総数を表わしている. ところで, $X(t)$ の強さの活動度が入力側に入った場合に, 回路の一つの素子が興奮する確率は $P_X = F[X(t)]$ であった. 今度の場合は, n 個の素子のうちの $n[1 - \sum X(t-i)]$ 個だけが興奮可能であり, これらが

それぞれ確率 $F[X(t)]$ で興奮することになる. したがって, 時刻 $t+1$ に興奮する素子の割合, すなわち活動度 $X(t+1)$ は

$$X(t+1) = F[X(t)]\left[1 - \sum_{i=0}^{r-1} X(t-i)\right] \qquad (4.4)$$

で与えられる. これが求める巨視的状態方程式で, r 階の差分方程式である. とくに, $r=1$ の場合は,

$$X(t+1) = (1-X(t))F[X(t)]$$

という一階の差分方程式になる.

今度は逆に, 最も簡単な 1, -1 表現のモデルを採用してみよう. このときは, 活動度 $\tilde{X}$ は 1 と -1 の間の値をとり, (3.34) より

$$\tilde{X}(t+1) = \tilde{F}[\tilde{X}(t)] \qquad (4.5)$$

$$\tilde{F}(\tilde{X}) = 2\Phi(W\tilde{X}+S)-1 \qquad (4.6)$$

が得られる. すなわち, 状態方程式は二つの巨視的パラメータ W, S

$$W = \frac{\bar{w}}{\sigma}, \quad S = \frac{\bar{s}-\bar{h}}{\sigma}, \qquad (4.7)$$

$$\sigma^2 = \sigma_w^2 + \sigma_s^2 + \sigma_h^2$$

によって定まる. W を回路網の結合強度, S を刺激レベルと呼ぶ.

4.1.2 連続情報の場合

パルス頻度の入出力信号をもつ連続情報モデルを用いた場合には, 活動度だけを巨視的情報と考えたのでは入出力

関係がうまく作れなかった.

$$X(t) = \frac{1}{n} \sum_{i=1}^{n} x_i(t)$$

$$\overset{(2)}{X}(t) = \frac{1}{n} \sum_{i=1}^{n} x_i^2(t)$$

の二つの量を巨視的情報と見ると, 正規分布近似の成立する場合には, 前と同様のやり方で巨視的状態方程式を導くことができる. すなわち, 前章で求めた $F, \overset{(2)}{F}$ を用いて

$$X(t+1) = F[X(t), \overset{(2)}{X}(t)] \tag{4.8}$$

$$\overset{(2)}{X}(t+1) = \overset{(2)}{F}[X(t), \overset{(2)}{X}(t)] \tag{4.9}$$

が巨視的状態方程式である. 巨視的状態は二つの量 $X(t)$, $\overset{(2)}{X}(t)$ の組である.

しかし, 前章で見たように, 多くの場合 $\overset{(2)}{X}(t)$ の項の影響は小さい. このときは, 活動度だけに着目して, 適当な F を用いて

$$X(t+1) = F[X(t)]$$

の形の巨視的状態方程式を用いることができる.

連続時間-連続情報モデルを用いた場合も同様の方法で巨視的状態方程式が導ける. 各素子についての $u_j(t)$ の平均を $U(t)$ として, 第3章のときと同じく

$$\tau \frac{dU(t)}{dt} = -U(t) + \bar{w}X(t) + \bar{s} - \bar{h} \tag{4.10}$$

$$X(t) = F(U(t), \sigma(t))$$

の形の方程式が得られる.

$$\sigma(t) = \sigma_w^2 \overset{(2)}{X} + \sigma_s^2 + \sigma_h^2$$

の $\overset{(2)}{X}$ への依存性を無視すると,

$$X(t) = F[U(t)] \qquad (4.11)$$

と書いてよい.(4.10)と(4.11)を連立させたものが巨視的状態方程式である.

4.2　力学系の定性的性質

4.2.1　力学系の性質

　神経集団の巨視的な動作は,巨視的状態方程式によって記述された.一般に,時間 t における状態がベクトル

$$\boldsymbol{X}(t) = [X_1(t), X_2(t), \cdots, X_k(t)] \qquad (4.12)$$

で指定され,次の時間での状態が k 個の関数 $F_1, \cdots, F_k$ を用いて

$$X_i(t+1) = F_i[X_1(t), \cdots, X_k(t)], \quad i = 1, \cdots, k \qquad (4.13)$$

またはベクトル記法を用いて

$$\boldsymbol{X}(t+1) = \boldsymbol{F}[\boldsymbol{X}(t)] \qquad (4.14)$$

で定まるような系を,**離散時間の力学系**と呼ぶ.

　前節で論じた離散情報モデルの単純ランダム回路は,活動度 $X(t)$ を状態とする一変数 ($k=1$) の力学系である.また,連続情報モデルを採用すれば,$X(t)$ と $\overset{(2)}{X}(t)$ をまとめた

$$\boldsymbol{X}(t) = [X(t), \overset{(2)}{X}(t)]$$

が状態となる．したがって，(4.8), (4.9) は二変数 ($k=$
2) の力学系である．さらに，絶対不応期のあるモデルで
は，

$$\boldsymbol{X}(t) = [X(t), X(t-1), \cdots, X(t-r+1)] \quad (4.15)$$

とおくと，巨視的状態方程式 (4.4) は，$\boldsymbol{X}(t+1)$ を
$\boldsymbol{X}(t)$ の関数として求める形に書き直すことができる．
すなわち，これは r 変数の力学系とみなせる．

　連続時間の場合には，状態 $\boldsymbol{U}(t)$ に対して，その時間変
化の割合 $d\boldsymbol{U}(t)/dt$ が現在の状態の関数で与えられる．す
なわち

$$\frac{d\boldsymbol{U}(t)}{dt} = \boldsymbol{F}[\boldsymbol{U}(t)] \quad (4.16)$$

が力学系の方程式となる．単純ランダム回路の場合，$\overset{(2)}{X}$
の項が無視できれば，巨視的状態方程式 (4.10) は $U(t)$
を状態とする一変数の連続時間の力学系になっている．よ
り複雑な神経回路網の動作も，このような多変数の力学系
で記述される．ここで，力学系の性質を概括しておこう．
まず，離散時間の力学系について述べる．

　方程式

$$\boldsymbol{X}_0 = \boldsymbol{F}(\boldsymbol{X}_0) \quad (4.17)$$

を満たす状態 $\boldsymbol{X}_0$ を平衡状態という．系は，一度平衡状態
に入ると，いつまでもその状態に留まる．

　平衡状態には，安定なものと不安定なものとがある．

平衡状態 $\boldsymbol{X}_0$ から少しずれたところにいる状態が，時間
がたつにつれていつでも $\boldsymbol{X}_0$ に限りなく近づいてくると
しよう．このとき，$\boldsymbol{X}_0$ を**安定平衡状態**という．逆に，$\boldsymbol{X}_0$
からほんの少しずれたところから出発した状態が，$\boldsymbol{X}_0$ か
ら遠ざかってしまうことが起こるならば，$\boldsymbol{X}_0$ を**不安定平
衡状態**という[1]．

　平衡状態 $\boldsymbol{X}_0$ が安定であるための条件を求めよう．い
ま，$\boldsymbol{\varepsilon}$ を微小なベクトルとして，状態が $\boldsymbol{X}_0$ から $\boldsymbol{\varepsilon}$ だけず
れた $\boldsymbol{X}_0+\boldsymbol{\varepsilon}$ にあったとしよう．次の時間には，状態は

$$\boldsymbol{F}(\boldsymbol{X}_0+\boldsymbol{\varepsilon}) \doteqdot \boldsymbol{F}(\boldsymbol{X}_0)+\frac{\partial \boldsymbol{F}}{\partial \boldsymbol{X}}\boldsymbol{\varepsilon} = \boldsymbol{X}_0+\mathrm{A}\boldsymbol{\varepsilon}$$

に移る．ただし

$$\mathrm{A} = \frac{\partial \boldsymbol{F}}{\partial \boldsymbol{X}} = \left(\frac{\partial F_i(\boldsymbol{X}_0)}{\partial X_j}\right) \tag{4.18}$$

は $\partial F_i/\partial X_j$ を要素とする $n \times n$ 行列である．したがっ
て，次の時間には，状態は $\boldsymbol{X}_0$ から

$$\boldsymbol{\varepsilon}' = \mathrm{A}\boldsymbol{\varepsilon}$$

だけずれたところにくる．

　さらに次の時間には，この過程が繰り返されて，ずれは
$\mathrm{A}^2\boldsymbol{\varepsilon}$ になり，その次は $\mathrm{A}^3\boldsymbol{\varepsilon}$ になる．したがって，行列 A
の固有値の絶対値がすべて 1 より小さければ，このずれ

---

1)　ε 近傍の概念を用いて，安定性および不安定性を厳密に定義す
ることは容易である．なお，$\boldsymbol{X}_0$ のごく近くの状態が，$\boldsymbol{X}_0$ に無限に
近づきはしないが逆に離れてもいかない場合をも安定に含め，通常
は上記の $\boldsymbol{X}_0$ に近づく場合を**漸近安定**という．

はいくらでも小さくなるから，X_0 は安定平衡点である．
逆に，A の固有値の中で，一つでもその絶対値が 1 より
大きいものがあれば，この固有値の固有ベクトル方向から
出発したずれはどんどん大きくなる．すなわち X_0 は不
安定である．平衡状態 X_0 が安定か不安定かは，この点
における行列 $\partial F/\partial X$ の固有値を調べればわかる．

とくに，一変数の力学系の場合は，

$$|F'(X_0)| < 1 \qquad (4.19)$$

ならば安定．$|F'(X_0)|$ が 1 より大きければ不安定である．
ここに F' は F の微分を表わす．

　力学系の状態は，時間がたつにつれて，安定平衡状態の
どれか一つに落ち込むかもしれないし，無限大に発散する
かもしれない．また，平衡状態に落ち込みもせず発散もせ
ず，どこかをまわり続けるかもしれない．状態方程式がま
わり続ける解を許すとき，この力学系は振動状態を許すと
いう．とくに

$$X_{i+1} = F(X_i), \quad i = 1, 2, \cdots, p$$

$$X_{p+1} = X_1$$

が成立するとき，$X_1, X_2, \cdots, X_p$ を周期 p の **状態周期列**
と呼び，方程式は周期解をもつという．

　特定の平衡状態や状態周期列を調べるのではなく，力学
系の全体的な特徴に注目してみよう．安定平衡状態がただ
一つあって，どの初期状態から出発しようと，時間がたつ
につれて系がこの平衡状態に落ち込むとき，この力学系を

単安定であるという．これに対して，安定平衡状態が二つ
あって，どの初期状態から出発しようとも[1]，時間がたつ
につれて系がどちらかの安定平衡状態へ落ち込むとき，こ
の力学系は**双安定**であるという．もちろん，どちらの安定
平衡状態に落ち込むかは，出発点の初期状態に依存して決
まる．同様にして，三安定，四安定などの力学系が定義で
きる．双安定以上の力学系をまとめて**多安定**という．

　安定平衡状態が一つもなくて，どの初期状態から出発し
ても，状態は発散も収束もせず，変動を繰り返す場合，こ
の力学系を**振動系**という．

　力学系としては，このほかに，時間がたつと状態が発散
してしまうものや，いくつかの周期解と安定平衡状態が共
存するものなど，多数がある．このように，安定平衡状態
の数，発散解の有無，振動解の有無などを調べると，力学
系の大まかな動作がおさえられる．特定の初期状態から出
発した解の様子を定量的に精密に調べるのではなく，この
ように，力学系の可能な動作の全貌をしっかりとおさえる
ことにより力学系の様子を把握する理論を定性的な理論と
呼んでいる．力学系の定性的な性質を知ることは，定量的
な解を知るよりも重要なことが多い．なぜならば，力学系
の方程式を定める関数 $F(X)$ は一定不変とは限らず，微
小な変動にさらされているだろう．さらには我々の知りた
い力学系の F の形は正確にはわからず，我々が単に扱い

---

1)　不安定平衡状態から出発するときを除く．

やすい形にこれを近似している場合が多い．神経回路網の
状態方程式も正にこのような場合で，神経素子のモデルの
選び方によって F の形が変わってしまう．このようなと
きには，個々の定量解ではなくて，全体としての回路の動
作（単安定，双安定，振動など）に興味がある．そして，
この定性的な性質は F の少々の変動では変わらず，また
どの素子モデルを選ぼうと（それが当を得たものである限
り）共通に成立することが期待される．神経集団の力学の
本質は，このような定性的性質で示される．

一変数の離散時間の力学系
$$X_{t+1} = F(X_t) \qquad (4.20)$$
はとくに簡単である．この場合は，関数 $F(X)$ のグラフ
を描くことによって，系の動作の全貌が理解できる．ま
ず，図4.2に示すように，$Y = F(X)$ のグラフと $Y = X$
のグラフとを同時に描いてみよう．この二つのグラフの交
点の X-座標は $X = F(X)$ を満足する．すなわち平衡状
態である．

X_0 を平衡点としよう．$F(X)$ のグラフが図4.2の点
X_0 のように，$Y = X$ のグラフを左下から右上によぎる
ときは，$F'(X_0) > 1$ となり，X_0 は不安定平衡点である．
また，図4.2の点 X_0', X_0'' のように，左上から右下によ
ぎれば安定である．しかし，このよぎり方が急すぎて，図
4.3に示すように，$F'(X_0) < -1$ になっていれば不安定
である．

図4.4に示すように，三つの平衡点のある場合を考え

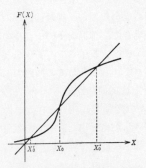

図4.2 一変数力学系の平衡点

X_0 は不安定平衡点, X_0', X_0'' は安定平衡点である.

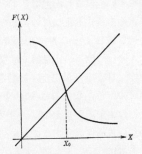

図4.3 不安定の平衡状態の例

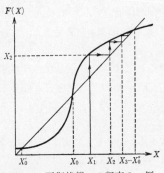

図4.4 平衡状態への収束の一例

よう. 平衡点のうちで真中の X_0 は不安定, X_0' と X_0'' は
安定である. いま, 初期値 X_1 が X_0 と X_0'' との間にあ
る場合を考えよう. 次の時間には, X_1 は $X_2 = F(X_1)$
に変わる. X_2 の大きさは図で X_1 から真上に垂線を上
げ, それが $Y = F(X)$ のグラフと交わった点の高さであ
る. この点から真横に線を引いて, それが $Y = X$ と交わ
る点を求めれば, この点の X-座標は, したがって, X_2
に等しい. 次に X_3 を求めるには, ここからまた垂線を
上げ, $Y = F(X)$ との交点から横に線を引き $Y = X$ と
の交点を求めればよい. これを繰り返していけば, 解
$X_1, X_2, X_3, \cdots$ が順次求まる.

　この図から, X_0 より大きい値から出発した解はいずれ
も X_0'' に近づいていくことがわかる. また, X_0 より小さ
いところから出発した解は X_0' へ近づいていく. したがっ
て, この図のような場合, 不安定平衡点 X_0 が分水嶺の役
割を果たし, ここを境にして, 解は左右両側の安定平衡点
に近づいていく.

　安定平衡点へは, いつも単調に近づくとは限らない.
$F'(X_0) < 0$ の場合は, 図4.5に示すように, X_0 のまわ
りを左右に振動しながら近づくことになる. また,
$F'(X_0) < -1$ になってしまえば, X_0 は不安定になる.
この場合, X_0 のまわりに振動解が存在することがある.
図4.6に, 周期3の周期解を示した.

　連続時間の力学系に対しても, 同様の議論ができる.
(4.16) 式の力学系に対して,

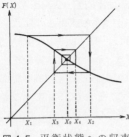

図4.5 平衡状態への収束
の一例

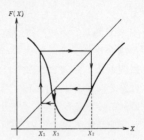

図4.6 周期3の振動解
不安定平衡点のまわりに,
X_1, X_2, X_3 の周期3の周期
振動解が存在する.

$$F(U_0) = 0$$

を満足する状態 U_0 は平衡状態である. U_0 にいる状態は
変化しない. 平衡状態には安定なものと不安定なものとが
ある. いま, 状態が U_0 から ε だけずれているとしよう.

$$U(t) = U_0 + \varepsilon(t)$$

とおく. ε は微小であるとすると,

$$F(U_0 + \varepsilon) \fallingdotseq \frac{\partial F}{\partial U} \varepsilon$$

であるから時間がたつにつれて, ずれ $\varepsilon(t)$ は

$$\frac{d\varepsilon(t)}{dt} = \frac{\partial F}{\partial U} \varepsilon = A\varepsilon \qquad (4.21)$$

に従って変化する. よく知られているように, 行列

$$A = \frac{\partial \boldsymbol{F}(\boldsymbol{U}_0)}{\partial \boldsymbol{U}}$$

の固有値の実部がすべて負であるときは，ずれ $\boldsymbol{\varepsilon}(t)$ は 0 に収束していく．平衡状態 $\boldsymbol{U}_0$ は，このとき安定である．また，固有値のうちで実部が正のものが一つでもあれば，平衡状態 $\boldsymbol{U}_0$ は不安定になる．

　方程式（4.16）の解で

$$\boldsymbol{U}(t+T) = \boldsymbol{U}(t)$$

を満たすものがあれば，これを周期 T の**周期解**という．この解を状態の空間の中に描くと閉じた軌道をなす．閉じた軌道があって，この軌道のすぐそばから出発した解はすべてこの軌道に近づいていくとき，この軌道（もしくは対応する周期解）は安定であるという．逆に，軌道のいくらでも近いところから出発して軌道から離れていってしまう解が一つでもあるときは，この軌道を不安定という．

　力学系の単安定，双安定，三安定，多安定，振動，発散などは，離散時間の場合と同様に定義できる．これらは力学系の動作を定性的に特徴づける．

4.2.2　力学系の構造変化とカタストロフィ

　一つの力学系について，平衡点，周期解，それらの安定性，発散解の様子など，定性的な性質を調べておけば，その動作の全貌をよく理解できる．力学系を定める関数 $\boldsymbol{F}$ がほんの少し変わった場合に，解の定量的な数値はそれに応じて少し変化するだろう．しかし，力学系の動作の全

貌，すなわちこういった定性的な性質には変化が及ばないことが期待される．事実，ほとんどすべての力学系では，**F** の変化が微小であれば，定性的な性質は変化しない．このような力学系は**構造安定**であるという．

一方，一つの力学系から出発して，その構造を決める関数 **F** を少しずつ変えていけば，ついにはその定性的な性質が変化してしまうことがある．このとき，平衡点や周期解の発生・消滅・合併など，いろいろな質的な変化が起こる．質的な変化が起こる，ちょうどそのときの力学系を考えてみよう．このときは，**F** をほんの少し変えただけで，その変え方に応じて，全く異なった定性的性質をもつ力学系が現われるはずである．このような力学系は，構造安定ではない．これを**構造不安定な力学系**と呼ぶ．

構造不安定な力学系を，一例を挙げて説明してみよう．連続時間で考えて，**X** $= (X_1, X_2)$ で

$$\frac{dX_1}{dt} = -X_2 + \varepsilon X_1 = F_1(X_1, X_2)$$

$$\frac{dX_2}{dt} = X_1 + \varepsilon X_2 = F_2(X_1, X_2)$$

に従う力学系を考える．ここに ε は定数である．これは線形の微分方程式であるから，解を簡単に求めることができる．しかし，ここでは，"定性的"に考えてみよう．

X_1-X_2 平面の各点にベクトル **F**(**X**) を描いてみよう．これは，点 **X** における状態の変化速度 $d\boldsymbol{X}/dt$ を表わすから，このベクトルをつないでいけば解曲線が得られる．図 4.7 に，それぞれ，ε が正のとき，0 のとき，負のとき

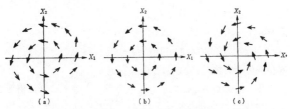

図4.7 力学系の構造変化

(a) $\varepsilon > 0$ のときは, 原点は不安定平衡点で, すべて
　　の解は渦巻状に振動しながら ∞ に発散する.

(b) $\varepsilon = 0$ のときは, すべての解は原点のまわりの円
　　であり, 解全体は同心円をなす.

(c) $\varepsilon < 0$ のときは, 原点は安定平衡点になり, すべ
　　ての解は渦巻状に振動しながら原点に収束する.

の図を示した. これより, ε が正のときは解がいつも ∞
に発散する発散系, ε が 0 のときはすべての解が周期解に
なる振動系, ε が負のときはいつも原点の安定平衡状態に
近づいていく単安定系であることがわかる.

　事実, この系の平衡状態はいつも一つで,

$$X = 0$$

である. 平衡状態の安定性を調べるために, 行列

$$A = \frac{\partial F}{\partial X} = \left(\frac{\partial F_i}{\partial X_j} \right)$$

を計算すると,

$$A = \begin{bmatrix} \varepsilon & -1 \\ 1 & \varepsilon \end{bmatrix}$$

となる．この行列の固有値は

$$\lambda = \varepsilon \pm i$$

（i は虚数単位）である．したがって，$\varepsilon > 0$ のときは，平衡状態は不安定，$\varepsilon < 0$ のときは安定である．

いま，$\varepsilon > 0$ の発散する力学系を考えよう．これは構造安定である（なぜなら ε をほんの少し[1] 動かしても，力学系は発散系でその定性的振舞いは変化しない）．ところが，ε をだんだん小さくしていって，ついに ε が負になると，力学系は単安定系になる．すなわち，今まで不安定平衡点であった原点が安定平衡点に変わり，それとともに力学系の定性的な性質が一変する．$\varepsilon < 0$ の力学系もまた構造安定である．

正負の ε の構造安定な力学系の中間に，$\varepsilon = 0$ の力学系が存在する．$\varepsilon = 0$ の力学系は，たとえどんなに少しでも ε を変えると ε が正か負になり，力学系の定性的な性質がガラリと変わってしまう．すなわち，構造不安定な力学系である．一般に，ある構造安定な力学系から出発してその F を変えていくと，ついには定性的な性質が変わることがある．ちょうどこの変わり目のところに構造不安定な力学系が現われる．

神経回路網の力学系をはじめ，多くの力学系において，関数 F がいくつかのパラメータを含み，このパラメータの値を自由に制御できる場合がある．神経回路網の場合な

1）　たとえば $\varepsilon/2$ より小さい範囲で自由に．

らば，外部から回路に与えられる刺激量 $\bar{s}$ などがこのパラメータの例である．パラメータの値がある程度以上に変わると，力学系の定性的性質が突然変わることがある．多くの興味ある現象が，この力学系の性質の変化に起因している．神経回路網においても，この変化を利用した情報処理を考えることができる．

　力学系の定性的性質の変化の様相を調べるには，したがって，構造不安定な力学系から出発するのがよい．構造不安定な力学系 F においては，F をほんの少し変えただけで，その変え方に応じて何種類かの新しいタイプの力学系が現われる．F の変え方のうちで独立なものが何種類あるか，それを変えたときにどんなタイプの力学系が現われるか，この様子を調べるのが Thom の提唱した**カタストロフィ**である．

　構造不安定な力学系 F に対して，関数 F の変え方としてはいろいろなものが考えられる．そこで，微小な変え方に限り，しかも力学系の定性的な性質を変えない変動は考えないことにする．すると，F の独立な変え方として $G_1(X), G_2(X), \cdots, G_r(X)$ の r 種類の関数を選んでおき，$\varepsilon_1, \varepsilon_2, \cdots, \varepsilon_r$ を微小量として，$F(X)$ を

$$F(X) \longrightarrow F(X) + \sum_{i=1}^{r} \varepsilon_i G_i(X)$$

に変えてみよう．F の変え方としてはこれで十分で，これ以外の変え方をしても同じ型の変化しか起こらないことがある．このとき，力学系 F は**補次元**（codimension）r

であるといい，力学系の"変え方"は，$\varepsilon_1, \varepsilon_2, \cdots, \varepsilon_r$ を座標とする r 次元空間の一点で表わされる．補次元とは，$\boldsymbol{F}$ の独立な意味のある変え方のことである．$\boldsymbol{F}$ をパラメータを含む形

$$\boldsymbol{F}(\boldsymbol{X}; \varepsilon_1, \varepsilon_2, \cdots, \varepsilon_r)$$

で表わしたとき，各 ε_i の変え方が独立でしかも補次元が r であれば，$\boldsymbol{F}$ の変え方として ε_i の変動を考えればよい．

Thom は $\boldsymbol{F}$ がポテンシャルをもつ場合，すなわちある関数 $V(\boldsymbol{X})$ に対して

$$\boldsymbol{F}(\boldsymbol{X}) = \frac{\partial V}{\partial \boldsymbol{X}} = \left(\frac{\partial V}{\partial X_i}\right)$$

となっている場合について，一つの平衡点のまわりの微小領域のみを考察の対象として，カタストロフィの構造を論じた．その結果，補次元が 2 以下ならば，力学系の次元数 k にかかわりなく，カタストロフィの型は二通りであることを示した．さらに，補次元が 3 以下なら，カタストロフィの型は 4，補次元が 4 以下なら，型は 7，補次元が 5 以下なら，型は 11 であることを示した[1]．現実の質的な変化は，これらのどれか一つの型と一致するから，各型をきちんと整理して理解しておけば，質的な変化の現象を総合的に把握できる．すなわちカタストロフィは，質的な変化を研究する一つの有力な方法論になるという主張である．

---

1) 補次元が 6 以上だと，型の数は無限に多くなる．

4.3 単純神経集団の力学

4.3.1 1, −1 値のモデルの場合

入出力信号が 1, −1 の二値をとる神経素子モデルを用いた単純ランダム回路を考えよう．このモデルによる巨視的状態方程式は非常に扱いやすい形をしているので，その力学系の全貌，とくにカタストロフィを知るのに便利である．そして，このモデルで得られた力学系の性質は，実はほかのモデルを用いた単純ランダム回路の場合にも成立する．

1, −1 値の素子を用いると，巨視的状態方程式は，(4.6) より二つの巨視的パラメータ W と S とを用いて

$$X_{t+1} = F(X_t; W, S) \qquad (4.22)^{1)}$$

で表わされる．ここで，

$$\Psi(X) = 2\Phi(X) - 1 = \frac{2}{\sqrt{2\pi}} \int_0^X e^{-z^2/2} dz \qquad (4.23)$$

を用いると，

$$F(X; W, S) = \Psi(WX + S) \qquad (4.24)$$

である．

まず，$F(X; W, S)$ のグラフを描いて，力学系の動作の概略を知ることにしよう．$Y = F(X; 1, 0)(= \Psi(X))$ のグラフは，図 4.8 に示すように，誤差積分曲線を平行移

---

1) 以後わずらわしいので，1, −1 モデルの場合の $\tilde{X}, \tilde{F}$ などの～はつけない．

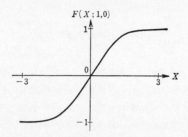

図4.8　状態遷移関数 $F(X; 1, 0)$

動し，スケールを変えて，-1 から 1 までの値をとるようにしたものである．$F(X; W, S)$ のグラフは，これを W と S の値に応じて変形したものといえる．すなわち，$F(X; W, S)$ は $F(X; 1, 0)$ のグラフを横方向に $1/W$ 倍に伸縮し，それをさらに S だけ（S が正なら左方向に，負なら右方向に）移動したものである．なお，W が負の場合は左右を反転したものになる．

　W と S とをいろいろに変えてグラフを描いてみると，図4.9に示すように，3種類の場合があることがわかる．(a) の場合は，$Y = F(X; W, S)$ のグラフと $Y = X$ のグラフとは3点で交わる．これは W がある値以上に大きいとき（すなわちグラフがある程度以上に急勾配の部分を含むとき）に起こる．この回路網は三つの（巨視的）平衡状態をもつが，図からもわかるように，両端の二つは安定で，真中の平衡状態は不安定である．したがって，回路は双安定である．

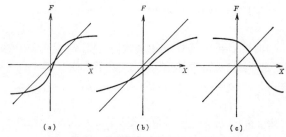

図4.9 状態遷移関数の三つの場合
(a) 双安定の場合
(b) 単安定の場合
(c) 単安定もしくは不安定（振動）の場合

　図（b）の場合は，グラフは$Y = X$とただ1点で交わる．すなわち，平衡状態はただ一つしかなく，しかもこの図はそれが安定であることを示している．したがって，回路は単安定になる．一方，図（c）の場合も，グラフは$Y = X$とただ1点で交わっているが，Wが負で大きな絶対値をもつときは，平衡状態が不安定になることがある．この場合は，回路は安定平衡状態を一つももたず，あとでわかるように，周期2の振動をする振動回路になる．

　結局，単純なランダム結合の回路の力学は，巨視的パラメータWとSの値に応じて，単安定，双安定，振動の3種類のどれかになることがわかった．次に，パラメータの値と回路の安定性との関係を，もう少し詳しく定量的に論じてみよう．そのために，次の関数を定義する．

$$h(W) = W\Psi\left(\sqrt{\log(2W^2/\pi)}\right) - \sqrt{\log(2W^2/\pi)}$$
$$\text{(4.25)}$$

この関数を用いて述べられる次の定理は，パラメータ W, S の値によって単純神経集団の力学系がどんな動作をするか，そのパラメータ依存性を完全に示すものである．

定理 4.1　1, −1 の信号値をとる単純ランダム回路の巨
　　視的力学系は，パラメータ W の値に応じて，次の 3
　　種類に分類できる．
　　　（ⅰ）単安定–双安定回路（$W > \sqrt{\pi/2}$ の回路）：
　　この回路は，刺激レベル S が
$$|S| \geqq h(W)$$
　　のときは単安定，
$$|S| < h(W)$$
　　のときは双安定の力学系である．
　　　（ⅱ）単安定回路（$|W| \leqq \sqrt{\pi/2}$ の回路）：
　　この回路は，刺激レベル S の値のいかんによらず，
　　単安定である．
　　　（ⅲ）振動回路（$W < -\sqrt{\pi/2}$ の回路）：
　　この回路は，
$$|S| \geqq -h(W)$$
　　のときは単安定，
$$|S| < -h(W)$$
　　のときは周期 2 の振動に収束する振動系である．

証明の前に，この定理の内容を調べておこう．W と S
とは，回路網の巨視的構造を規定するパラメータであり，
この二つのパラメータの値によって，回路網の力学系の定
性的な性質が決まる．S, W の二つを座標軸にとって考え
ると，

$$|S| = \pm h(W)$$

を満たす曲線を境にして，回路の定性的な性質が変わるこ
とを，定理は主張している．

まずこの曲線を示そう．これは，$W > 0$ と $W < 0$ の二
つの部分にわかれる（図 4.10）．この線を境にして，力学
系の性質が，双安定，単安定，振動と質的に変化する．こ
の線上の力学系は構造不安定である．この境界線のことを
カタストロフィ曲線と呼ぶ．とくに，右側の曲線は，尖っ
たくさび形をしている．このようなカタストロフィ曲線を
もつものを，**カスプ・カタストロフィ**と呼んでいる．

回路網の平衡状態は，パラメータ W, S の関数として定
まる．これを

$$\bar{X} = g(S; W) \tag{4.26}$$

で表わそう．回路が双安定のときは，$g(S; W)$ は三つの
値をとる（そのうちの一つは不安定平衡点に対応する）．
これを図示したものが図 4.11 である（点を打ってある部
分が不安定な平衡点である）．この図を W-S 平面に射影
して，平衡点の型で分類したものが，図 4.10 になってい
る．

W を一定のままにして，回路の刺激レベル S をいろ

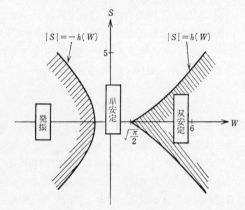

図 4.10　単純ランダム神経回路網のカタストロフィ曲線

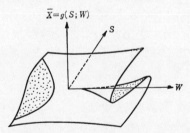

図 4.11　平衡状態のパラメータ依存性（カタストロフィ）

いろに変えて，平衡点がどう変わるかを見よう．これは，
図 4.11 を 'W＝一定' の平面で切ればよい．$|W| \leqq \sqrt{\pi/2}$
の単安定回路ならば，平衡活動度は S が大きくなるに

つれて単調に増大していく（図4.12 (a)）．$W > \sqrt{\pi/2}$ の
単安定–双安定回路にあっては，図4.12 (b) に示すよう
に，$|S|$ が $h(W)$ より小さいときは $g(S;W)$ は三価関数
になり，$\bar{X}$ は三つの値をとる．いま刺激レベルが $S_1(<
-h(W))$ にあったとしよう．このときは回路は単安定で
低い活動度の平衡状態に落ち着いている．外部からの刺激
が S_1 からだんだん大きくなって，図の $S_2(= -h(W))$ を
越えると回路は双安定になる．しかし，このときも活動度
は低いままである．このようにして，刺激が $S_3(= h(W))$
まで増加していくと，活動度はそれにつれて少しずつ増大
するが，その変化は微小である．しかし，刺激が S_3 より
大きくなると，回路は単安定になり，このときは高い方の
活動度だけが平衡状態である．したがって刺激が S_3 を越
えるや否や，活動度は急激に高いレベルに飛び上がる．こ
の後，刺激が下がって S_3 より小さくなっても，回路はそ
のまま高い活動度を維持し続ける．刺激が S_2 より小さく
なってはじめて，活動度は低いレベルに落ちる．

　このように，刺激が S_2 と S_3 の間の双安定の範囲にあ
るときは，回路は高低両方の活動度を維持できる．どちら
を維持するかは，過去の履歴に依存している．このような
現象をヒステリシスと呼ぶ．双安定の回路が高低両方の活
動度を維持できることは，短期記憶とも関連した重要な性
質と思われる．

　W が負の大きな値のときは，S の値によって，周期2
の振動をする回路網が得られる．確かに，W が負の大き

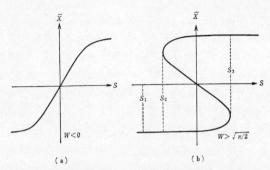

図4.12　刺激レベル S による平衡状態 $\bar{X}$ の変動

な値であれば，ある時間に多数の素子が興奮すると次の時間には多数の素子が興奮せず，また次の時間には多数の素子が興奮するという，周期2の振動が得られる．しかし，このような振動は不自然で，実際の神経回路では起こっていそうにない．これは，(1) 時間を離散的に考えたときに，時間間隔を粗く刻みすぎたこと，(2) すべての素子が離散時間に同期して一斉に動作するとしたこと，この二つの仮定より数式上生じたものにすぎない．したがって，時間の刻みをより細かく変えるか，連続時間モデルを採用すれば，このような振動解は消滅する．

以上により，単純な神経集団の力学系の動作では，単安定なものと双安定なものの二つが重要であること，相互の結合強度 W がある値以上に大きい場合には刺激レベル S の大きさによって双安定-単安定の相互変換が起こることがわかった．この様相は図4.10，4.11 に示した，回路動

作のパラメータ依存性（カタストロフィ曲線）に表わされ
ている．この性質は，不応期のある素子や連続信号の素子
を用いた場合にも共通に成立している．それゆえ，神経集
団の力学系の本質を把えたものといえる．

次に定理4.1の証明にうつろう．

定理4.1の証明[1]   まず，回路の平衡点の数を求めよ
う．平衡点は，二つのグラフ $Y = X$ と $Y = F(X; W, S)$
の交点で与えられる．$Y = F(X)$ のグラフは単調（W が
正なら単調増大，負なら単調減少）で，しかも

$$-1 \leqq F(X; W, S) \leqq 1 \qquad (4.27)$$

である．$Y = X$ のグラフはこの領域をよぎって $-\infty$ から
$+\infty$ まで変化するから，二つのグラフは少なくとも1回
は交わる．すなわち，回路は少なくとも一つの平衡状態を
もつ．次に，$Y = F(X)$ のグラフを微分してみよう．

$$\frac{dY}{dX} = F'(X) = \sqrt{\frac{2}{\pi}} W \exp\left\{ -\frac{(WX + S)^2}{2} \right\}$$

$$(4.28)$$

となる．$F'(X)$ は $X = -S/W$ のところで，絶対値が最
大となるから，ここでグラフの勾配が最も急になる．その
値は

$$F'\left(-\frac{S}{W} \right) = \sqrt{\frac{2}{\pi}} W$$

---

1)　細かい数式に興味をもたない読者は，証明をとばしてかまわ
ない．

である. したがって

$$W \leqq \sqrt{\frac{\pi}{2}}$$

であれば, $F'(X) \leqq 1$ であり, グラフの勾配は常に1より小さい. この場合 $Y = F(X)$ は $Y = X$ とただ1度しか交われない. すなわち平衡状態の数は一つである.

W が $\sqrt{\pi/2}$ より大きいときは, $F'(X)$ の最大値は1より大きいので S の値によっては両グラフは3回交わることがある. $S = 0$ のときは, 原点において $F'(0) > 1$ で, 図4.13に見るように, 交点は三つある. S の値が0からずれるにつれて, $F(X)$ のグラフは左右に平行移動していき, $|S|$ がある一定の値になったところで, 両グラフは一つの交点で接するようになり, $|S|$ の値がさらに大きくなると, 交点は一つしかなくなる. この限界の S の値は, 両グラフがその交点で接しているという条件から求まる.

この接点を X_0 とすれば, そこでは

$$X_0 = F(X_0) \tag{4.29}$$

でかつ

$$F'(X_0) = 1$$

が成立している. (4.28) 式より,

$$\exp\left\{-\frac{1}{2}(WX_0 + S)^2\right\} = \sqrt{\frac{\pi}{2}}\frac{1}{W}$$

すなわち

$$(WX_0 + S)^2 = \log\left(\frac{2}{\pi}W^2\right)$$

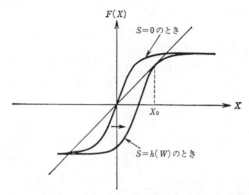

図 4.13 $F(X)$ のグラフの平行移動
S を増やすと，グラフは左側に平行移動する.

である．これより X_0 を求めて（4.29）に代入すると X_0 が消去できて，両グラフが接するための条件として

$$|S| = h(W) \qquad (4.30)$$

が求まる．$h(W)$ は（4.25）で与えたものである.

かくして，$W > \sqrt{\pi/2}$ の結合強度をもつ回路では，刺激レベル S が

$$|S| < h(W)$$

の範囲にあれば，平衡状態は三つ存在することがわかった．$|S| > h(W)$ になれば平衡状態は一つである.

図からもわかるとおり，平衡状態が三つあれば，真中の平衡状態は不安定で，両端の平衡状態が安定である．しかも，W が正であるから，$F(X; W, S)$ は X に関

して単調増大関数である．したがって，状態遷移系列 $\{X_t\}$, $t = 1, 2, 3, \cdots$ は単調であり，必ず収束する．すなわち回路は双安定である．

　これ以外の場合は，平衡状態はただ一つしか存在しない．これが不安定である場合を求めてみよう．X_0 をこの平衡状態

$$X_0 = F(X_0) \qquad (4.31)$$

とすると，

$$F'(X_0) = -1 \qquad (4.32)$$

が安定と不安定の境である．$F'(X_0) < -1$ となると，X_0 は不安定になる．

$$W > -\sqrt{\frac{\pi}{2}}$$

である限り，$F'(X) > -1$ が成立しているので，X_0 は安定平衡点である．$W < -\sqrt{\pi/2}$ のときは，S の値によっては平衡状態 X_0 が不安定になる．この条件は，(4.32) を X_0 について解いて，それを (4.31) に代入して X_0 を消去すれば得られる．その答は

$$|S| < -h(W)$$

である．この条件が満たされているときに，回路は安定平衡状態をもたない．

　これで，平衡状態の数と安定性とがすべてわかった．$W \geqq 0$ ならば $F(X; W, S)$ は X の単調増加関数である．したがって，一つの平衡状態をもつ回路は単安定回路である．

$W < 0$ の場合に，回路が単安定になる条件および振動を許す条件を求めよう．それには，二段階の状態遷移

$$X_{t+2} = G(X_t)$$

$$G(X) = F[F(X)]$$

を考えるとよい．$G(X)$ は，X の次の次の時間の状態を表わす．G を X で微分すると，

$$G'(X) = \frac{2}{\pi} W^2 \exp\left\{-\frac{1}{2}\left[(WX+S)^2 + (WF(X)+S)^2\right]\right\}$$

が得られる．$G'(X) > 0$ であるから，$G(X)$ は単調増加関数である．したがって，すべての状態遷移列は X_t, $X_{t+2}, X_{t+4}, X_{t+6}, \cdots$ と二つ目ごとに見ていけば，単調系列であり，必ず収束する（$G(X)$ はもちろん有界である）．

二段階遷移の平衡点は

$$X = G(X)$$

を満たす．とくに，一段階遷移の平衡状態 X_0 は，もちろん

$$X_0 = G(X_0)$$

を満たすので，二段階遷移での平衡状態でもある．X_0 での G の勾配は

$$G'(X_0) = F'[F(X_0)]F'(X_0)$$

$$= \{F'(X_0)\}^2$$

である．まず，X_0 が一段階状態遷移の安定平衡点である場合を考えよう．この場合は，上式より $G'(X_0) < 1$ である．$G(X)$ のグラフは $Y = X$ のグラフとはたかだか3回

しか交われないことが証明できるので，この場合は，X_0 が両グラフの唯一の交点である[1]．これは二段階遷移に対しても安定平衡点であるから，すべての状態は，二段階遷移で X_0 に収束する．この場合，すべての状態は一段階遷移でも X_0 に収束する．すなわち，回路は単安定である．

X_0 が不安定平衡点である場合は，

$$G'(X_0) = [F'(X_0)]^2 > 1$$

となり，X_0 は二段階状態遷移に対しても，不安定である．$G(X)$ のグラフは，X_0 で $Y = X$ のグラフを左下から右上へと貫く．したがって，$G(X)$ は X_0 以外にあと2点 X_0' と X_0'' で $Y = X$ のグラフと交わることになる（$X_0' < X_0 < X_0''$）．そして，X_0' と X_0'' は二段階状態遷移の安定平衡状態であり，すべての状態は二段階状態遷移によって X_0' か X_0'' へ収束する．X_0', X_0'' は $X = G(X)$ の根であるから，これらは

$$X_0' = F(X_0'')$$

$$X_0'' = F(X_0')$$

を満たすことがわかる．これは，もとの一段階遷移に戻して考えれば，すべての状態遷移列は，

---

1)　X_0 以外に二段階遷移の平衡状態 X_0' が存在すると，これは
$$X_0'' = F(X_0'), \quad X_0' = F(X_0'')$$
（$X_0' \neq X_0''$）を満たすことになり，X_0 以外に X_0'' も二段階遷移の安定平衡状態になる．$X_0 \neq X_0''$ だから，これは $Y = G(X)$ が $Y = X$ とたかだか3回しか交われないことに矛盾する．

$$X_0' \longrightarrow X_0'' \longrightarrow X_0' \longrightarrow X_0'' \cdots$$

という周期 2 の振動状態に収束することを意味する.

(証明終り)

　単純神経回路は, これを結合して出来るより複雑な系の構成要素である. そこで, 単安定–双安定回路の動作を, もっと単純な式で近似しておくことを考えよう. 回路の高い平衡活動度を $X = 1$, 低い平衡活動度を $X = -1$ で近似してみよう (この近似は W が大きいときにはよく当てはまる). 回路網が高い活動度 $X = 1$ にあれば, 刺激 S が S_2 より大きい限り, 回路網は $X = 1$ を保持し続ける. 回路網の状態が低い活動状態にあったとすれば $(X = -1)$, $S > S_3$ のときにはじめて回路は高い活動状態に遷移できる. これ以外のときは, 回路は低い活動状態になる. そこで, 平衡活動状態 X にある回路に強さ S の刺激が到着したときに, 回路がどの平衡活動度に落ち着くかをまとめておこう.

　新しい平衡活動度を X' とすると, これは S と X とに依存し,

$$X' = \mathrm{sgn}\left(S - \frac{S_2 + S_3}{2} - \frac{S_2 - S_3}{2} X \right)$$

と書ける. この関係式は図 4.14 のようになる. これは, 図 4.12 (b) のヒステリシス曲線を直線近似したものといえよう. 図 4.14 のような直線的なヒステリシス特性は, 実は図 4.15 に示すように, フィードバック結合をもつ 1

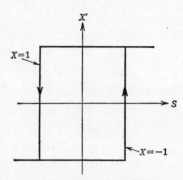

図 4.14　ヒステリシス曲線の近似

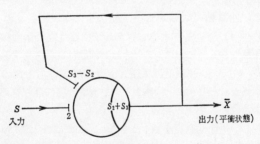

図 4.15　ヒステリシス曲線を実現する 1, −1 値の McCulloch-Pitts 神経素子

個のしきい素子（神経素子）で実現できる．したがって，
McCulloch-Pitts の形式神経は，一つの神経集団の巨視
的な動作に対する近似にもなっている．しかし，神経集団
の巨視的な動作では，1 度の（微視的）状態遷移で平衡状

態に移ることはできない. 平衡状態に収束するまでには,
一定の時間がかかる点が異なる.

4.3.2 離散時間のその他の神経素子モデルの場合

まず, 0, 1 の二値をとる神経素子を用いた単純ランダム
神経回路網について述べよう. この場合の状態遷移関数

$$F(X) = \Phi\left(\frac{\bar{w}X + \bar{s} - \bar{h}}{\sqrt{\sigma_w^2 X + \sigma_s^2 + \sigma_h^2}}\right)$$

は $\bar{w}, \bar{s} - \bar{h}, \sigma_w, \sqrt{\sigma_s^2 + \sigma_h^2}$ の四つのパラメータを含む. し
かし, これらすべてを同時に定数倍しても $F(X)$ は変
わらないから, 独立なパラメータは 3 個である. そこで
$\sigma_w^2 + \sigma_s^2 + \sigma_h^2 = 1$ に規格化することにし, $\bar{w}, \bar{s} - \bar{h}$, お
よび σ_w^2 と $\sigma_s^2 + \sigma_h^2$ との比を独立のパラメータと考えよ
う. まず, $\bar{w} = 4, \bar{s} - \bar{h} = -2$ のときの, $\sigma_w^2 \ll \sigma_s^2 + \sigma_h^2$
と $\sigma_s^2 + \sigma_h^2 \ll \sigma_w^2$ の両極端の場合の $F(X)$ のグラフを図
4.16 に示す. 一般の $F(X)$ の形は, これらのグラフを適
当なだけ平行移動し, かつ左右に縮小, 拡大, または反転
して変形したものになっている.

したがって, この場合も, 回路は単安定, 双安定または
振動になる. たとえば, $\sigma_w^2 = \sigma_s^2 + \sigma_h^2 = 1/2$ のときを考
えよう. このときは, 図 4.17 に示すように, $0 < \bar{w} < 1.6$
ならば $\bar{s} - \bar{h}$ のいかんにかかわらず回路は単安定になり,
$\bar{w} > 1.6$ ならば $\bar{s} - \bar{h}$ が適当な範囲の値のときにだけ双
安定になる. この限界の $\bar{w}$ の値は, $(\sigma_s^2 - \sigma_h^2)/\sigma_w^2$ の値に
依存している. その依存の仕方を図 4.18 に示す. これよ

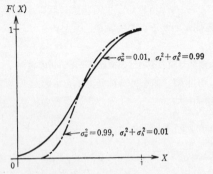

図 4.16　0,1 モデルの出力関数($\bar{w} = 4, \bar{s} - \bar{h} = -2$)

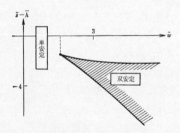

図 4.17　0,1 モデルの場合のカタストロフィ

ここでは，$(\sigma_s^2 + \sigma_h^2)/\sigma_w^2 = 1$ の場合のカタストロフィ曲線を示す．カタストロフィは，$\bar{w} = 1.6$ のところから起こる．振動の部分は省略した．

り，$\sigma_s^2 + \sigma_h^2$ の値が小さいほど，回路は双安定になりやすいことがわかる．

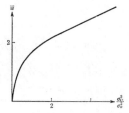

図4.18 カタストロフィの起こる $\bar{w}$ の値の限界値($\sigma_{s'}^2 = \sigma_s^2 + \sigma_h^2$)

　図4.17と図4.18を合わせれば，三つのパラメータ $\bar{w}, \bar{s}-\bar{h}$ および $(\sigma_s^2 + \sigma_h^2)/\sigma_w^2$ の値に対して，回路の定性的な性質を図示することができる．しかし，カタストロフィの立場から見れば，これは相変わらずカスプ・カタストロフィにすぎない．すなわち，回路の定性的な性質を変えるには二つのパラメータだけで十分で（補次元が2），もう一つのパラメータは単にカタストロフィの起こる場所を連続的に変えるにすぎない．$\bar{w}$ が負の場合は $F(X)$ は単調減少関数で，平衡活動度はただ一つ存在する．この場合も，$\bar{w}, \bar{s}-\bar{h}$ の値によっては周期2の振動が生ずるが，これは興味のあるものではない．

　離散時間の連続情報神経素子を用いた場合も $F(X)$ の性質は同様で，単安定-双安定のカスプ・カタストロフィが得られる．また，絶対不応期のある神経素子を用いた場合も，回路網の定性的な動作は同じで，同様のカタストロフィ曲線が得られる（図4.19）．

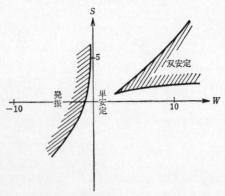

図4.19 $r=1$ の不応期をもつ 1, −1 モデルのランダム回路の
カタストロフィ曲線 (Yoshizawa, 1974)

4.3.3 連続時間モデルの場合

連続時間–連続情報の神経素子を用いた単純神経集団の
力学は，(4.10), (4.11) 式を合わせて

$$\tau \frac{dU(t)}{dt} = -U(t) + \bar{w}F(U(t)) + S \qquad (4.33)$$

$$S = \bar{s} - \bar{h}$$

と書ける．出力の活動度は

$$X(t) = F[U(t)]$$

である．方程式 (4.33) の平衡状態は

$$U = \bar{w}F(U) + S$$

の根である．巨視的出力に関係した関数 F は，誤差積分
曲線 Φ に似た形の関数である（立ち上がりはゆっくりで，

U がある程度大きくなると急になり，その後だんだん飽和して一定値に近づく単調増加関数）．したがって，平衡状態は，$\bar{w}$ と S の値に依存して決まり，平衡状態が一つしかない場合と，三つある場合とがある．その様相（パラメータ依存性）は，離散時間モデルを用いたときと全く同じで，図 4.10，図 4.17 のようなカスプ形のカタストロフィ曲線が得られる．なお，連続時間モデルの場合には，周期 2 の振動に対応する不自然な解は得られず，回路は単安定か双安定である．

単純神経集団の力学では，単安定な系と双安定な系が現われた．ここで，系が巨視的な安定平衡状態へ収束する速さを考えてみよう．回路の一つの安定平衡状態を U_0 とし，平衡状態 U_0 の近傍で

$$U(t) = U_0 + \varepsilon(t)$$

とおく．これを（4.33）に代入すると，平衡状態からのずれ ε については，線形の方程式

$$\tau \frac{d\varepsilon}{dt} = -\varepsilon + \bar{w} F'(U_0)\varepsilon$$

が成立する．

$$\tau' = \frac{\tau}{1 - \bar{w} F'(U_0)} \qquad (4.34)$$

とおくと，

$$\tau' \frac{d\varepsilon}{dt} = -\varepsilon$$

が得られる．これは，神経集団の状態は時定数 τ' で平衡

状態 U_0 へ近づくことを示す. τ' は個々の神経素子の時定数 τ とは異なっている. とくに, $\bar{w} > 0$ すなわち平均として興奮性の相互結合のある神経集団では, 時定数 τ' は τ より大きくなる. また, $\bar{w} < 0$ ならば τ より小さくなる[1].

4.4 神経集団を相互に結合したシステム

4.4.1 システムの状態方程式

いままで考えてきた単純神経集団は, 同一の種類の神経素子から構成されていた. 実際の神経集団は, 何種類もの神経素子を含んでいる. これまでの手法は, このような複雑な神経集団を解析する際にもそのまま使える.

いま, m 種類の神経素子がそれぞれ多数個ランダムに結合している神経集団を考えよう. 各種類ごとにわけて考えると, この集団は図 4.20 に示すように, m 個の部分回路 $N_1, N_2, \cdots, N_m$ を相互に結合したシステムと考えることができる. 各 N_α は 1 種類の神経素子からなる単純神経集団である.

神経素子モデルとして何を使おうと, ほぼ同じ結果が得られるので, ここでは離散時間の 1, -1 の値をとるモデルを用いよう. いま, 第 α 番目の種類の神経素子からなる部分回路 N_α の第 i 番目の神経素子の電位を u_i^α とする.

---

1) シナプスでの信号の伝達の遅れのため, 時定数はある程度以上短くはできない.

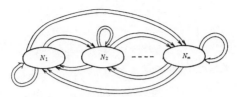

図 4.20 神経集団を相互に結合したシステム

これはこの素子に入る入力信号の荷重和で決定され,

$$u_i^\alpha = \sum_{\beta=1}^{m} \sum_{j=1}^{n_\beta} w_{ij}^{\alpha\beta} x_j^\beta + s_i^\alpha - h_i^\alpha$$

と書ける. ここに, x_j^β は N_β の第 j 番目の素子の出力（1 か -1 の値をとる）で, これが結合荷重 $w_{ij}^{\alpha\beta}$ で N_α の第 i 番目の素子に入ってくる. また, s_i^α はこの素子に外部から直接入る入力, h_i^α はしきい値であり, N_β に属する素子の総数を n_β とする. この素子の次の時刻の出力 $x_i'^\alpha$ は

$$x_i'^\alpha = \mathrm{sgn}(u_i^\alpha)$$

で決定される.

いま, $w_{ij}^{\alpha\beta}, s_i^\alpha, h_i^\alpha$ はすべて互いに独立な確率変数であるとしよう. しかし, $w_{ij}^{\alpha\beta}$ がみな同一の分布に従うわけではない. 神経の種類が違えば, 結合荷重の大きさ（その分布）も違ってよい. そこで, N_β から N_α への結合 $w_{ij}^{\alpha\beta}$ は, α と β とに依存する（i, j には依存しない）ある分布に従うものとする. u_i^α を正規分布で近似する. s_i^α, h_i^α もまた正規分布に従うものと仮定し, これらの平均と分散とを

$$E[s_i^\alpha] = \bar{s}_\alpha, \qquad E[h_i^\alpha] = \bar{h}_\alpha$$
$$V[s_i^\alpha] = \sigma_{s\alpha}^2, \qquad V[h_i^\alpha] = \sigma_{h\alpha}^2$$

と書こう. また, N_α の一つの素子に入る N_β の素子からの入力をすべて加えた量

$$w_i^{\alpha\beta} = \sum_{j=1}^{n_\beta} w_{ij}^{\alpha\beta}$$

の平均と分散を

$$E[w_i^{\alpha\beta}] = \bar{w}_{\alpha\beta}$$
$$V[w_i^{\alpha\beta}] = \sigma_{\alpha\beta}^2$$

と書こう.

部分回路 N_α の活動度は

$$X_\alpha = \frac{1}{n_\alpha} \sum_{i=1}^{n_\alpha} x_i^\alpha \qquad (4.35)$$

と書ける. これを用いると, 前と同様のやり方で, u_i^α の平均と分散とが計算できる. すなわち, 信号 x_i^α が $1, -1$ の二値をとる場合は

$$\bar{u}^\alpha = E[u_i^\alpha] = \sum_{\beta=1}^m \bar{w}_{\alpha\beta} X_\beta + \bar{s}_\alpha - \bar{h}_\alpha$$
$$\sigma_\alpha^2 = V[u_i^\alpha] = \sum_{\beta=1}^m \sigma_{\alpha\beta}^2 + \sigma_{s\alpha}^2 + \sigma_{h\alpha}^2 \qquad (4.36)$$

である. これより, 部分回路 N_β の活動度が X_β であるとき $(\beta = 1, \cdots, m)$, N_α の一つの素子が興奮する (u_i^α が正になる) 確率は,

$$\frac{1}{\sqrt{2\pi}\sigma_\alpha} \int_0^\infty \exp\left\{-\frac{(u-\bar{u}_\alpha)^2}{2\sigma_\alpha^2} du\right\} = \Phi\left(\frac{\bar{u}_\alpha}{\sigma_\alpha}\right)$$

で与えられることがわかる. N_α の中では, 各素子がそれ
ぞれ独立に $\Phi(\bar{u}_\alpha/\sigma_\alpha)$ の確率で興奮するから, N_α の次
の時刻の活動度 X'_α は,

$$X'_\alpha = \Psi\left(\frac{\sum \bar{w}_{\alpha\beta} X_\beta + \bar{s}_\alpha - \bar{h}_\alpha}{\sigma_\alpha}\right) \qquad (4.37)$$

と書ける.

時刻 t の部分回路 N_α の活動度を $X_\alpha(t)$ と書こう. ま
た, 式を簡単にするために

$$W_{\alpha\beta} = \frac{\bar{w}_{\alpha\beta}}{\sigma_\alpha} \qquad S_\alpha = \frac{\bar{s}_\alpha - \bar{h}_\alpha}{\sigma_\alpha}$$

とおこう. (4.37) より, 次の巨視的状態方程式が得られ
る.

定理 4.2 多種類の神経素子よりなるランダム結合回路
　　網の巨視的状態方程式は, $1, -1$ の二値をとる離散時
　　間のモデルの場合

$$X_\alpha(t+1) = \Psi\left[\sum_{\beta=1}^m W_{\alpha\beta} X_\beta(t) + S_\alpha\right] \qquad (4.38)$$

　　で与えられ, 各部分回路の活動度 $X = (X_1, \cdots, X_m)$
　　が巨視的状態となる.

各神経素子の出力が, $0, 1$ の二値をとる場合も, 同様の
方法で巨視的状態方程式を求めることができる. すなわ

ち，この場合は (4.36) の代りに，

$$\sigma_\alpha^2(t) = V[u_i^\alpha] = \sum_{\beta=1}^m \sigma_{\alpha\beta}^2 X_\beta(t) + \sigma_{s\alpha}^2 + \sigma_{h\alpha}^2$$

を用いればよく，巨視的状態方程式は

$$X_\alpha(t+1) = \Phi\left[\frac{\sum \bar{w}_{\alpha\beta} X_\beta(t) + \bar{s}_\alpha}{\sigma_\alpha(t)} - \bar{h}_\alpha\right] \quad (4.39)$$

である.

各素子の出力 x_i^α がアナログ値をとるアナログモデルでは，

$$\sigma_\alpha^2(t) = \sum_{\beta=1}^m \sigma_{\alpha\beta}^2 \overset{(2)}{X}_\beta(t) + \sigma_{s\alpha}^2$$

になる．また，連続時間モデルでは状態方程式は

$$\tau_\alpha \frac{dU_\alpha}{dt} = -U_\alpha + \sum \bar{w}_{\alpha\beta} X_\beta(t) + \bar{s}_\alpha - \bar{h}_\alpha \quad (4.40)$$

$$X_\alpha(t) = F[U_\alpha(t), \sigma_\alpha(t)] \quad (4.41)$$

になる．U_α は N_α の素子の膜電位 u_i^α の平均値であり，$\sigma_\alpha^2(t)$ はその分散である．分散の項を定数で近似することが多い.

4.4.2　状態方程式の性質

x_i^α が $1, -1$ の二値をとるモデルについて，状態方程式の性質を調べてみよう（ほかのモデルに対しても，ほぼ同様の議論ができる）．一つの部分回路 N_α は，ほかの部分回路 $N_\beta (\beta \neq \alpha)$ から

$$\sum_{\beta \neq \alpha} W_{\alpha\beta} X_\beta$$

だけの刺激を受け取る．そこで，N_α が外部から直接受け取る刺激 S_α をも加えて，

$$\bar{S}_\alpha = S_\alpha + \sum_{\beta \neq \alpha} W_{\alpha\beta} X_\beta$$

とおくと N_α の活動度を決める状態方程式は

$$X_\alpha(t+1) = \Psi[W_{\alpha\alpha} X_\alpha(t) + \bar{S}_\alpha]$$

となる．

　部分回路 N_α だけを観察すれば，それは単純ランダム結合の神経回路であり，$W_{\alpha\alpha}$ が結合の強度を示すパラメータである．そして，N_α は外部より刺激レベル $\bar{S}_\alpha$ を受けるが，これはほかの回路網の活動度 X_β に線形に依存している．すなわち，部分回路の結合は，一つの回路の刺激レベルを，ほかの回路の出力活動度で制御する効果をもつ．とくに，$W_{\alpha\alpha}$ が $\sqrt{\pi/2}$ より大きい場合には，N_α は $\bar{S}_\alpha$ の値に応じて，単安定または双安定になり，この切換えがほかの回路の活動度で制御される．

4.4.3　二成分系の性質

　二つの部分回路 N_1, N_2 よりなる二成分系をやや詳しく考えてみよう．この場合，状態方程式は

$$X_\alpha(t+1) = \Psi[W_{\alpha\alpha} X_\alpha(t) + \bar{S}_\alpha], \quad \alpha = 1, 2 \quad (4.42)$$
$$\bar{S}_\alpha = S_\alpha + W_{\alpha\beta} X_\beta(t), \quad \beta \neq \alpha$$

と書ける．この系の平衡状態を調べよう．4.3 節で調べた

ように，回路網 N_α の平衡活動状態 $\bar{X}_\alpha$ はその回路に与えられる刺激レベル $\bar{S}_\alpha$ に依存して

$$\bar{X}_\alpha = g(\bar{S}_\alpha; W_{\alpha\alpha}) = g_\alpha(\bar{S}_\alpha) \qquad (4.43)$$

で定まった．回路が双安定のときは，$\bar{X}_\alpha$ は三つの値をもつ（そのうちの二つが安定平衡活動度を示す）．いまの場合，系全体が平衡状態にあるとすれば，$\bar{S}_\alpha$ の値はもう一つの回路 $N_\beta(\beta \neq \alpha)$ の平衡活動度 $\bar{X}_\beta$ によって定まり，逆に N_α の平衡活動度が N_β の刺激レベルを決定する．したがって，系の平衡状態 $(\bar{X}_1, \bar{X}_2)$ は

$$\bar{X}_1 = g_1(S_1 + W_{12}\bar{X}_2) \qquad (4.44)$$
$$\bar{X}_2 = g_2(S_2 + W_{21}\bar{X}_1)$$

を満たさなくてはいけない．

　平衡状態には，安定なものと不安定なものがある．平衡状態 $(\bar{X}_1, \bar{X}_2)$ が安定か不安定かは，力学系の方程式 (4.42) を調べればよい．すなわち (4.42) の右辺を X_1, X_2 で微分して得られる 2×2 行列 A$=(A_{\alpha\beta})$

$$A_{\alpha\beta} = W_{\alpha\beta}\Psi'\left(\sum_{\gamma=1}^{2} W_{\alpha\gamma}\bar{X}_\gamma + S_\alpha\right), \quad \alpha, \beta = 1, 2$$

$$(4.45)$$

の固有値を調べればよい．絶対値が 1 よりも大きい固有値があれば，平衡状態は不安定，なければ安定である．

　単純ランダム回路において，刺激レベル S から平衡活動度 $\bar{X}$ を定める関数

$$\bar{X} = g(S; W)$$

は，前節に示したように，W の値が $\sqrt{\pi/2}$ より大きいか
小さいかに応じて二通りの型があった（図 4.12 参照）．
二つの部分回路よりなる系では，N_α の刺激レベル $\bar{S}_\alpha$ は
N_β の活動度 X_β によって決まる．したがって N_α の平衡
状態 X_α を X_β の関数として定める

$$X_1 = g_1(W_{12}X_2 + S_1), \qquad (4.46)$$

$$X_2 = g_2(W_{21}X_1 + S_2)$$

のグラフを考えると，これは $g(X; W_{\alpha\alpha})(\alpha = 1, 2)$ のグ
ラフを横軸方向に $1/W_{\alpha\beta}$ に伸縮し（$W_{\alpha\beta}$ が負の場合に
は左右反転して），さらにそれを $S_\alpha/W_{\alpha\beta}$ だけ平行移動
したものになっている（$\beta \neq \alpha$）．いま，X_1, X_2 を座標と
して，(4.46) の二つの曲線を描こう．g_1 のグラフは X_1
を縦座標，X_2 を横座標として描ける．g_2 で示されるグ
ラフは，横座標 X_2 が縦座標 X_1 の関数であると考えて
描けば簡単である．こうして得られる二つの曲線の交点
$(\bar{X}_1, \bar{X}_2)$ は，系の平衡状態を与える．

N_1, N_2 ともに単安定-双安定回路の場合（$W_{11} > \sqrt{\pi/2}$,
$W_{22} > \sqrt{\pi/2}$）について，グラフの一例を図 4.21 に示す．
この図の場合には，平衡状態が 9 組もできる．$W_{\alpha\beta}$ の値
や S_α の値を変えれば，g_1, g_2 のグラフはそれに応じて伸
縮し，また平行に移動する．したがって，平衡状態の数
はいろいろに変化する．その数は，最低で 1 個，最高で 9
個である．

N_1, N_2 がともに興奮性の神経素子からなり（したが

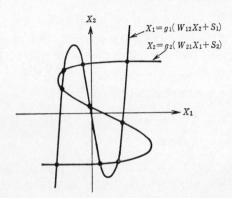

図 4.21 二つの部分回路よりなるシステムの平衡状態

って $W_{\alpha\beta}$ はすべて 0 か正),しかも単安定の場合(W_{11},$W_{22} < \sqrt{\pi/2}$)は,g_1, g_2 がともに単調増大のグラフとなる.この場合は平衡状態($\bar{X}_1, \bar{X}_2$)が 1 個存在する場合と,図 4.22 に示すように 3 個存在する場合がある.3 個存在する場合は,$\bar{X}_1, \bar{X}_2$ がともに高い活動度をもち興奮している状態と,ともに低い活動度にあり興奮していない場合とが安定であり,中間の値をとる平衡状態が不安定になる(双安定システム).

二つの興奮性の神経素子よりなる集団 N_1, N_2 があって,N_1 の素子と N_2 の素子の間には相互に興奮性の結合があるが,N_1 の素子どうしや N_2 の素子どうしでは結合がない場合を考えよう.この場合は

$$W_{11} = W_{22} = 0$$

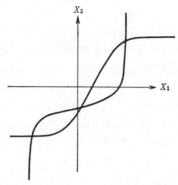

図4.22 二成分システム（平衡状態が3個の例）

である．N_1 や N_2 自体は相互に結合がない場合でも，こ
れら両者を結合した系では状態方程式（4.41）が成立す
る．S_1, S_2 の値が適当の範囲にあり，W_{12} や W_{21} の値が
ある程度以上に大きければ，図4.22と同様な曲線 g_1, g_2
が得られて，これは双安定回路になる．

　神経回路網において，同一種類の神経集団の間で相互に
結合がなされている単純ランダム回路はむしろまれにしか
見出されないといわれる．しかし，その特徴の一つであっ
た単安定-双安定回路は，このように二つの自己結合のな
い神経集団を相互に結合することによって簡単に得られ
る．双安定回路は，複雑な神経回路網システムにおける構
成要素として重要な役割を果たすが，それは単純ランダム
回路で構成されている必要はなく，複数の回路の相互結合

で構成されていてもよい.

このような双安定回路網は, 現実にも見出されている.
たとえば, 小脳において, 小脳中位核と呼ばれる神経集団
と小脳前核と呼ばれる神経集団とは互いに興奮性に結合
している. 通常は, プルキンエ細胞からの出力が, これら
の細胞の興奮を抑制している. 薬物の注入もしくは切除に
よってプルキンエ細胞の作用を消去すると, この二つの神
経集団は典形的な双安定回路の振舞いを示す. すなわち,
ある程度以上の刺激を一度与えると, この二つの神経集団
は急速に興奮し, 刺激を打ち切った後も興奮状態を維持す
る. この興奮はしばらくすると突如消失し, もとの非興奮
の状態へ戻る. これは興奮がある程度続いたことにより
回路が疲労し, その結果回路のしきい値が増加し (すなわ
ち S_α が減少し), 系が低い方の安定状態に戻ってしまう
ためと考えられる. この典形的な双安定の系を, 塚原は小
脳性反響回路と呼んでいる. 小脳皮質からの出力はプルキ
ンエ細胞が担っているから, 小脳皮質での情報処理の結果
は, この双安定の小脳性反響回路を制御することに使われ
ている.

N_1 が興奮性, N_2 が抑制性細胞よりなる系にも, いろ
いろな場合がある. N_1 が単安定の場合には (N_2 は抑制
性ゆえ必然的に単安定である), 系は図 4.23 に示すよう
にただ一つの平衡状態をもつ. N_1 が双安定の場合には,
系は三つの平衡状態をもつ場合と一つの平衡状態をもつ場
合とがある. 興味あるのは, 回路の平衡状態が一つでこれ

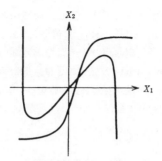

図4.23 興奮性および抑制性集団よりなるシステムの平衡状態

が不安定となって，系が長周期の振動を保持する場合である．このような発振回路網については次節で扱う．

ここでは，1，−1 の二値をとる離散時間–離散情報モデルを主として考察したが，ほかのモデルの場合でも全く同様の扱いが可能である．いずれの場合も系の動作は定性的には同じである．なお，多数の部分回路よりなる系を一般的に解析することはきわめて難しい．この場合，(4.38) 式の関数 Ψ を 1，−1 値をとる sgn 関数でおき換えて近似的に扱うことが考えられる（0, 1 値をとるモデルの場合には Φ を単位関数 1 でおき換える）．こうして得られた方程式は

$$X_\alpha(t+1) = \mathrm{sgn}\left(\sum_\beta W_{\alpha\beta} X_\beta(t) + S_\alpha\right) \qquad (4.47)$$

となる．これはよく見ると，McCulloch-Pitts 神経素子よりなる神経回路の方程式と同じ形であり，一つの部分

回路 N_α の動作を一つの McCulloch-Pitts 神経素子で近
似したことに相当する. $W_{\alpha\alpha}$ の値が大きい場合, すなわ
ち N_α が強い双安定回路の場合に, この近似はよく成立す
る. McCulloch-Pitts の神経素子は, 単一の神経素子の
モデルとしては単純すぎるかもしれない. しかし, これを
1個の双安定回路の動作モデルと考えることもできるので
ある.

4.5　神経集団の発振システム

1種類の神経素子を相互に結合した神経集団では, 離散
時間モデルに現われる周期2のトリビアルな振動を除け
ば, 活動度が発振することはなかった. 発振を示す神経集
団は, 興奮性と抑制性の両方の神経素子を含んでいなくて
はならない. 本節では, 二, 三の単純な発振神経回路網の
例を示す. 発振を示すには, 連続時間モデルを用いた方が
簡単である (離散時間モデルを用いても, 同様な発振が見
られることはいうまでもない).

4.5.1　二成分の神経集団

まずはじめに, 興奮性および抑制性の神経集団よりな
る系を考えよう. 活動度を支配する状態方程式は, 連続時
間モデル (4.40) において σ_1, σ_2 を定数と考え, $W_{\alpha\beta} = \bar{w}_{\alpha\beta}, S_\alpha = \bar{s}_\alpha - \bar{h}_\alpha$ とおいて

$$\tau_\alpha \frac{dU_\alpha}{dt} = -U_\alpha + \sum_{\beta=1}^{2} W_{\alpha\beta} F_\beta(U_\beta) + S_\alpha$$

$$= f_\alpha(U_1, U_2), \quad \alpha = 1, 2 \qquad (4.48)$$

と書ける．ここに，U_β は部分回路 $N_\beta(\beta=1,2)$ の平均膜電位であり

$$X_\beta = F_\beta(U_\beta), \quad \beta = 1, 2 \qquad (4.49)$$

は N_β の平均活動度である．活動度 X_β は，N_β の巨視的出力関数 F_β によって，膜電位 U_β から計算できる．F_β は一般に単調増大飽和形の非線形関数である．

　まず，図 4.24 に示すように，N_1 どうし，N_2 どうしの間に結合がなく，N_1 の素子は N_2 を刺激し，N_2 の素子は N_1 を抑制するようにのみ結合されている回路を考えよう．この場合，状態方程式は

$$\left.\begin{array}{l} \tau_1 \dfrac{dU_1}{dt} = -U_1 - W_{12}F_2(U_2) + S_1 = f_1(U_1, U_2) \\[2mm] \tau_2 \dfrac{dU_2}{dt} = -U_2 + W_{21}F_1(U_1) + S_2 = f_2(U_1, U_2) \end{array}\right\}$$

$$(4.50)$$

となる．ただし，ここでは N_2 から N_1 への結合の強さを $-W_{12}$ で表わし，W_{12}, W_{21} がともに正になるようにした．

　定理 4.3　自己結合のない興奮性および抑制性の 2 集団
　　よりなるシステムは，常に単安定である．
　証明　まず，システムの平衡状態を求めよう．平衡状態は，

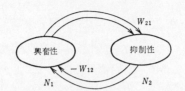

図 4.24　自己結合のない二成分システム

$$(W_{11} = W_{22} = 0)$$

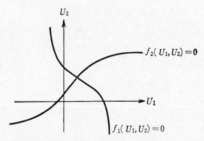

図 4.25　自己結合のない二成分システムの平衡状態

$$f_1(U_1, U_2) = f_2(U_1, U_2) = 0$$

を満たす $\bar{U}_1, \bar{U}_2$ である．二つの曲線 $f_1 = 0, f_2 = 0$ を
U_1-U_2 平面に描いてみよう（図 4.25）．簡単にわかるように，f_1 は右下り，f_2 は右上りの曲線で，両者は必ず 1 箇所で交わる．この交点が平衡状態である．簡単な計算で，この平衡状態は安定であることがわかる．

　事実この集団は単安定で，どの初期状態から出発しても，回路はこの平衡状態へ収束する．すなわち，このよう

な単純な結合では発振現象は起こらない．これを以下に示しておこう．U_1, U_2 の原点を平衡状態 $\bar{U}_1, \bar{U}_2$ のところへ移動しよう．すると，方程式 (4.48) は $U_\alpha - \bar{U}_\alpha$ を新しく

$$\hat{U}_\alpha = U_\alpha - \bar{U}_\alpha$$

とおいて

$$\left.\begin{array}{l} \tau_1 \dfrac{d\hat{U}_1}{dt} = -\hat{U}_1 - k_2(\hat{U}_2) \\[2mm] \tau_2 \dfrac{d\hat{U}_2}{dt} = -\hat{U}_2 + k_1(\hat{U}_1) \end{array}\right\} \tag{4.51}$$

の形に書き直せる[1]．ここに，k_1, k_2 は

$$k_1(0) = k_2(0) = 0$$

を満たす単調増加関数である．k_α を積分した

$$K_\alpha(\hat{U}) = \int_0^{\hat{U}} k_\alpha(V)dV, \quad \alpha = 1, 2$$

は，したがって，$\hat{U} = 0$ で最小値 $K_\alpha(0) = 0$ をとる．

いま，

$$R(\hat{U}_1, \hat{U}_2) = \tau_1 K_1(\hat{U}_1) + \tau_2 K_2(\hat{U}_2)$$

という関数を考えよう．この関数は，原点 $\hat{U}_1 = \hat{U}_2 = 0$ で最小値 0 をとり，原点から離れるに従ってその値が大きくなっていく，いわばすり鉢形の関数になっている．さて，初期状態 $(\hat{U}_1, \hat{U}_2)$ から出発して，方程式 (4.51) に従って $\hat{U}_1, \hat{U}_2$ が変化すると，関数 $R(\hat{U}_1, \hat{U}_2)$ の値はそ

---

1)　具体的に書けば，たとえば
$$k_2(\hat{U}_2) = W_{12}F_2(\hat{U}_2 + \bar{U}_2) - S_1 + \bar{U}_1$$
である．

れにつれてどう変化していくだろうか. これを見るには

$$\frac{dR}{dt} = \frac{\partial R}{\partial \hat{U}_1}\frac{d\hat{U}_1}{dt} + \frac{\partial R}{\partial \hat{U}_2}\frac{d\hat{U}_2}{dt}$$

を計算すればよい. すると, 簡単な計算で

$$\frac{dR}{dt} = -[\hat{U}_1 k_1(\hat{U}_1) + \hat{U}_2 k_2(\hat{U}_2)]$$

が得られる. ところが, この式の右辺は原点以外ではいつも負である. したがって, R の値で見るならば, 状態 $(\hat{U}_1, \hat{U}_2)$ は時間がたつにつれて常に R が減少するように, つまりすり鉢の底の原点へ落ち込むように変化していく. したがって, どこから出発しても, 状態は原点の安定平衡状態へ収束する. すなわち, 系は単安定である. このような仕方で, 力学系の大域的な安定性を証明する方法を Lyapunov の第二の方法といい, 関数 R を Lyapunov 関数と呼ぶ. 　　　　　　　　　　　　　　　　（証明終り）

　振動現象が起こるには, N_1, N_2 の二つの部分回路からなる神経集団の場合, N_1 は興奮性の自己結合をもたなくてはならない. これがある程度強いと, N_1 は双安定回路になり, $f_1 = 0$ の曲線は前に見たように逆 S 字形にくねる. たとえば, 図 4.26 のようになる. この図では, 平衡状態はやはり一つしかないが, パラメータの値によっては, この平衡点は不安定になる. こうなると, 系の状態は無限大に発散することがないので落ち着き先がなく, 振動を繰り返す. 振動の起こる条件は, 平衡点が一つしかなく

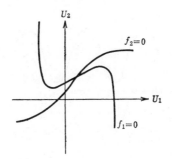

図4.26 自己結合のある二成分システムの平衡状態

しかもそれが不安定であることである．この条件は，離散時間の場合にも連続時間の場合にも，いろいろに調べられている．図4.27に振動の例を示そう．

ここでは，振動の仕組みを簡単な議論で理解するため，出力関数 $F_\alpha(U)$ を単位階段関数 $1(U)$ で近似した系の動作を調べよう．N_1 の自己結合係数 W_{11} が大きいときは N_1 の特性は双安定であり，N_1 は 1 に近い高い活動度か 0 に近い低い活動度のどちらかをとるから，この近似はそう不自然なものではない．また，ここでは N_2 内部での自己抑制結合はなく $W_{22}=0$ であると仮定する．この仮定は本質的でなく，W_{22} が 0 でない場合も全く同じ手法で解析できる．また，$\tau_1=\tau_2=\tau$ とする．

以上の近似のもとで，神経集団の活動度の方程式は

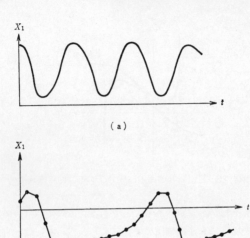

図 4.27　興奮性および抑制性素子よりなる神経集団の振動例
(a)　連続時間の場合（Amari,1972D）
(b)　離散時間の場合（Amari,1971）

$$\tau \frac{dU_1}{dt} = -U_1 + W_{11} 1[U_1] - W_{12} 1[U_2] + S_1$$

$$\tau \frac{dU_2}{dt} = -U_2 + W_{21} 1[U_1] + S_2$$

となる. ここで,

$$\boldsymbol{U} = \begin{bmatrix} U_1 \\ U_2 \end{bmatrix}, \quad \boldsymbol{S} = \begin{bmatrix} S_1 \\ S_2 \end{bmatrix}, \quad \boldsymbol{W}_1 = \begin{bmatrix} W_{11} \\ W_{21} \end{bmatrix}, \quad \boldsymbol{W}_2 = \begin{bmatrix} -W_{12} \\ 0 \end{bmatrix}$$

とおくと，方程式は

$$\tau \frac{dU}{dt} = -U + S + W_1 1[U_1] + W_2 1[U_2] \quad (4.52)$$

と書ける．U_1-U_2平面を，第 I，第 II，第 III，第 IV の四つの象限にわけて考えよう．たとえば第 I 象限では $1[U_1]$, $1[U_2]$ はともに 1 になるから，

$$U_{\mathrm{I}} = S + W_1 + W_2$$

とおくと

$$\tau \frac{dU}{dt} = -U + U_{\mathrm{I}}$$

が得られる．以下同様で $U_1 < 0, U_2 > 0$ の第 II 象限に対応して

$$U_{\mathrm{II}} = S + W_2,$$

$U_1, U_2 < 0$ の第 III 象限に対しては

$$U_{\mathrm{III}} = S,$$

$U_1 > 0, U_2 < 0$ の第 IV 象限に対して

$$U_{\mathrm{IV}} = S + W_1$$

とおくと，方程式は第 i 象限で

$$\tau \frac{dU}{dt} = -U + U_i, \quad i = \mathrm{I}, \mathrm{II}, \mathrm{III}, \mathrm{IV} \quad (4.53)$$

と書かれる．すなわち，系の状態は，U が第 i 象限にあるときは，U_i へ向かって変化していく．

そこで，$U_{\mathrm{I}}, U_{\mathrm{II}}, U_{\mathrm{III}}, U_{\mathrm{IV}}$ を $U-$ 平面上に描いてみよう．図 4.28 に一例を示すように，4 点 $U_{\mathrm{I}}, U_{\mathrm{II}}, U_{\mathrm{III}}, U_{\mathrm{IV}}$ は $U_{\mathrm{I}} U_{\mathrm{IV}}$ を上辺，$U_{\mathrm{II}} U_{\mathrm{III}}$ を下辺とする U_1 軸に平行な平

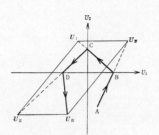

図 4.28　平行四辺形
$U_I U_{II} U_{III} U_{IV}$ と解の一例

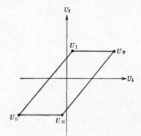

図 4.29　双安定の例（図
4.28 の平行四辺形を平行
移動したもの）

行四辺形となる．図で，第Ⅳ象限の A 点に初期状態が
あると，状態は U_{IV} を目指して直線的に変化して B 点に
達する．ここで，状態は第Ⅰ象限に入る．すると，U は
U_I を目指して変化するので，ここで方向が変わる．そ
して，C 点に達したところで，今度は第Ⅱ象限に入り U_{II}
の方向に変化する．D 点で第Ⅲ象限に入り，U は U_{III} 方
向へ向かうが，U_{III} がこの図では第Ⅲ象限にあるので，U
は U_{III} に収束する．

　一般に U_i が第 i 象限にあれば，第 i 象限から出発した
状態は必ず U_i に収束する．したがってこの U_i は安定平
衡状態である．系の刺激レベル S_1, S_2 を変えると，平行
四辺形 $U_I U_{II} U_{III} U_{IV}$ はこれに応じて平行に移動する．一
般にこの系は S の値に応じて単安定にも双安定にもなれ
る．たとえば，図 4.28 の平行四辺形を平行移動すれば図

4.29 のようになる．これは U_{I}, U_{III} の二つが安定平衡状態になり，双安定である．

　図 4.28 の単安定の場合の系の動作を調べておこう．通常は U は安定平衡状態 U_{III} に落ち着いている．ここで，外部から刺激がきて U が U_{III} から離れても，その変動が小さくて U が第 III 象限から出ない限り，刺激が消えれば U はまたそのまま U_{III} へ戻る．しかし刺激の強さと継続時間がある程度以上であると，U が第 II 象限に入る．たとえば，U が A 点まできたとしよう．ここで刺激が消失したとしても，U はもはやそのまま U_{III} へ戻ることはなく，A→B→C→D とまわり道をしながら U_{III} へ戻っていく．すなわち，刺激が消えた後でも U_1, U_2 はしばらく増加を続ける．B 点からは U_1 は減少に転ずるが，U_2 はまだ増加を続け，C 点で両者とも減少する．D 点では U_1 は減少しすぎているため，今度は回復し始めて U_{III} へ落ち着く．これは，Wilson-Cowan（1972）が計算機シミュレーションで見出して指摘した，いわゆる**活性過渡現象**と呼ばれる現象である．

　ところで，$W_{11} < W_{12}$，すなわち抑制性結合の方が N_1 の自己興奮性の結合よりも強い場合を考えよう．この場合，S を適当な値に選ぶと，図 4.30 に示すように，どの U_i も第 i 象限にないようにすることができる．すなわち，安定平衡状態が一つもない．その代り，図に示すような A→B→C→D→A と変化する振動解が存在する．この振動は安定であり，どの初期状態から出発してもこの振動へ

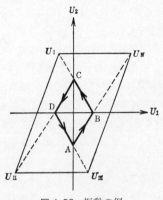

図 4.30 振動の例

落ち込んでいく. なお, 原点は系の特異点であるが, 原点
に任意に近い点から出発しても, 状態は原点から遠ざか
り, 振動する. これをまとめておこう.

定理 4.4 出力関数を階段関数で近似した興奮性および
  抑制性の神経集団よりなる系は
  （ⅰ） $W_{11} < |W_{12}|$,
  （ⅱ） 平行四辺形 $U_I U_{II} U_{III} U_{IV}$ が原点を囲む
  このとき, このときに限って振動回路網である. その
  他のときは, 系は単安定, もしくは双安定になる.

4.5.2 多成分の簡単な振動回路

興奮性および抑制性の神経集団を各1個ずつ含む系で

は，興奮性の部分回路 N_1 の内部で自己結合がない限り，発振回路網は作れなかった．しかし，このような自己刺激形の結合は比較的まれであるとされている．ここでは自己刺激形結合のない単純な構成の発振回路網を考えよう．

図 4.31 に示すように，m 個の神経集団 $N_1, \cdots, N_m$ があって，N_1 の出力は N_2 を刺激し，N_2 の出力は N_3 を刺激し，以下このようにして最後の N_m の出力が N_1 に結合されている一つの系を考えよう．これを環状構造の神経回路システムという．部分回路 N_α には興奮性の神経集団も抑制性の神経集団もあるものとし，抑制性集団の数が奇数個であるとする．$m=2$ の場合，すなわち興奮性，抑制性の集団が各 1 個ずつのときは発振が起こらないことをすでに示してあるので，$m \geqq 3$ の場合を考えよう．また，神経集団の時定数 τ_α はすべて等しいものとして，これを τ とおく．

系の巨視的状態方程式は，時間微分 d/dt を・で表わして，

$$\tau \dot{U}_\alpha = -U_\alpha + W_{\alpha\alpha-1} F_{\alpha-1}(U_{\alpha-1}) + S_\alpha, \quad \alpha = 1, 2, \cdots, m \tag{4.54}$$

と書ける．ただし，U_0, S_0 などの添字 0 は U_m, S_m などの添字 m を意味するものとし，$F_{\alpha-1}$ は $N_{\alpha-1}$ の巨視的出力関数，$W_{\alpha\alpha-1}$ は $N_{\alpha-1}$ から N_α への結合の強さで，$N_{\alpha-1}$ が興奮性なら $W_{\alpha\alpha-1}$ は正，抑制性なら負である．ここで

$$G_{\alpha-1}(U_{\alpha-1}) = W_{\alpha\alpha-1} F_{\alpha-1}(U_{\alpha-1}) + S_\alpha$$

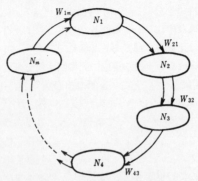

図 4.31　環状構造の神経回路網

とおこう. 関数 $G_\alpha(U)$ は N_α が興奮性のときは単調増大
関数, 抑制性のときは単調減少関数である. 系の方程式
は, G_α を用いると

$$\tau \dot{U}_\alpha = -U_\alpha + G_{\alpha-1}(U_{\alpha-1}), \quad \alpha = 1, \cdots, m \quad (4.55)$$

と書ける. ただし $G_0(U_0)$ は $G_m(U_m)$ のことを意味する
ものとする. 次の定理は, 発振の条件を与える.

定理 4.5　抑制性の回路を奇数個含む m 個の神経集団
　　よりなる環状構造のシステムには, 平衡状態 $(U_{10},$
　　$U_{20}, \cdots, U_{m0})$ がただ一つ存在する. 平衡状態におけ
　　る N_α から $N_{\alpha+1}$ への結合の伝達効率の変化率を

$$k_\alpha = G'_\alpha(U_{\alpha 0}), \qquad (4.56)$$

　　環状構造を一まわりしたこれらの積の符号を変えたも
　　のを

$$K = - \prod_{\alpha=1}^{m} k_\alpha \qquad (4.57)$$

とする．このとき，

$$K > \frac{1}{\{\cos(\pi/m)\}^m} \qquad (4.58)$$

ならば，システムは振動系である．

証明　まず，系の平衡状態を求めよう．平衡状態は

$$U_\alpha = G_{\alpha-1}(U_{\alpha-1}), \quad \alpha = 1, \cdots, m$$

を満たさなくてはいけない．これより順に代入によって

$$\left.\begin{array}{l} U_1 = G_m[G_{m-1}[G_{m-2}\cdots G_1(U_1)\cdots]] \\ U_2 = G_1[G_m[G_{m-1}\cdots G_2(U_2)\cdots]]. \\ \cdots \end{array}\right\} \qquad (4.59)$$

が得られる．ところで，関数

$$G_m[G_{m-1}[\cdots G_1(u)]\cdots]$$

は，単調関数の中に単調関数を $m-1$ 個順に代入して合成した関数であり，やはり単調関数である．$G_1, G_2, \cdots, G_m$ の中に単調減少の関数が奇数個あれば，これは全体として単調減少関数になる．ここで考えている系は，抑制性の神経集団 N_α を奇数個含むから，上記の関数は単調減少関数である．また，$G_1[G_m[\cdots G_2(u)\cdots]]$ などもすべて単調減少関数である．ところで f が連続な単調減少関数であれば，方程式

$$u = f(u)$$

は，一つ，ただ一つの根 u_0 をもつ．したがって，(4.59)

を満たす U_α は，一組，ただ一組の解をもち，この系はた
だ一つの平衡状態

$$\boldsymbol{U}_0 = (U_{10}, U_{20}, \cdots, U_{m0})$$

をもつ.

　次に，この平衡状態の安定性を調べよう．系が平衡状態
$\boldsymbol{U}_0$ から少しずれた状態 $\boldsymbol{U}_0 + \boldsymbol{\varepsilon}$ にあるときのずれ $\boldsymbol{\varepsilon}$ の変
化は，線形微分方程式

$$\tau\dot{\boldsymbol{\varepsilon}} = \mathrm{A}\boldsymbol{\varepsilon}$$

で示される．行列 A は，もとの方程式 (4.55) の右辺を
微分して得られるから，この場合は

$$\mathrm{A} = \begin{bmatrix} -1 & & & & k_m \\ k_1 & -1 & & 0 & \\ & k_2 & -1 & & \\ & & \ddots & \ddots & \\ 0 & & & k_{m-1} & -1 \end{bmatrix} \qquad (4.60)$$

という簡単な形をしている.

　平衡状態 $\boldsymbol{U}_0$ は，行列 A の固有値で実部が正のものが
一つでもあれば不安定，固有値の実部がすべて負であれば
安定である．そこで，行列 A の固有値を求める．固有値
λ は，E を単位行列として，

$$\det |\mathrm{A} - \lambda\mathrm{E}| = 0 \qquad (4.61)$$

を解いて求まる．行列 A が簡単な形をしているので，行
列式 $\det |\mathrm{A} - \lambda\mathrm{E}|$ が計算できて，

$$(-1)^m(1+\lambda)^m + (-1)^{m-1}\prod_{\alpha=1}^{m} k_\alpha = 0$$

が得られる．したがって，方程式は

$$(1+\lambda)^m = -K$$

となるから，その根は

$$\lambda = -1 + K^{1/m}\omega$$

と書ける．ただし ω は (-1) の m 乗根，すなわち

$$\omega^m = -1$$

を満たす複素数である．ω のうちで，実部の最大のものは

$$\omega = e^{\pm(\pi/m)i} = \cos\frac{\pi}{m} \pm i\sin\frac{\pi}{m}$$

であるから，

$$K^{1/m}\cos\frac{\pi}{m} - 1 > 0$$

すなわち

$$K^{1/m} > \frac{1}{\left(\cos\dfrac{\pi}{m}\right)}$$

のときには平衡状態 U_0 は不安定，そうでないときは安定になる．

　U_0 が不安定なときは，状態は U_0 に安定に止まることはできない．しかし，ほかに平衡状態はなく，また出力関数 F_α は有界であるから無限大に発散する解もない．したがって，状態は変動を続けることになる．すなわち，K の値が (4.58) を満たすときに，振動系が得られる．

（証明終り）

　平衡点 U_0 は各 N_α への外部刺激レベル S_α に依存し，
K の値は U_0 に依存している．したがって，通常はある
安定状態 U_0 にある系でも，S_α の値が変わるにつれて K
の値が変化し，発振状態になることが起こる．成分回路
の数が $m = 2$ のときは，$\cos \dfrac{\pi}{m} = 0$ であるから発振回路
が得られないことは明らかである．最も簡単なものは，
一つの抑制性神経集団と二つの興奮性集団とを結合した
$m = 3$ の場合，三つの抑制性の集団よりなる $m = 3$ の場
合である．これらは，互いに一方向性の環状結合をしてい
る．ほかの結合がさらに余分に加わっても，発振の起こる
可能性のあることはいうまでもない．

4.5.3　安定平衡状態と発振とが共存する系

　安定平衡状態にある系は，小さな外乱が来ても，すぐに
もとに戻る．しかし，安定平衡状態の外側に発振する領域
があると，大きな刺激によって状態が一度安定領域の外に
出てしまうと，刺激がなくなった後でも系は発振を続ける
（この発振は疲労その他の原因でいつかは消失し，安定状
態に戻ってよい）．このように，安定平衡状態と振動とが
共存する系[1] を考えてみよう．このような系は，神経系
の異常発振とも関連して[2]，興味がもたれる．ここでは，
単純な神経集団よりなる系でそのような特性をもつものを

---

　1)　これを堅い発振系と呼ぶことがある．これに対して，安定平
衡状態をもたない発振系を柔らかい発振系と呼ぶ．
　2)　たとえば，kindling 現象など．

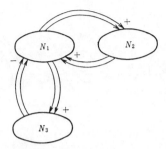

図 4.32　安定平衡状態と振動とが共存するシステム
+は興奮性の結合，−は抑制性の結合を示す．

求めてみよう．

　興奮性および抑制性各一つの，二つの部分集団からなる
系では，このような特性が現われにくい[1]．そこで，さら
に一つの興奮性集団を加え，図 4.32 に示すように，二つ
の興奮性神経集団 N_1 と N_2 とが相互に結合し，また N_1
は抑制性集団 N_3 と相互に結合している系を考えよう．

　システムの方程式は

$$\left.\begin{array}{l} \tau_1 \dot{U}_1 = -U_1 + W_{12} F_2(U_2) - W_{13} F_3(U_3) + S_1 \\ \tau_2 \dot{U}_2 = -U_2 + W_{21} F_1(U_1) + S_2 \\ \tau_3 \dot{U}_3 = -U_3 + W_{31} F_1(U_1) + S_3 \end{array}\right\}$$

$$(4.62)$$

である．

---

　1)　出力関数 F_α の形を無理に工夫すれば，このような特性が得
られる．

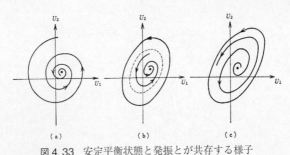

(a)   (b)   (c)

図 4.33   安定平衡状態と発振とが共存する様子

図では，U_1, U_2 の二つの変数のみを示した．(a) は単安定，(b) は安定平衡状態と安定振動が共存，(c) は振動系で安定振動のみが存在する．

この方程式で，パラメータを適当に選ぶと次のような現象が起こる．まず，S_1, S_2, S_3 を適当に選ぶと，系は単安定になる．この状態でいかに強い刺激が来ても，その刺激を取り去れば，系は安定平衡状態に戻ってしまう（図 4.33 (a)）．ここで何らかの原因で，S_1 の値が少し変化したとしよう．すると，系は，安定平衡状態とそのまわりに安定振動とをもつ力学系（堅い発振系）に変わる．このとき，系は小さな外乱に対して安定である．すなわち，外乱で安定平衡状態から少しはずれても，系はもとの安定平衡状態に戻る．しかし，外乱がある程度以上に大きいと振動状態に移り，これが持続する（図 4.33 (b)）．S_1 の値がもっと大きくなると，系には安定平衡状態がなくなり，いつでも振動を起こす柔らかい発振回路となる（図 4.33

(c)).

4.6　文献と補遺

　神経集団の力学，とくにランダムに結合した神経回路
網の研究は，Shimbel-Rapoport（1948）など古くから
多数の研究者に取り上げられている．Rapoport（1952）
は，この種の回路が"点火現象（ignition phenomena）"
を示すこと，すなわち，入力刺激が一度ある一定値を越え
ると，点火が行なわれて高い活動度が保持されることを示
した．これは，回路が双安定であることにほかならない．
そ の 後，Allanson（1956），White（1961），Ashbyら
（1962），Smith-Davidson（1962）らが研究を続けた．
一方 Hebb（1949）は細胞集団（cell assembly）の重要
性を指摘し，脳の中では情報は細胞集団が担う巨視的な量
であるとした．ランダム結合の回路をこの細胞集団とみな
し，その力学の振舞いを計算機で調べたものに Rochester
ら（1956）がある．

　その後，ランダム結合回路の研究は，Rozonoer（1969
A，B，C），甘　利（1970），Anniosら（1970），Amari
（1971）などによって推進された．Rozonoer は，巨視的
状態方程式導出に関する理論的な問題点を指摘し，An-
nios らは計算機シミュレーションによって，双安定回
路にヒステリシス現象があることを指摘した．正規分
布近似を用いて，活動度の巨視的状態方程式を導くと

ともに，そのパラメータ依存性を理論的に調べ，カタス
トロフィ曲線を導いたのは甘利（1970, 1972B），Amari
（1971, 1972D）である．

　ランダム回路のカタストロフィは，アナログ神経素
子を用いた場合に Amari（1972D），絶対不応期のある
素子を用いた場合に Yoshizawa（1974）が調べている．
また，ランダム結合回路の計算機シミュレーションは，
Burattini-Liesis（1972），Annios（1972），MacGregor-
Palasek（1974），Wong-Harth（1973），Venzl（1976）
など，その後も多数ある．また，空間的な場に神経素子
が分布したランダム回路網を調べる研究もある（Farley-
Clark, 1961；Shimura-Pask, 1974）．

　ランダム結合回路をさらに結合したシステムについて
は，甘利（1970），Amari（1971），Harth ら（1970）が
扱っている．とくに興奮性および抑制性の二つの部分回路
からなるシステムにおける発振の存在とその条件は，離散
時間モデルの場合（甘利，1970；Amari，1971）および
連続時間モデルの場合（甘利，1972C；Amari，1972D）
のそれぞれに，詳細に議論されている．Wilson-Cowan
（1972）は，やはり興奮性および抑制性の神経集団を結合
したシステムが発振することを示し，同様の議論を行なっ
た．Wilson と Cowan のたてた方程式は，X を活動度と
して

$$\tau \dot{X} = -X + (1-X)F(wX+s)$$

の形をしている．これは，本章で扱った方程式とは，(1−

X) の項が違うだけで，本質的には同じ形である．彼らは，離散情報モデルの立場で考え，絶対不応期の影響で，非線形出力関数 F に $(1-X)$ の因子が掛かるとしている．本章のモデルでは，はじめからアナログモデルを採用し，短時間平均をとったのちの議論であるから，不応期の影響はすでに F の中に含まれていることになる．なお，どちらのモデルを用いても，定性的には，ほぼ同じ性質が成立している．

　なお，3成分以上を含む環状構造回路で，安定平衡状態が一つもない場合に，発散解がないことから，系は振動すると述べた．しかし，これは周期解の存在を意味するとは限らない．3成分系の場合の周期解の存在は，Tsuruta (1978) に証明されている．

　ここでは，連続時間の神経素子の方程式として，一階の微分方程式を考えたので，神経集団の方程式もまた一階の微分方程式になった．Freeman (1975)，Ahn-Freeman (1974) は，神経素子および集団の方程式として，二階の微分方程式を考えている．これを用いると，図 4.24 に示すような，自己結合のない二つの興奮性および抑制性の集団を相互に結合したシステムで振動が起こる．一階の微分方程式に従う集団を二つ直列に結合した系は二階の微分方程式に従うから，Freeman のシステムは，実は四つの一階の集団を環状につないだシステム（そのうちの一つが抑制性）とみなせる．こう考えると，発振現象がよく理解できる．

　小脳性反響回路は Tsukahara ら（1971），川人-塚原（1977）に見られる．kindling 現象とは，電気刺激を毎日 1 回ほんの少しずつ脳の limbic site に与えると，脳に永久的な変化が生じ，その後はちょっとの電気刺激で脳波の発振とひきつけを起こすようになる現象をいう．単安定の系が，ちょっとの変化の積み重ねで安定平衡状態のまわりに振動の存在する系に変わることで，kindling 現象を説明しようとしたのは，Lieblich-Amari（1978）である．

5. 統計神経力学の数学的基礎

　統計神経力学は，ランダム結合の神経回路網における情報の力学を，巨視的な立場で扱う．巨視的な法則を導くためには，統計的平均操作が不可欠であるが，これに関連して種々の数学的な問題が生ずる．第1は，膜電位などの諸量の確率分布に関するものである．第3章で，正規近似，ポアソン近似を用いて切り抜けたこの問題を，本章では一般的な分布を用いて厳密に扱う．第2は，巨視的状態方程式を導くにあたって，現在の微視的状態と過去の微視的状態の間に生ずる確率的相関をどう断ち切ったらよいかの問題である．これは，統計力学の気体分子運動論において，Boltzmann の方程式を導く際に生じた問題と同根のものである．統計神経力学において，この種の相関が断ち切れることが，最近"弱い意味"で証明された．

　本章では，ランダム神経回路のアンサンブルを考察して，このような数学的な基礎問題を解決する．また，巨視的状態の概念を一般化して，ランダム回路の状態遷移図の様相を明らかにするための方法を提案する．数学的基礎に興味のない読者は，本章を省略して先へ進むことをおすすめしたい．

5.1 変換回路網における巨視的情報

5.1.1 巨視的情報の条件

m 本の入力情報 $\boldsymbol{x} = (x_1, x_2, \cdots, x_m)$ を受け, これを n 本の出力情報 $\boldsymbol{z} = (z_1, z_2, \cdots, z_n)$ に変換する, 相互結合のない変換回路網を考えよう. 回路網の入出力関係は, 離散時間モデルでは

$$z_i = f\left(\sum_{j=1}^{m} w_{ij} x_j + s_i\right)$$

であった. (本章では, $s_i - h_i$ の項を一まとめにして, 単に s_i と書くことにする. また, s_i は時間とともに変化しないものとする.)

回路網の構造は nm 個の荷重 w_{ij} と, n 個の外部刺激レベル (−しきい値) s_i とで定まるものと考えてよい. これらの $nm+n$ 個の量を一まとめにして, 記号 ω で表わそう.

$$\omega = \{w_{ij}, s_i\}$$

ω を与えれば, 回路網の構造が決まり, したがって入出力関係が定まる. いま, 構造がパラメータ ω で定まる回路網の入出力関係を

$$\boldsymbol{z} = T_\omega \boldsymbol{x} \tag{5.1}$$

と表わす. T_ω は入力 $\boldsymbol{x}$ に作用する非線形の作用素で, 具体的には, $T_\omega \boldsymbol{x}$ の第 i 成分は

$$(T_\omega \boldsymbol{x})_i = f(\sum_j w_{ij} x_j + s_i) \qquad (5.2)$$

である. ランダム結合の回路は, パラメータ ω をある確率分布に基づいてランダムに決めたものである.

　回路網の（微視的）入力情報 $\boldsymbol{x}$ は, X_1, …, X_k の k 個の巨視的情報を担っているとしよう. これを

$$\boldsymbol{X} = (X_1, \cdots, X_k)$$

の k 次元ベクトルで表わす[1]. $\boldsymbol{X}$ はもちろん $\boldsymbol{x}$ に依存している. これを

$$\boldsymbol{X} = \boldsymbol{X}(\boldsymbol{x})$$

と書く. 巨視的出力情報も同様に, Z_1, …, Z_k であるとし, これを

$$\boldsymbol{Z} = \boldsymbol{Z}(\boldsymbol{z})$$

と書こう.

　いま, 回路に入力 $\boldsymbol{x}$ が来たとしよう. このときの巨視的入力を $\boldsymbol{X}$ とする. 回路の微視的出力は

$$\boldsymbol{z} = T_\omega \boldsymbol{x}$$

であるから, 巨視的出力は

$$\boldsymbol{Z} = \boldsymbol{Z}(T_\omega \boldsymbol{x})$$

である. $\boldsymbol{Z}(T_\omega \boldsymbol{x})$ は, 回路のパラメータ ω に依存する. しかし, ランダム結合の回路網に巨視的法則が存在するものならば, $\boldsymbol{Z}$ は入力の巨視的情報 $\boldsymbol{X}$ と回路網の巨視的パラメータとに依存して一意的に定まらなければいけない.

---

1)　巨視的情報が活動度ただ一つからなる場合は, $k = 1$ である.

すなわち，ランダムに作られたどの回路も，共通の巨視的
な入出力関係をもたなくてはいけない.

入出力関係のパラメータ依存性を見るために，パラメー
タ ω の回路網を N_ω で表わし，ランダムに作られたすべ
ての N_ω の集合を

$$\mathcal{N} = \{N_\omega\}$$

としよう. ω の確率分布を定めれば，$\mathcal{N}$ に確率が導入さ
れる. 確率分布まで考えた $\mathcal{N}$ をランダム回路網のアンサ
ンブルと呼ぶ. これからは，個々の N_ω ではなくて，$\mathcal{N}$
に属する回路網全体について考えていこう. とくに，$\mathcal{N}$
に属する回路網全体についての平均を，アンサンブル平均
と呼ぶ.

ランダム回路がアンサンブル $\mathcal{N}$ 全体にわたって共通の
巨視的入出力関係

$$Z = F(X)$$

をもつとしてみよう. F は k 個の成分 $F_1, \cdots, F_k$ をも
つ k 変数のベクトル関数である. 実際は，回路網の巨
視的出力は $Z(T_\omega x)$ であるから，これは，$Z(T_\omega x)$ の値
が ω によらず，しかも個々の x にはよらずに $X(x)$ の
値のみに依存して定まることを要請している. 現実に
は，$Z(T_\omega x)$ の値が回路網の構造 ω に依存しないという
ことはありえない. そこで，この要請を少しゆるめて，
$Z(T_\omega x)$ の値は回路網 N_ω ごとに少しずつ異なっている
が，その相違はきわめて小さく，どれもほぼ $F(X(x))$
に等しくなるとしてみよう. より数学的にいうならば，

$Z(T_\omega x)$ の値は $\mathcal{N}$ 全体にわたって平均すると $F(X)$ に等しく，しかも個々の $Z(T_\omega x)$ の平均からのずれがきわめて小さいと考える．とくに，数学的な理想化として，入出力の線維数 n, m を無限大にしたときに，平均からのずれが 0 になる，すなわち，$\mathcal{N}$ の "ほとんどすべての回路" で，出力 $Z(T_\omega x)$ が $F(X)$ に "きわめて近い" のであれば，巨視的情報の入出力関係が $\mathcal{N}$ 全体にわたって成立すると考えてよい．X, Z がこのような意味の巨視的情報となるための条件を数学的に表現しよう．

巨視的情報の条件 $X(x), Z(z)$ が巨視的入出力情報であるためには，ベクトル関数 $F(X)$ が存在して，任意の x に対して，x の巨視的状態を

$$X_0 = X(x)$$

とすると

$$\lim_{n, m \to \infty} E[\,|Z(T_\omega x) - F(X_0)|^2\,] = 0 \qquad (5.3)$$

が成立しなければならない．ここに，E はアンサンブル $\mathcal{N}$ についての平均，すなわち確率変数 ω についての期待値を意味する．

式 (5.3) は，n と m とが大きくなるに従って，実際の回路 N_ω の巨視的出力情報 $Z(T_\omega x)$ が，巨視的入出力関係より計算した値 $F(X_0)$ に平均二乗の意味で収束することを要求している．これは，

$$\lim_{n, m \to \infty} E[\boldsymbol{Z}(T_\omega \boldsymbol{x})] = \boldsymbol{F}(\boldsymbol{X}_0) \qquad (5.4)$$

$$\lim_{n, m \to \infty} V[\boldsymbol{Z}(T_\omega \boldsymbol{x})] = 0 \qquad (5.5)$$

のように書き直すことができる. $V[\boldsymbol{Z}]$ は $\mathcal{N}$ についての（ω についての）$\boldsymbol{Z}$ の共分散行列である. (5.4) は, ランダムに作られた回路網のアンサンブル $\mathcal{N}$ 全体について, 出力 $\boldsymbol{Z}(T_\omega \boldsymbol{x})$ を平均したものは $\boldsymbol{F}(\boldsymbol{X}_0)$ であること, (5.5) は, 各回路の巨視的出力の平均からのずれ（分散）が 0 に収束すること, を主張している. 平均二乗収束は確率収束を意味するから, (5.3) はまた, 任意の $\varepsilon > 0$ に対して

$$\lim_{n, m \to \infty} \mathrm{Prob}\{|\boldsymbol{Z}(T_\omega \boldsymbol{x}) - \boldsymbol{F}(\boldsymbol{X}_0)| > \varepsilon\} = 0 \qquad (5.6)$$

の成立を意味する. これは, 回路 N_ω をランダムに作ると, N_ω の現実の出力 $\boldsymbol{Z}(T_\omega \boldsymbol{x})$ と期待される出力 $\boldsymbol{F}(\boldsymbol{X}_0)$ との差が ε 以上になるような回路 N_ω が生成される確率は, どんな小さな $\varepsilon > 0$ に対しても, $n, m \to \infty$ の極限では 0 になることを主張している.

巨視的情報の条件を満たす $\boldsymbol{X}, \boldsymbol{Z}$ が存在すれば, ランダムに生成された "ほとんどすべて" の回路 N_ω に対して, 共通の巨視的入出力関係

$$\boldsymbol{Z} = \boldsymbol{F}(\boldsymbol{X}) \qquad (5.7)$$

が成立しているとみなしてかまわない. 活動度 X, Z がこのような巨視的情報の条件を満たす量であることを証明する前に, ω の確率構造を調べておこう.

5.1.2 単純変換回路網の確率構造

次の二つの条件を満たす確率構造をもつランダム回路を, 単純ランダム変換回路という.

（ⅰ）　w_{ij} はすべて互いに独立で, 同一の確率分布をもつ.

（ⅱ）　s_i はすべて互いに独立で, 同一の確率分布をもつ. s_i と w_{ij} とは独立である.

単純ランダム変換回路では, すべての神経素子は同じ確率構造をもち, しかも確率的に互いに独立である.

統計神経力学を扱うには, 理想化した極限 $n, m \to \infty$ を考える. いま, 入力の本数が n のときのシナプス荷重を, とくに $\overset{n}{w}_{ij}$ と書こう. すると, 一つの素子（たとえば第 i 番目の素子）のシナプス荷重の総和 $\overset{n}{w}_i$ は

$$\overset{n}{w}_i = \sum_{j=1}^{n} \overset{n}{w}_{ij}, \quad i = 1, \cdots, m$$

と書ける. $\overset{n}{w}_i$ は各 i ごとに独立に分布する確率変数である. $n \to \infty$ とした数学的な極限を考える際に, $\overset{n}{w}_{ij}$ の分布を固定したままで n を大きくしては, $\overset{n}{w}_i$ が大きくなりすぎて現実に合わない. したがって, $\overset{n}{w}_i$ の分布を現実の状況に合わせて固定し[1], この条件のもとで, $n \to \infty$ の極限を考えなくてはいけない. このとき $\overset{n}{w}_{ij}$ の分布は n に依存する. 一方, s_i は n, m に関係ない一定の分布をもつと考えてよい.

---

1)　たとえば, $\overset{n}{w}_i$ の期待値は一定という条件をつける.

いま, $\overset{n}{w}_{ij}$ の確率分布の特性関数を $W_n(\theta)$ としよう.
すなわち,

$$W_n(\theta) = E[\exp(i\theta\overset{n}{w}_{ij})] \qquad (5.8)$$

である[1]. $\overset{n}{w}_i$ は独立な $\overset{n}{w}_{ij}$ の n 個の和である. 独立な確率変数の和の特性関数は, それぞれの特性関数の積になっているから, $\overset{n}{w}_i$ の特性関数は $\{W_n(\theta)\}^n$ である. したがって, $n \to \infty$ の極限における $\overset{n}{w}_i$ の分布の特性関数を $W(\theta)$ とすると,

$$W(\theta) = \lim_{n \to \infty} \{W_n(\theta)\}^n \qquad (5.9)$$

が成立している.

$\overset{n}{w}_i$ の確率分布は, $n = \infty$ においては無限に多くの $\overset{n}{w}_{ij}$ の和で表わされるという性格を反映して, (5.9) のような表現をもつ. このような分布のことを, 数学では**無限分割可能な分布**と呼び, その一般的な性質が詳しく調べられている. たとえば, 無限分割可能な分布の特性関数は, ある有界の単調増大関数 $G(z)$ を用いて

$$\log W(\theta) = i\bar{w}\theta + \int_{-\infty}^{\infty} \left(e^{iz\theta} - 1 + \frac{iz\theta}{1+z^2} \right) \frac{1+z^2}{z^2} dG(z)$$

と表わされる (Levy-Khinchin 表示). これは, 無限分割可能分布が, 本質的には正規分布と何個かの (無限個でも

---

1) 確率変数 x の特性関数 $A(\theta)$ とは, $e^{i\theta x}$ の期待値

$$A(\theta) = E[\exp(i\theta x)]$$

のことで, これは x の分布関数のフーリエ変換になっている. i は虚数単位である.

よい）ポアソン分布の和で表わされることを示している.

　無限分割可能な分布の例を挙げておこう.

　例1　正規分布：$\overset{n}{w}_i$ が極限において, 平均 $\bar{w}$, 分散 σ_w^2 の正規分布 $N(\bar{w}, \sigma_w^2)$ に従うとき. たとえば, 各 $\overset{n}{w}_{ij}$ が, 平均 $\bar{w}/n$, 分散 σ_w^2/n の正規分布に従うとき, $\overset{n}{w}_i$ は正規分布である. これ以外にも, 各 $\overset{n}{w}_{ij}$ が "おとなしい分布" であれば, 中心極限定理によって, $\overset{n}{w}_i$ は正規分布に漸近する.

　例2　ポアソン分布：$\overset{n}{w}_i$ が平均 $\bar{w}$ のポアソン分布に漸近するとき. たとえば各 $\overset{n}{w}_{ij}$ が確率 $\bar{w}/n$ で1の値を, 確率 $1-\bar{w}/n$ で0の値をとる確率変数である場合.

　例3　定数分布：$\overset{n}{w}_i$ が定数 $\bar{w}$ に収束するとき. たとえば, ε_{ij} を平均, 分散がともに有限の（n に関係しない）独立な確率変数として, $0 < \alpha \leqq 1$ の範囲で

$$\overset{n}{w}_{ij} = \begin{cases} \dfrac{\varepsilon_{ij}}{n^\alpha}, & 確率 \quad \dfrac{1}{n^{1-\alpha}} \quad で \\ 0, & 確率 \quad 1 - \dfrac{1}{n^{1-\alpha}} \quad で \end{cases}$$

のときに得られる. $\alpha = 1$ のときは, $\overset{n}{w}_{ij}$ は ε_{ij}/n に等しい. α が小さくなるにつれて, $\overset{n}{w}_{ij}$ が0でない確率が $1/n^{1-\alpha}$ のオーダーになるが, 非零の $\overset{n}{w}_{ij}$ の値は $\varepsilon_{ij}/n^\alpha$, すなわち, $1/n^\alpha$ のオーダーの量になる.

　このほか, Γ-分布なども, 無限分割可能な分布になっている. また, 例2で, $\overset{n}{w}_{ij}$ の値を0, 1としたが, その代りに, 独立な確率変数 ε_{ij} を用いて

$$\overset{n}{w}_{ij} = \begin{cases} \varepsilon_{ij}, & \text{確率} \quad \dfrac{\bar{w}}{n} \quad \text{で} \\ 0, & \text{確率} \quad 1-\dfrac{\bar{w}}{n} \quad \text{で} \end{cases}$$

とおいた複合ポアソン分布もこの族に属する．現実に興味
のある分布は，正規分布か（複合）ポアソン分布であり，
しかも（複合）ポアソン分布の場合は $\bar{w}$ がある程度以上
に大きければ，正規分布で近似してよい．

5.1.3　巨視的情報の変換法則

　まず，x_i, z_j が $0, 1$ の二値をとる場合に，活動度 X, Z
が巨視的情報の条件を満たすことを示し，その変換法則を
求める．$W(\theta)$ を $\overset{n}{w}_i$ の極限分布の特性関数，$S(\theta)$ を s_i
の特性関数とする．

　定理 5.1　入出力が $0, 1$ の二値をとる単純ランダム変換
　　回路で，活動度 X, Z は巨視的情報の条件を満たし，
　　その変換関数 $F(X)$ は

$$F(X) = \frac{1}{2\pi}\int_0^\infty \left[\int_{-\infty}^\infty e^{-iu\theta}\{W(\theta)\}^X S(\theta)d\theta\right]du \tag{5.10}$$

　　で与えられる．

　証明　活動度 X の微視的入力を $\boldsymbol{x}$ としたとき，

$$u_i = \sum_j \overset{n}{w}_{ij}x_j + s_i$$

は，各 i ごとに独立で同一の分布に従う確率変数であ

る. n 個の x_j のうちで nX 個が 1, ほかは 0 の値である
から, u_i は nX 個の独立な $\overset{n}{w}_{ij}$ と s_i との和になる. した
がって, u_i の確率分布の特性関数 $U_n(\theta)$ は
$$U_n(\theta) = \{W_n(\theta)\}^{nX} S(\theta)$$
である. n を無限大にした極限では, u_i の特性関数は
$$U(\theta) = \{W(\theta)\}^{X} S(\theta) \qquad (5.11)$$
になる. 出力 $\boldsymbol{z} = T_\omega \boldsymbol{x}$ の第 i 成分 z_i は, u_i が正のとき
1, 負のとき 0 である. u_i が正になる確率を P とおくと,
各 z_i は, 独立に, 確率 P で 1, 確率 $1-P$ で 0 の値をと
る. したがって,

$$E[Z(\boldsymbol{z})] = \frac{1}{m} \sum_{i=1}^{m} E(z_i) = P$$

$$V[Z(\boldsymbol{z})] = \frac{1}{m^2} \sum_{i=1}^{m} V[z_i] = \frac{1}{m} V[z_i]$$

となる. これより,

$$\lim_{m \to \infty} V[Z(T_\omega \boldsymbol{x})] = 0$$

が証明された. 次に, P が X のみの関数であることを示
し, P の形を具体的に求めよう. u_i の特性関数は, u_i の
分布関数のフーリエ変換であるから, これを逆変換した

$$\frac{1}{2\pi} \int_{-\infty}^{\infty} e^{-i\theta u} U(\theta) d\theta$$

が u_i 分布関数になる. したがって

$$P = \mathrm{Prob}\{u > 0\}$$

$$= \frac{1}{2\pi} \int_0^\infty \left[\int_{-\infty}^\infty e^{-i\theta u} U(\theta) d\theta \right] du$$

が $n \to \infty$ の極限で成立する．(5.11) より，これは X の
みの関数で，(5.10) の $F(X)$ に等しい． (証明終り)

　$W(\theta)$, $S(\theta)$ がともに正規分布の場合は，(5.10) を計
算して，第3章で与えた (3.30) 式が得られる．また，
$W(\theta)$ がポアソン分布に従う場合には，$S(\theta)$ の分布関数
より $P(a)$ を求めると，(3.31) 式が得られる．

　次に，出力関数を

$$f(u) = \begin{cases} 0 & u \leqq 0 \\ d_\alpha & a_{\alpha-1} < u \leqq a_\alpha \\ 1 & u > a_{l-1} \end{cases} \qquad (5.12)$$

のような階段関数で近似した神経素子モデルを考えよ
う（図 5.1）．ここに，$0 = a_0 < a_1 < a_2 < \cdots < a_{l-1}$, $0 = d_0 < d_1 < d_2 < \cdots < d_{l-1} < d_l = 1$ とする．これは，出力
が $0, d_1, \cdots, d_{l-1}, 1$ の $l+1$ 個の値をとる素子で，**多値しき
い素子**と呼ばれている．連続出力関数は，l を大きくとれ
ば，この形の階段関数でいくらでもよく近似できる．

　微視的入力信号 x_i も，出力信号 z_i と同様に $l+1$ 個の
値 $d_0, \cdots, d_l$ をとるものとする．

$$\delta_\alpha(x) = \begin{cases} 1, & x = d_\alpha \ \text{のとき} \\ 0, & x \neq d_\alpha \ \text{のとき} \end{cases}$$

という関数を用いて X_α を定義しよう．

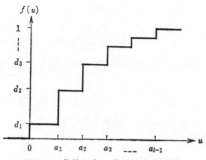

図5.1 多値しきい素子の出力関数

$$X_\alpha(\boldsymbol{x}) = \frac{1}{n} \sum_{i=1}^n \delta_\alpha(x_i), \quad \alpha = 0, \cdots, l \qquad (5.13)$$

X_α は，$\boldsymbol{x}$ の成分のうちで d_α に等しいものの割合である．$X_0, X_1, \cdots, X_l$ を一まとめにして

$$\boldsymbol{X}(\boldsymbol{x}) = [X_0(\boldsymbol{x}), \cdots, X_l(\boldsymbol{x})]$$

としよう[1]．$\boldsymbol{X}(\boldsymbol{x})$ は，n 個の入力 x_i のうちで，どのレベルの強さのものがどのくらいの割合で含まれているかを示す巨視的な量といえる．これを**占有率ベクトル**と呼ぼう．出力 $\boldsymbol{z}$ についても，占有率ベクトル

---

1) $X_\alpha(\boldsymbol{x})$ はすべてが独立ではなく，

$$\sum_{\alpha=0}^l X_\alpha = 1$$

が成立している．

$$\boldsymbol{Z}(\boldsymbol{z}) = [Z_0(\boldsymbol{z}), \cdots, Z_l(\boldsymbol{z})]$$

$$Z_\alpha(\boldsymbol{z}) = \frac{1}{m} \sum_{i=1}^m \delta_\alpha(z_i)$$

が同様に定義できる. このとき, 次の定理が成立する.

定理 5.2　占有率ベクトルは巨視的情報の条件を満足する. 占有率ベクトルの変換関数 $\boldsymbol{F}$ は

$$F_\alpha(\boldsymbol{X}) =$$

$$\frac{1}{2\pi} \int_{a_{\alpha-1}}^{a_\alpha} \left[\int_{-\infty}^\infty \prod_{\alpha=0}^l \{W(d_\alpha\theta)\}^{X_\alpha} S(\theta) e^{-iu\theta} d\theta \right] du,$$

$$\alpha = 0, 1, \cdots, l \tag{5.14}$$

で与えられる (ただし $a_{-1} = -\infty$, $a_l = \infty$).

証明　定理 5.1 と同様の方法で証明できる. すなわち

$$u_i = \sum_{j=1}^n w_{ij} x_j + s_i$$

は, $\boldsymbol{x}$ の占有率ベクトルが $\boldsymbol{X}$ のときは,

$$u_i = \sum_{\alpha=0}^l d_\alpha \{nX_\alpha \text{個の独立な } w_{ij} \text{の和}\} + s_i$$

と書ける. 確率変数 x の特性関数を $A(\theta)$, a を定数とするならば, ax の特性関数は $A(a\theta)$ である. したがって, u_i の分布の特性関数は, $n \to \infty$ の極限で

$$\prod_{\alpha=0}^l \{W(d_\alpha\theta)\}^{X_\alpha} S(\theta)$$

になる. これをフーリエ逆変換すると, u_i の分布関数が

得られるから，z_j が d_α に等しい確率

$$P_\alpha = \mathrm{Prob}\{z_j = d_\alpha\} = \mathrm{Prob}\{a_{\alpha-1} < u_j \leqq a_\alpha\}$$

は，この分布関数を a_{l-1} から a_l の間で積分すればよい

$$Z_\alpha = \frac{1}{m} \sum_{j=1}^{m} \delta_\alpha(z_j)$$

は，大数の法則によって P_α に近づき，P_α からのずれ（Z_α の分散）は $m \to \infty$ とともに 0 に収束する．すなわち，占有率ベクトルは巨視的情報の条件を満たし，その変換法則は (5.14) で与えられる．　　　　　　（証明終り）

この場合，巨視的情報を占有率ベクトル以外の形で表現することもできる．たとえば

$$\overset{(\alpha)}{X}(\boldsymbol{x}) = \frac{1}{n} \sum_{i=1}^{n} (x_i)^\alpha, \quad \alpha = 1, \cdots, l \tag{5.15}$$

として

$$\tilde{\boldsymbol{X}} = (\overset{(1)}{X}, \overset{(2)}{X}, \cdots, \overset{(l)}{X})$$

もまた，巨視的情報である．$\boldsymbol{X}$ と $\tilde{\boldsymbol{X}}$ とは互いに一次従属で，情報としては同じである．$\overset{n}{w}_i$ が $n \to \infty$ で正規分布になる（または正規分布で近似できる）場合には，与えられた $\boldsymbol{x}$ に対して

$$\sum w_{ij} x_j$$

もまた正規分布に従う．正規分布は平均と分散とで指定できる．明らかに，

$$E\left[\sum_{j=1}^{n} w_{ij}x_j\right] = \bar{w}\overset{(1)}{X}$$

$$V\left[\sum_{j=1}^{n} w_{ij}x_j\right] = \sigma_w^2\overset{(2)}{X}$$

であるから，u_i の分布は二つの巨視的な量 $\overset{(1)}{X}, \overset{(2)}{X}$ のみで定まる．したがって，出力の巨視的な量 $\overset{(1)}{Z}, \overset{(2)}{Z}$ は $\overset{(1)}{X}, \overset{(2)}{X}$ のみの関数として定まる．これは，出力関数 $f(u)$ が連続関数である連続情報モデルの場合にも成立する．

定理 5.3 $\overset{n}{w_i}$ の分布が正規分布で近似できる場合は，一般の出力関数 $f(u)$ のモデルで，$(\overset{(1)}{X}, \overset{(2)}{X})$, $(\overset{(1)}{Z}, \overset{(2)}{Z})$ は巨視的情報の条件を満たす．変換法則は

$$\overset{(\alpha)}{F}(\overset{(1)}{X}, \overset{(2)}{X}) = \frac{1}{2\pi}\int_{-\infty}^{\infty}\int_{-\infty}^{\infty}\{f(u)\}^{\alpha}\exp\{-i\theta(u-\bar{w}(\overset{(1)}{X}$$

$$-\sqrt{\overset{(2)}{X}}))\}W(\sqrt{\overset{(2)}{X}}\theta)S(\theta)d\theta du,$$

$$\alpha = 1, 2 \tag{5.16}$$

で与えられる．

証明は，u_i の特性関数を求めてフーリエ逆変換するだけであるから省略しよう．

5.2 相互結合の回路網の巨視的状態方程式

5.2.1 巨視的状態の条件

神経回路網の内部で各神経素子どうしの相互結合のある回路網は，変換回路網の出力を入力にフィードバック結合したものとみなすことができる．この場合は，入力の本数と出力の本数とが等しく，$n = m$ である．離散時間モデルで考えると，現在の各素子の出力を一まとめにしたベクトル

$$\boldsymbol{x} = (x_1, x_2, \cdots, x_n)$$

が，回路網の（微視的）状態である．次の時刻の状態

$$\boldsymbol{x}' = (x_1', \cdots, x_n')$$

は，

$$x_i' = f\left(\sum_{j=1}^{n} w_{ij} x_j + s_i\right) \qquad (5.17)$$

で決定される．回路の構造を決めるパラメータを一まとめにした

$$\omega = \{w_{ij}, s_i\}$$

を用いて，これを

$$\boldsymbol{x}' = T_\omega \boldsymbol{x}$$

と書こう．

パラメータ ω の回路 N_ω の時間 t の状態を $\boldsymbol{x}(t)$ と書くと，時間 $t+1$ の状態は

$$\boldsymbol{x}(t+1) = T_\omega \boldsymbol{x}(t) \qquad (5.18)$$

となる. (5.18) は N_ω の**微視的状態方程式**である. $x(t)$ は, 初期状態を $x(0)$ として,

$$x(t) = T_\omega^t x(0) \qquad (5.19)$$

と書くことができる. ランダム結合の神経回路網のアンサンブル

$$\mathcal{N} = \{N_\omega\}$$

を考える. 微視的状態方程式は各 N_ω ごとに異なっている. そこで, **巨視的状態**の概念を導入し, 素子数 n が無限となる理想化された状況で, $\mathcal{N}$ に属するほとんどすべての回路に対して共通に成立する, **巨視的状態方程式**を導こう.

まず, x が k 個の成分をもつ巨視的情報

$$X(x) = [X_1(x), \cdots, X_k(x)]$$

を担っているとしよう. 次の時間には, 巨視的情報は $X(T_\omega x)$ になる. $\mathcal{N}$ の "ほとんどすべて" の回路に共通な巨視的情報の遷移法則が存在するとすれば, X を巨視的状態として, 次の時間の巨視的状態 $X(T_\omega x)$ が $X(x)$ の値だけによって定まらなければならない. これを数学的に表現すると, 巨視的情報の条件と同様に, 次の条件が得られる.

巨視的状態の条件 $X(x)$ が巨視的状態であるためには, ベクトル関数 $F(X)$ が存在して, 任意の x に対し

$$\lim_{n \to \infty} E[\,|\boldsymbol{X}(T_\omega \boldsymbol{x}) - \boldsymbol{F}[\boldsymbol{X}(\boldsymbol{x})]\,|^2\,] = 0 \qquad (5.20)$$

が成立しなければならない.

これは, 対応する変換回路網において, $\boldsymbol{X}(\boldsymbol{x})$ が巨視的な情報量であるための条件と同じであり, 関数 $\boldsymbol{F}$ も全く同じやり方で求めることができる. 巨視的状態の条件が満たされているときには, ある時間の巨視的状態が $\boldsymbol{X}$ であれば, 次の時間の巨視的状態は, ほとんどすべての回路 N_ω で $\boldsymbol{X}' = \boldsymbol{F}(\boldsymbol{X})$ にほぼ等しい. したがって, 時間 t の巨視的状態を $\boldsymbol{X}(t)$ と書くと, $\mathcal{N}$ の中のほとんどすべての回路 N_ω に対して, $\boldsymbol{X}(t+1)$ は $\boldsymbol{X}(t)$ だけに依存して求まり, 次の巨視的状態方程式

$$\boldsymbol{X}(t+1) = \boldsymbol{F}[\boldsymbol{X}(t)] \qquad (5.21)$$

が成立することが期待できる.

しかし, 微視的状態方程式から巨視的状態方程式を導く過程は, 理論的な困難を内蔵していて, 巨視的状態の条件が満たされたからといって, (5.21) が成立することにはならない. 前節で見たように, 単純ランダム回路の場合に, 巨視的状態の条件が成立することは比較的容易に証明できる. この証明は, 任意に固定された $\boldsymbol{x}$ に対して (5.20) が成立すること, すなわち, $\boldsymbol{X}' = \boldsymbol{F}(\boldsymbol{X})$ の成立を保証する. ところが, 巨視的状態方程式が成立することをいうためには, $\boldsymbol{x}(t)$ に対して, (5.20) の成立をいう必要がある. しかし

$$\boldsymbol{x}(t) = T_\omega^t \boldsymbol{x}(0)$$

と書けるから，$\boldsymbol{x}(t)$ は確率変数 ω に依存している（すなわち，同じ $\boldsymbol{x}(0)$ から出発しても，$\boldsymbol{x}(t)$ は回路網 N_ω ごとに異なった値になる）．前節での証明は，ω に依存する $\boldsymbol{x}(t)$ に対して（5.20）の成立を保証しない．前節では，

$$u_i = \sum w_{ij} x_j + s_i$$

の分布を計算する際に，x_j は与えられた定数とした．ところが，$x_j(t)$ が $\omega = \{w_{ij}, s_i\}$ に依存する確率変数であるとなると，$x_j(t)$ と w_{ij}，s_i の間に複雑な相関が生じる．この相関が，$n \to \infty$ の極限で断ち切れるかどうかが，問題の鍵である．このような情況は，統計力学の気体運動論において Boltzmann 方程式を導く際にも現われ，多くの議論を呼んだ．

この困難をもう少しわかりやすく示そう．いま，$\boldsymbol{X}(T_\omega \boldsymbol{x})$ を次のように平均の項と平均からのずれの項に分解してみる．

$$\boldsymbol{X}(T_\omega \boldsymbol{x}) = \boldsymbol{F}[\boldsymbol{X}(\boldsymbol{x})] + \boldsymbol{e}(\boldsymbol{x}, \omega) \qquad (5.22)$$

巨視的状態の条件は，この場合，すべての固定した $\boldsymbol{x}$ に対して

$$\lim_{n \to \infty} E[\,|\boldsymbol{e}(\boldsymbol{x}, \omega)|^2\,] = 0 \qquad (5.23)$$

を保証している．$\boldsymbol{e}(\boldsymbol{x}, \omega)$ は，微視的入力が $\boldsymbol{x}$ であり回路が N_ω であるときの，巨視的状態遷移の平均からのずれを表わす量で，$n \to \infty$ になるにつれて 0 に平均二乗収束する．時間 t の巨視的状態 $\boldsymbol{X}_t$ は，実際は

$$\boldsymbol{X}_t = \boldsymbol{X}[T_\omega^t \boldsymbol{x}(0)]$$

である．（5.22）の $\boldsymbol{x}$ に $T_\omega^{t-1}\boldsymbol{x}(0)$ を代入すると，

$$\boldsymbol{X}_t = \boldsymbol{F}(\boldsymbol{X}_{t-1}) + \boldsymbol{e}[T_\omega^{t-1}\boldsymbol{x}(0), \omega]$$

が得られる．この方程式の誤差の項は $\boldsymbol{e}(T_\omega^{t-1}\boldsymbol{x}(0), \omega)$ であるが，（5.23）が成立するからといって

$$\lim_{n\to\infty} E[\,|\boldsymbol{e}[T_\omega^{t-1}\boldsymbol{x}(0), \omega]|^2\,] = 0$$

が成立する保証は何もない．（5.23）はあくまで，ω に関係なく固定された $\boldsymbol{x}$ について成立する式であって，$\boldsymbol{x}$ のところに $T_\omega^{t-1}\boldsymbol{x}(0)$ を代入すれば，この項と回路網のパラメータ ω との相関が問題になる．

いま，巨視的初期状態を

$$\tilde{\boldsymbol{X}}_0 = \boldsymbol{X}[\boldsymbol{x}(0)]$$

として，$\tilde{\boldsymbol{X}}_t$ を ω によらない方程式（5.21）の解としよう．一方，回路 N_ω における真の巨視的状態は，

$$\boldsymbol{X}_t = \boldsymbol{X}[T_\omega^t \boldsymbol{x}(0)]$$

であり，これは ω に依存する．$\boldsymbol{X}_t$ と $\tilde{\boldsymbol{X}}_t$ とが一致していれば，（5.21）は巨視的状態方程式として妥当である．そこで，次の二つの命題を考える．

巨視的状態方程式の強命題

$$\lim_{n\to\infty} \sup_t E[\,|\boldsymbol{X}_t - \tilde{\boldsymbol{X}}_t|^2\,] = 0 \qquad (5.24)$$

巨視的状態方程式の弱命題　任意の t について

$$\lim_{n \to \infty} E[|\boldsymbol{X}_t - \tilde{\boldsymbol{X}}_t|^2] = 0 \qquad (5.25)$$

強命題と弱命題とでは，その内容が若干異なる．数学的にいえば，強命題の $\lim\limits_{n \to \infty}$ と $\sup\limits_{t}$ の順序を入れ換えたものが弱命題になっている．したがって，強命題は，弱命題における $n \to \infty$ の収束が t に関して一様であることを主張していて，その分だけ強い命題である．

神経回路網に則して考えると，両命題は次の点で相違する．現実の回路では，n は無限に大きいわけではなく，十分大きなある有限の値に固定されている．このとき，$\boldsymbol{X}_t$ と $\tilde{\boldsymbol{X}}_t$ の間に誤差がある．t がどんなに大きくなっても，誤差が ε 以内におさまっていて t とともに累積しないこと，しかも $n \to \infty$ になれば，誤差 $\varepsilon \to 0$ になることを保証するのが強命題である．一方，どんなに大きな時間 T をとってきても，それに応じて n を大きくとれば，時間 T までは，誤差が ε 以内におさまることを保証するのが弱命題である．そして，$n \to \infty$ ならば，どんな大きな T に対しても $\varepsilon \to 0$ にできる．しかし，いかに大きい n でも，n を固定して考えると，この方程式が $t \to \infty$ まで成立しているという保証はない．弱命題は，n が十分大きければ，十分大きい T 時間の間，この方程式が成立していることを保証するにすぎない．

これらの命題の証明は，かなり困難である．神経回路網では，最近かなり一般の場合に弱命題が証明された．強命

題は未だに特殊な場合にしか証明されていない. 弱命題を
証明するには, $\boldsymbol{x}(t) = T_\omega^t \boldsymbol{x}(0)$ と ω との相関が断ち切れ
ること, より正確にいうと, 次の漸近独立性の命題を証明
すればよい.

漸近独立性の命題　任意の有限個の添字 $i_1, i_2, \cdots, i_q$ に対
　　して, $\boldsymbol{x}(t) = T_\omega^t \boldsymbol{x}(0)$ の対応する q 個の成分
$$x_{i_1}(t), \cdots, x_{i_q}(t)$$
　　は $n \to \infty$ の極限で, 互いに独立で, しかも ω に独立
　　な同一の分布をもつ.

　$\boldsymbol{x}(t)$ の各成分が互いに独立で, しかも同一の分布に従
う ω に独立の確率変数であれば, 大数の法則によって,
$\boldsymbol{X}[\boldsymbol{x}(t)]$ は一定値 ($E[x_i(t)]$) に収束する. しかも, こ
の $\boldsymbol{x}(t)$ に対して巨視的状態の条件が成立することは, 容
易に証明できる. この証明は, $\boldsymbol{x}(t)$ が漸近独立性 (すな
わち, $\boldsymbol{x}(t)$ から任意の有限個の成分を取り出したときの
独立性) を満たすときにも成立する. したがって, 漸近独
立性の命題を, t に関する数学的帰納法を用いて証明すれ
ば, 弱命題が証明できる. しかし, 強命題を証明するに
は, n を有限におさえたままで, 先に $t \to \infty$ にして誤差
の上限を評価しておかねばならない.

　現在までに証明された定理を次に述べよう. 証明は,
きわめて複雑であるから, 本書では述べない (Amari-
Yoshida-Kanatani, 1977 参照).

定理5.4 相互結合のある単純ランダム回路網の $W(\theta)$,
$S(\theta)$ が原点で解析的で,

$$\lim_{n \to \infty} E\left[\sum_{j=1}^{n} |\overset{n}{w}_{ij}|\right] < \infty \qquad (5.26)$$

が満たされるとき,巨視的状態方程式の弱命題が成立
する.出力関数 $f(u)$ は二値でも,$l+1$ 個の値をとる
関数でもよく,絶対不応期のあるモデルでもよい.

$\overset{n}{w}_i$ が正規分布に従う場合には,その平均,分散がとも
に有限でも,

$$E\left[\sum_{j=1}^{n} |\overset{n}{w}_{ij}|\right] = O(\sqrt{n})$$

となり[1],仮定 (5.26) を満たさない.したがって,この
場合は,弱法則すら証明されていない.しかし,Dale の
法則によれば,現実の神経回路では,単純ランダム回路の
w_{ij} はすべて非負,もしくはすべて非正に限られる.この
場合は (5.26) は自動的に満たされるので,弱命題が成
立する.ポアソン分布の場合の状態遷移関数を正規分布の
関数で近似したように,このようにして得られた状態方程
式を正規分布の関数で近似することは,数学的基礎の問題
とは無関係で,一向にかまわない.

弱命題を証明するには,漸近独立性の命題を数学的帰納
法を用いて証明すればよい.この証明は,すなわち,時間

---

1) $O(\sqrt{n})$ は $\sqrt{n}$ のオーダーの項を意味する.

$t-1$ までは漸近独立性が成立するものとして，有限個の変数の組 $\{u_{i_1}(t), \cdots, u_{i_q}(t)\}$ のモーメント列[1] をすべて計算する．モーメント列が分布を決定すること，とくにモーメント列の収束が分布の収束を意味することを用いて，このモーメント列が $n \to \infty$ で互いに独立で，しかも ω によらない同一の分布のモーメント列に収束することを証明することによって，時間 t での漸近独立性が証明できる．

強命題については，次の定理が成立する．

定理 5.5　0,1の二値をとるモデルで，$\overset{n}{w}_i$ が定数に収束する場合に（5.1節の例3の確率分布），巨視的状態方程式の強命題が成立する．

5.3　ランダム回路網の状態遷移図の構造

5.3.1　巨視的状態量の一般化

二つの微視的状態 $\boldsymbol{x}, \boldsymbol{y}$ の間の距離は，0,1モデルでは，

$$d(\boldsymbol{x}, \boldsymbol{y}) = \frac{1}{n} \sum_{i=1}^{n} |x_i - y_i| \qquad (5.27)$$

である．回路網 N_ω において，これらの次の状態はそれぞれ $T_\omega \boldsymbol{x}, T_\omega \boldsymbol{y}$ であり，両者の距離

---

1)　各非負整数の組 $(a_1, \cdots, a_q)$ に対して $E[(u_{i1})^{a_1} \cdots (u_{iq})^{a_q}]$ を $\{u_{i1}, \cdots, u_{iq}\}$ の $a_1, \cdots, a_q$ 次のモーメントという．

$$d' = d(T_\omega \boldsymbol{x}, \, T_\omega \boldsymbol{y})$$

である．もし，d と d' との間に一定の関係

$$d' = \varphi(d) \tag{5.28}$$

があり，この関係が $\mathcal{N}$ のほとんどすべての回路網に共通に成立するならば，これを巨視的な関係と見ることができる．このとき，2 状態間の距離 $d(\boldsymbol{x}, \boldsymbol{y})$ を，二つの状態の関係を表わす一般化した巨視的状態量と考え，関係（5.28）を，一般化した状態の状態遷移法則と考えることができる．

　関係式（5.28）は，一つの回路網で，初期状態が距離 d だけずれたとき，次の時間では状態が予定よりどれだけずれるかを教えてくれる．したがって，この関係式を続けて用いれば，初期状態で距離が少しずれた状態から出発した場合，時間がたつにつれて，そのずれがどう変化していくかを知ることができる．これは，回路の微視的状態遷移の安定性を，巨視的な立場から解明していることにほかならない．このような手段で，ランダム回路 $\mathcal{N}$ に共通の状態遷移図の特徴を知ることができる．

　これをもっと一般化して，$\boldsymbol{x}_1, \boldsymbol{x}_2, \cdots, \boldsymbol{x}_r$ の r 個の微視的状態を考え，それらの間の関係を示す量

$$\boldsymbol{Y}(\boldsymbol{x}_1, \boldsymbol{x}_2, \cdots, \boldsymbol{x}_r)$$

を考えよう．$\boldsymbol{Y}$ はいくつかの成分をもつベクトル量である．このとき，次の一般化した巨視的状態の条件を考えることができる．

　一般化した巨視的状態の条件　ある関数 $\boldsymbol{\Phi}$ が存在して，任意の $\boldsymbol{x}_1, \cdots, \boldsymbol{x}_r$ に対して

$$\lim_{n \to \infty} E\left[\,|\boldsymbol{Y}(T_\omega \boldsymbol{x}_1, \cdots, T_\omega \boldsymbol{x}_r) - \boldsymbol{\Phi}[\boldsymbol{Y}(\boldsymbol{x}_1, \cdots, \boldsymbol{x}_r)]|^2\,\right] = 0$$
$$(5.29)$$

が成立するとき，$\boldsymbol{Y}(\boldsymbol{x}_1, \cdots, \boldsymbol{x}_r)$ を r 個の状態の関係を示す一般化した巨視的状態という．

　いま，$\boldsymbol{x}_1(0), \boldsymbol{x}_2(0), \cdots, \boldsymbol{x}_r(0)$ の r 個の状態を考え，その間の巨視的な関係を $\boldsymbol{Y}(0) = \boldsymbol{Y}[\boldsymbol{x}_1(0), \cdots, \boldsymbol{x}_r(0)]$ としよう．回路 N_ω に，初期状態として $\boldsymbol{x}_i(0)$ を与えると，t 時間後には回路の状態は

$$\boldsymbol{x}_i(t) = T_\omega^t \boldsymbol{x}_i(0) \qquad (5.30)$$

になる．r 個の状態 $\boldsymbol{x}_1(t), \cdots, \boldsymbol{x}_r(t)$ の関係を示す巨視的状態を

$$\boldsymbol{Y}(t) = \boldsymbol{Y}[\boldsymbol{x}_1(t), \boldsymbol{x}_2(t), \cdots, \boldsymbol{x}_r(t)]$$

としよう．このとき，$\boldsymbol{Y}(t)$ が時間とともにどう変化していくかを示す，$\boldsymbol{Y}(t)$ の巨視的状態方程式

$$\boldsymbol{Y}(t+1) = \boldsymbol{\Phi}[\boldsymbol{Y}(t)] \qquad (5.31)$$

が得られる．この状態方程式に対しても，前と同様の弱命題と強命題とがある．

　議論を具体的にしよう．いま，$\boldsymbol{x}$ の成分は $0, 1$ の二値をとるものとする．添字 $1, \cdots, r$ の集合を

$$R = \{1, \cdots, r\}$$

とし，R の部分集合の一つを

$$S = \{\alpha_1, \alpha_2, \cdots, \alpha_p\}$$

としよう. R には, 空集合 ϕ を含めて 2^r 個の部分集合が
ある. R の部分集合の全体を 2^R と書く. 一つの部分集合
$S \in 2^R$, その補集合 $\bar{S}$,

$$S = \{\alpha_1, \cdots, \alpha_p\}, \quad \bar{S} = \{\beta_1, \cdots, \beta_q\}, \quad p+q = r$$

に対して, 一つの巨視的な量

$$Y_S(\boldsymbol{x}_1, \cdots, \boldsymbol{x}_r) =$$

$$\frac{1}{n} \sum_{i=1}^n x_{\alpha_1, i} \cdots x_{\alpha_p, i}(1 - x_{\beta_1, i}) \cdots (1 - x_{\beta_q, i}) \quad (5.32)$$

を定めよう.

Y_S の意味は, $\boldsymbol{x}_1, \cdots, \boldsymbol{x}_r$ が互いに相関をもった確率変
数であるとするとわかりやすい. いま, $\{x_{1,i}, x_{2,i}, \cdots, x_{r,i}\}$
を, $0, 1$ の二値をとる r 個の確率変数の組とする. これら
の同時確率分布, したがって相互の多重相関は, すべての
$S \in 2^R$ に対して, 確率

$$P(S) = \mathrm{Prob}\{x_{\alpha_1, i} = x_{\alpha_2, i} = \cdots$$

$$= x_{\alpha_p, i} = 1; x_{\beta_1, i} = \cdots = x_{\beta_q, i} = 0\}$$

を与えれば定まる. $\{x_{1,i}, \cdots, x_{r,i}\}$, $i = 1, \cdots, n$ の n 組の
確率変数の分布は, 各 i について同一で独立であるとしよ
う. すると, 大数の法則によって,

$$\lim_{n \to \infty} E\big[\,|Y_S(\boldsymbol{x}_1, \cdots, \boldsymbol{x}_r) - P(S)|^2\,\big] = 0 \quad (5.33)$$

であるから, Y_S は実は確率 $P(S)$ を忠実に表現する量に
なっている. 巨視的な状態量として, 2^r 個の成分をもつ

量

$$\boldsymbol{Y} = \{Y_S; S \in 2^R\}$$

を考えよう.

$$\sum_{S \in 2^R} Y_S = 1$$

が成立するから，このうちで独立なものは $2^r - 1$ 個である．$\boldsymbol{Y}$ は $\boldsymbol{x}_1, \cdots, \boldsymbol{x}_r$ の間の確率的な相関を表現している．

とくに $r = 2$ の場合には，$R = \{1, 2\}$ で，S として

$$\phi, \{1\}, \{2\}, \{1, 2\}$$

の四つがある．したがって，$\boldsymbol{Y}(\boldsymbol{x}_1, \boldsymbol{x}_2)$ は

$$Y_{\{1,2\}} = \frac{1}{n} \sum_{i=1}^n x_{1,i} x_{2,i}$$

$$Y_{\{1\}} = \frac{1}{n} \sum_{i=1}^n x_{1,i}(1 - x_{2,i})$$

$$Y_{\{2\}} = \frac{1}{n} \sum_{i=1}^n x_{2,i}(1 - x_{1,i})$$

$$Y_{\phi} = \frac{1}{n} \sum (1 - x_{1,i})(1 - x_{2,i})$$

の四つの成分をもつ．$\boldsymbol{x}$ の活動度を $X(\boldsymbol{x})$ とすれば，

$$d(\boldsymbol{x}_1, \boldsymbol{x}_2) = \frac{1}{n} \sum (x_{1,i} - x_{2,i})^2$$

$$= \frac{1}{n} \left(\sum x_{1,i} + \sum x_{2,i} - 2 \sum x_{1,i} x_{2,i} \right)$$

より，

$$Y_{\{1,2\}} = \frac{1}{2} \{X(\boldsymbol{x}_1) + X(\boldsymbol{x}_2) - d(\boldsymbol{x}_1, \boldsymbol{x}_2)\}$$

$$Y_{\{1\}} = X(\boldsymbol{x}_1) - Y_{\{1,2\}}$$
$$Y_{\{2\}} = X(\boldsymbol{x}_2) - Y_{\{1,2\}}$$

である. したがって, $\boldsymbol{Y}(\boldsymbol{x}_1, \boldsymbol{x}_2)$ は, $X(\boldsymbol{x}_1), X(\boldsymbol{x}_2),$ $d(\boldsymbol{x}_1, \boldsymbol{x}_2)$ の一次結合である. すなわち, $\boldsymbol{Y}$ は, $\boldsymbol{x}_1, \boldsymbol{x}_2$ の活動度および両者の距離 (または相関) を総合的に示す量といえる.

定理 5.6 一般化された状態 $\boldsymbol{Y}(\boldsymbol{x}_1, \cdots, \boldsymbol{x}_r)$ は, 巨視的状態の条件を満たし, その状態遷移関数 $\boldsymbol{\Phi}$ は

$$\Phi_S(\boldsymbol{Y}) = \frac{1}{(2\pi)^r} \int_{\mathscr{D}_S} du_1 \cdots du_r \int_{-\infty}^{\infty} \cdots \int_{-\infty}^{\infty} d\theta_1 \cdots d\theta_r$$

$$\cdot \exp\left\{ -i \sum_{\alpha=1}^{r} u_\alpha \theta_\alpha \right\} \prod_{Q \in 2^R} \{W(\sum_{\alpha \in Q} \theta_\alpha)\}^{Y_Q} S\left(\sum_{\alpha=1}^{r} \theta_\alpha \right)$$

$$\mathscr{D}_S = \{(u_1, \cdots, u_r) | u_\alpha > 0, \alpha \in S; u_\beta < 0, \beta \in \bar{S}\}$$
$$(5.34)$$

で与えられる. このとき, 巨視的状態方程式についての弱命題が成立する.

略証 r 個の状態 $\boldsymbol{x}_1, \cdots, \boldsymbol{x}_r$ に対し,
$$Y_Q = Y_Q(\boldsymbol{x}_1, \cdots, \boldsymbol{x}_r) \qquad (5.35)$$
とする.
$$u_i^\alpha = \sum w_{ij} x_{\alpha,j} + s_i$$
とおくと, $i = 1, 2, \cdots, n$ に対して, $\{u_i^1, u_i^2, \cdots, u_i^r\}$ は, 独立で同一の同時分布に従う確率変数の組である. $T_\omega \boldsymbol{x}_\alpha$ の第 i 成分は $1[u_i^\alpha]$ に等しいから,
$$Y_S(T_\omega \boldsymbol{x}_1, \cdots, T_\omega \boldsymbol{x}_r)$$

は (5.33) より, 大数の法則によって,

$$\text{Prob}\{u_i^\alpha > 0, \alpha \in S; u_i^\beta < 0, \beta \in \bar{S}\}$$

に収束する. 上記の確率を求めよう. $\{u_j^1, u_j^2, \cdots, u_j^r\}$ の同時分布の特性関数 $U(\theta_1, \theta_2, \cdots, \theta_r)$ は

$$U(\theta_1, \cdots, \theta_r) = E\left[\exp\left\{ i \sum_{\alpha=1}^r u_j^\alpha \theta_\alpha \right\} \right]$$

で定義される.

$$\sum_{\alpha=1}^r u_j^\alpha \theta_\alpha = \sum_{\alpha=1}^r \sum_{k=1}^n (w_{jk} x_k^\alpha + s_j) \theta_\alpha$$

$$= \left(\sum_{\alpha=1}^r \theta_\alpha \right) s_j + \sum_{k=1}^n w_{jk} \sum_{\alpha=1}^r x_k^\alpha \theta_\alpha$$

である. ところが, (5.32) より

$$\sum_{\alpha=1}^r x_k^\alpha \theta_\alpha = \sum_{\alpha \in Q} \theta_\alpha$$

となるような添字 k, すなわち $x_k^\alpha = 1$, $\alpha \in Q$: $x_k^\beta = 0$, $\beta \in \bar{Q}$ となるような添字 k はちょうど nY_Q 個存在する. これより,

$$\sum_{k=1}^n w_{jk} \sum_{\alpha=1}^r x_k^\alpha \theta_\alpha =$$

$$\sum_{Q \in 2^R} \left[\sum_{\alpha \in Q} \theta_\alpha \cdot (nY_Q 個の独立な w_{jk} の和) \right]$$

と表わせる.

$$\lim_{n \to \infty} E[i \exp\{nY_Q 個の独立な w_{jk} の和\}\theta] =$$

$$\lim_{n \to \infty} \{W_n(\theta)\}^{nY_Q} = \{W(\theta)\}^{Y_Q}$$

であるから,

$$U(\theta_1, \cdots, \theta_r) = \Big[\prod_{Q \in 2^R} \{ W(\sum_{\alpha \in Q} \theta_\alpha) \}^{YQ} \Big] S \Big(\sum_{\alpha=1}^{r} \theta_\alpha \Big)$$

が得られる. これをフーリエ逆変換し, $u_j^1, \cdots, u_j^r$ につい
て, $\mathscr{D}_S$ で積分したものが (5.34) である. 弱命題の証明
は省略する.   (証明終り)

いま, 初期状態 $\boldsymbol{x}(0)$ から出発した状態遷移系列 $\boldsymbol{x}(1)$,
$\boldsymbol{x}(2), \boldsymbol{x}(3), \cdots$

$$\boldsymbol{x}(t) = T_\omega^t \boldsymbol{x}(0)$$

を考えよう. このとき, 相続く r 個の状態 $\boldsymbol{x}(t), \boldsymbol{x}(t+$
$1), \cdots, \boldsymbol{x}(t+r-1)$ の間の関係を

$$\tilde{\boldsymbol{Y}}(t) = \boldsymbol{Y}[\boldsymbol{x}(t), \boldsymbol{x}(t+1), \cdots, \boldsymbol{x}(t+r-1)]$$

とおこう. $\tilde{\boldsymbol{Y}}(t)$ を定義する r 個の状態は, すべて ω に関
係した量であるから, $\tilde{\boldsymbol{Y}}(t)$ が巨視的状態方程式

$$\tilde{\boldsymbol{Y}}(t+1) = \boldsymbol{\Phi}(\tilde{\boldsymbol{Y}}(t)) \qquad (5.36)$$

を満たすかどうかは, 定理 5.6 からはわからない. もし,
この方程式が成立すれば, 微視的状態遷移系列の相続いた
r 個の状態の間の相関についての性質が, この方程式を用
いて明らかにできる. 証明は省略するが, 次の定理が得ら
れる.

定理 5.7 $\tilde{\boldsymbol{Y}}(t)$ の巨視的状態方程式 (5.36) は弱命題
を満たす.

5.3.2 ランダム回路網の状態遷移図の特徴

二値をとる n 素子よりなる回路網には

$$N = 2^n$$

個の微視的状態がある. 回路網 N_ω を指定すると, 各状態 $\boldsymbol{x}$ に対して次の状態 $T_\omega \boldsymbol{x}$ が決まる. 各状態を一つの点で表わし, 点 $\boldsymbol{x}$ と点 $T_\omega \boldsymbol{x}$ とをこの向きに線で結んだグラフを, 回路網 N_ω の **状態遷移図** という. ランダム結合の神経回路網の状態遷移図はどんな特徴をもつかを調べよう.

次の状態が自分自身に等しいもの, すなわち

$$T_\omega \boldsymbol{x} = \boldsymbol{x}$$

を満たす $\boldsymbol{x}$ を **平衡状態** という. また, 互いに異なる状態 $\boldsymbol{x}_1, \cdots, \boldsymbol{x}_p$ が

$$\boldsymbol{x}_{i+1} = T_\omega \boldsymbol{x}_i, \quad i = 1, \cdots, p-1$$
$$T_\omega \boldsymbol{x}_p = \boldsymbol{x}_1$$

を満たすとき, 状態の列 $\boldsymbol{x}_1, \cdots, \boldsymbol{x}_p$ を周期 p の **状態周期列** という. 状態遷移図においては, 平衡状態は自己ループ（自分から出て自分に戻る枝）をもつ点に, 周期 p の状態周期列は長さ p のループに相当する. 平衡状態および状態周期列に含まれる状態を **終状態** と呼び, それ以外の状態を **過渡状態** という（図 5.2）. 任意の状態 $\boldsymbol{x}$ から出発した状態遷移列

$$\boldsymbol{x}, T_\omega \boldsymbol{x}, T_\omega^2 \boldsymbol{x}, \cdots$$

は, 有限回の状態遷移で終状態に落ち込む.

ここでは, $1, -1$ の二値をとる素子を用いた神経回路網で, しかも

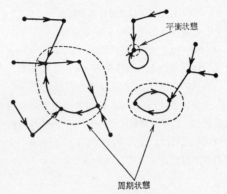

図5.2　状態遷移図の一例

$$\bar{w} = \bar{s} = 0$$

を満たし，u_i が正規分布で近似できる最も簡単な確率構造のランダム回路を考えよう．このとき，各 u_i は平均 0 の互いに独立な正規分布に従う．したがって，$z = T_\omega x$ の成分 z_i が $1, -1$ になる確率はいずれも $1/2$ である．それゆえ，$T_\omega x$ がある z に等しい確率

$$\mathrm{Prob}\{T_\omega x = z\}$$

は，どの x, z に対してもすべて $1/2^n$ に等しい．また，

$$d = d(x, y)$$

と

$$d' = d(T_\omega x, T_\omega y)$$

の間には，（3.63）で与えたように，

$$d' = \frac{2}{\pi} \sin^{-1} \sqrt{Cd} \qquad (5.37)$$

の関係が成立する. ここに C は

$$C = \frac{\sigma_w^2}{\sigma_w^2 + \sigma_s^2}$$

であった. より一般的にいって,

$$d(t) = d(T_\omega^t \boldsymbol{x}, T_\omega^t \boldsymbol{y}) \qquad (5.38)$$

とおくと

$$d(t+1) = \varphi[d(t)] \qquad (5.39)$$

$$\varphi(d) = \frac{2}{\pi} \sin^{-1} \sqrt{Cd} \qquad (5.40)$$

は弱法則を満足する.

　ここで, 神経回路網とは無関係に, $\boldsymbol{x}$ の次の状態 $T\boldsymbol{x}$ が何であるかを, 各 $\boldsymbol{x}$ について独立にすべて $1/2^n$ の確率でランダムに定めてみよう. これを状態のランダム変換 T という. ランダム変換 T によって作られる状態遷移図を, ここではランダムグラフと呼ぼう. いま

$$\boldsymbol{z} = T\boldsymbol{x}$$

とし, これを成分で書いて

$$z_i = T_i(x_1, \cdots, x_n) \qquad (5.41)$$

としよう. T_i は n 変数のブール関数と考えてよい (ここでは $1, -1$ が真偽値 $1, 0$ にそれぞれ対応する). n 変数のブール関数は全部で 2^N 個ある. この中から T_i として, 各 i について独立に, 一つを等確率で選び出して変換 T を作ったものが, ここで述べたランダム変換である. した

がって，変換 T を実現する回路網を，ランダムブール回
路網と呼ぶことにする．一方，ランダム神経回路網の方
は，T_i として，神経素子で実現できるしきい値論理関数
だけを使っている．しかも，しきい値関数のパラメータが
ランダムに選ばれている．ランダム変換 T の状態遷移図
とランダム神経回路網による T_ω の状態遷移図とを比較し
てみると，神経回路網の状態遷移の特徴が明らかになる．

　まず，両方の回路網の状態遷移図に共通の性質を挙げて
おこう．両者とも，一つの状態 x から出た枝がどこに入
るか，すなわち x の次の状態が何であるかは全くランダ
ムで，どの状態に対しても $1/N$ の確率である．したがっ
て，x の次の状態が x である確率，すなわち一つの x が
平衡状態となる確率は $1/N$ である．状態 x は N 個ある
から，回路の中での平衡状態の個数の期待値は次のとおり
である．

$$N \times \frac{1}{N} = 1$$

　ランダム神経回路網では，x の次の状態が x' であると
いう事象と，y の次の状態が y' であるという事象とは独
立でない．x の次の状態が何であるかによって，y の次の
状態の確率が異なってくる．このことを端的に示したもの
が，距離の遷移法則（5.37）である．すなわち，x の次
の状態が x' であれば，x から d だけ離れている y の状態
は，x' から $\varphi(d)$ だけ離れた状態に移る．しかも，$d \to 0$
なら $\varphi(d) \to 0$ であるから，変換 T_ω には，一種の連続性

がある.一方,ランダムブール回路網では,$\boldsymbol{x}$ の次の状態と $\boldsymbol{y}$ の次の状態とは,全く独立に決まる.したがって,ランダムに選んだ二つの状態 $\boldsymbol{x}'$ と $\boldsymbol{y}'$ の間の距離は,大数の法則によって

$$d(\boldsymbol{x}', \boldsymbol{y}') = \frac{1}{n} \sum_{i=1}^{n} |x_i' - y_i'| \to \frac{1}{2}$$

になる.すなわち,ランダムブール回路網にあっては,$\boldsymbol{x}, \boldsymbol{y}$ の距離を d としても,それぞれの次の状態 $\boldsymbol{x}', \boldsymbol{y}'$ の間の距離 d' は d によらずにほとんど $1/2$ に等しくなる.T は各状態をランダムに変換するだけで,そこには連続性などの秩序がない.

このことが,ランダムブール回路網の状態遷移図の解析を容易にする.次の定理は,ランダムグラフの解析から容易に得られる.

定理 5.8 n が十分大きいとき,ランダムブール回路網では,終状態の数の期待値は

$$\sqrt{\frac{\pi}{2}} 2^{n/2},$$

相異なる状態周期列の個数は

$$\left(\frac{1}{2} \log_e 2\right) n,$$

一つの状態から出発した状態遷移列が周期状態または平衡状態に入るまでの長さ（過渡状態にいる期間）の期待値は

$$\sqrt{\frac{\pi}{8}} 2^{n/2}$$

で与えられる.

ランダム神経回路網においては, この種の結果は未だに
得られていない. 計算機シミュレーションを行なってみる
と, ランダムブール回路網とはかなり異なった性格をも
つことがわかる. たとえば, 過渡状態に留まっている期間
は, 神経回路網ではきわめて短い. なぜこうなるかを次に
説明しよう.

x の次の状態が x' であるとき, x を x' の**親状態**とい
う. x の親状態は一つとは限らない. x の親状態の集合を

$$T_\omega^{-1} x$$

と書き, その個数を $| T_\omega^{-1} x |$ としよう. いま, x が k 個
の親状態をもつ確率を p_k

$$p_k = \mathrm{Prob}\{| T_\omega^{-1} x |= k\}, \quad k = 0, 1, 2, \cdots \quad (5.42)$$

とする. これは x に依存しない. 明らかに

$$\sum_{k=0}^{N} p_k = 1$$

また, 親状態の個数の期待値は

$$\sum_k k p_k = 1$$

そこで, 親状態の個数の二乗の期待値

$$c = \sum_{k=1}^{N} k^2 p_k \quad (5.43)$$

を考えよう. $c-1$ が, 親状態の個数の分散になる. c が大きければ, 少数個の状態が多数の親状態を独占する一方, 親状態のない状態が多数個存在することになる[1]. 言葉を換えると, c が大きければ, T_ω の像は比較的少数個の状態に集中している. そこで, c を状態遷移図の**集中度**と呼ぶ. 集中度が大きければ, 親状態をもたない過渡状態の数が多くなり, 状態遷移の過渡期間は短くなる. 次の定理で示すように, ランダム神経回路網では, c の値が無限大になる. すなわち, 多数の状態の像がごく少数の状態に集中している. したがって親状態をもたない状態が多数個存在し, このため, 過渡期間が短く, すぐに周期状態または平衡状態に落ち込む.

定理 5.9 ランダム神経回路網では

$$\lim_{n \to \infty} c = \infty \tag{5.44}$$

ランダムブール回路網では

$$\lim_{n \to \infty} c = 2 \tag{5.45}$$

証明 まず, ランダムブール回路網の場合を示す. ランダムブール回路網の場合, ある y が x の親状態である確率は $1/2^n$ で, これはすべての y について独立である. し

---

1) 親状態をもたない状態は, 初期状態として外部から与えられる以外に, 状態遷移の途中で実現されることがない. このような状態をエデンの園と呼ぶことがある.

たがって親状態の数が k である確率は

$$q_k = {}_N C_k \left(1 - \frac{1}{N}\right)^{N-k} \left(\frac{1}{N}\right)^k,$$

である. $n \to \infty$ では,上記の二項分布はポアソン分布に漸近し

$$q_k = \frac{1}{ek!}$$

したがって

$$c = \sum_{k=1}^{N} k^2 q_k = 2$$

が得られる.

ランダム神経回路網の場合を証明しよう.まず,勝手な二つの状態 $\boldsymbol{x}, \boldsymbol{y}$ を指定して,$\boldsymbol{y}$ の次の状態が $\boldsymbol{x}$ であるという条件のもとでの,$\boldsymbol{x}$ の親の数が k である確率

$$r_k = \mathrm{Prob}\{|\,T_\omega^{-1}\boldsymbol{x}\,| = k \mid T_\omega \boldsymbol{y} = \boldsymbol{x}\} \qquad (5.46)^{1)}$$

を考えよう.r_k を変形すると

$$r_k = \frac{\mathrm{Prob}\{|T_\omega^{-1}\boldsymbol{x}| = k,\, T_\omega \boldsymbol{y} = \boldsymbol{x}\}}{\mathrm{Prob}\{T_\omega \boldsymbol{y} = \boldsymbol{x}\}}$$

$$= \frac{\mathrm{Prob}\{|T_\omega^{-1}\boldsymbol{x}| = k\}\,\mathrm{Prob}\{T_\omega \boldsymbol{y} = \boldsymbol{x} \mid |T_\omega^{-1}\boldsymbol{x}| = k\}}{\mathrm{Prob}\{T_\omega \boldsymbol{y} = \boldsymbol{x}\}}$$

ところが,

---

1) $\mathrm{Prob}\{A \mid B\}$ は B の成立しているという条件のもとでの A の確率を表わす.

$$\mathrm{Prob}\{T_\omega \boldsymbol{y} = \boldsymbol{x}\} = \frac{1}{N}$$

$$\mathrm{Prob}\{T_\omega \boldsymbol{y} = \boldsymbol{x} \mid |T_\omega^{-1}\boldsymbol{x}| = k\} = \frac{k}{N}$$

$$\mathrm{Prob}\{|T_\omega^{-1}\boldsymbol{x}| = k\} = p_k$$

であるから

$$r_k = k p_k$$

したがって

$$c = \sum_{k=1}^{N} k r_k$$

が得られる．すなわち，条件つき期待値 $E[\,\cdot\,|\,\cdot\,]$ を用いて

$$c = E[\,|T_\omega^{-1}\boldsymbol{x}|\,|\,T_\omega \boldsymbol{y} = \boldsymbol{x}]$$

と書ける．

この式を用いて c を計算するため，$\boldsymbol{y}$ の次の状態が $\boldsymbol{x}$ であったとする．この条件のもとで，$\boldsymbol{y}$ から距離 d だけ離れた状態 $\boldsymbol{z}$ が $T_\omega \boldsymbol{z} = \boldsymbol{x}$ を満たし，$\boldsymbol{x}$ の親状態となっている確率を計算しよう．

$$u_i = \sum w_{ij} y_j + s_i$$
$$v_i = \sum w_{ij} z_j + s_i$$

とすると，$T_\omega \boldsymbol{z} = T_\omega \boldsymbol{y}$ となる確率 $p(d)$ は

$$p(d) = \prod_{i=1}^{n} \mathrm{Prob}\{u_i v_i > 0\}$$

である．一方，（3.40）より

$$\mathrm{Prob}\{u_i v_i < 0\} = \varphi(d) = \frac{2}{\pi} \sin^{-1} \sqrt{Cd}$$

がわかっているから,

$$p(d) = \{1 - \varphi(d)\}^n$$

である.

$\boldsymbol{y}$ から距離 $d = r/n$ だけ離れた状態は ${}_nC_r$ 個ある. このうちの 1 個が $\boldsymbol{x}$ の親状態となる確率が $p(d)$ であるから, $\boldsymbol{x}$ の親状態の期待値は, $T_\omega \boldsymbol{y} = \boldsymbol{x}$ の条件のもとでは,

$$c = \sum_{r=0}^{n} {}_nC_r \Big\{ 1 - \varphi\Big(\frac{r}{n}\Big) \Big\}^n$$

と書ける. $1 - \varphi(d)$ は正で, d の単調減少関数である.

$$\xi(d) = \begin{cases} 0, & 0.5 < d \\ 1 - \varphi(0.5) & 0 \leqq d \leqq 0.5 \end{cases}$$

とおけば

$$\xi(d) \leqq 1 - \varphi(d)$$

であるから

$$c > \sum_{r=0}^{[n/2]} {}_nC_r \{1 - \varphi(0.5)\}^n$$

$$\geqq \frac{1}{2} 2^n \{1 - \varphi(0.5)\}^n$$

ところが

$$1 - \varphi(0.5) = 1 - \frac{2}{\pi} \sin^{-1} \sqrt{0.5C} > 0.5$$

より

$$\lim_{n \to \infty} c = \infty$$

が証明される。　　　　　　　　　　　　　　　（証明終り）

5.4　文献と補遺

　相互結合のあるランダム神経回路網において，巨視的
状態方程式を導く際の理論的困難を指摘したのは Rozo-
noer (1969A) である．彼は，統計力学の基礎に関する
Kac (1959) の研究を継承して，漸近独立性の命題など，
巨視的状態方程式の成立に関係した諸命題を整理した．

　この種の困難は，実は統計力学と共通のものである．
Boltzmann は，気体分子運動論において，箱に閉じ込め
られた分子が互いに衝突を繰り返しながら平衡状態に達
する力学過程の巨視的理論を導こうとした．これは非平衡
の統計力学である．彼は分子の速度分布に着目した．衝突
が起こる度に衝突した分子の速度が変わり，これが原因で
気体は平衡状態に達する．そこで，気体分子の位置分布は
一様であるとの仮定のもとに，速度分布 $p(v)$ の変化を記
述する方程式を導いた．これが Boltzmann の方程式であ
る．この方程式をもとに，有名な H-定理，すなわちエン
トロピー増大の法則が証明できる．

　当然ながら，この方程式は物議をかもした．ニュートン
力学が可逆的である（時間 t の反転に関して不変な形をし
ている）のに，ここから統計的平均操作だけを用いて，非

可逆なエントロピー増大定理が導き出せるはずがない．また，この種の保存系にあっては，Poincaré の再帰定理が成立する．これは，一つの微視的状態から出発したとき十分な時間がたてば，系はもとの状態にいくらでも近いところに再び戻ってくることを主張している．ここからも，エントロピー増大の法則が証明できるはずがないことがわかる．

Boltzmann の方程式を導くに当たって，彼は分子の位置分布が常に一様であると仮定している．しかし，初期状態における分子の位置分布を仮に ω で表すと，以後の衝突過程はすべて ω に関係して決まる．すなわち，衝突が進む中で，位置分布は過去と独立に一様としてよいわけではない．しかし，Boltzmann は，衝突による速度分布の時間変化を導く際に，位置分布は過去と相関がなく常に一様と仮定した．これを，衝突数の仮定，または混沌仮定と呼ぶ．これは，神経回路網のモデルで，$\boldsymbol{x}(t) = T_\omega^t \boldsymbol{x}(0)$ の分布が ω に独立であるとする仮定と正に同じものである．

現実には，エントロピー増大の法則は成立している．これは，ニュートン力学の可逆性，および Poincaré の再帰定理とどう関係するのだろうか．ニュートン力学の可逆性に対しては，統計力学は個々の力学過程を考えるのではなくて，力学過程のアンサンブルを考えるということでこの困難を切り抜ける．個々の力学過程には，もちろんエントロピーが増大する系も減少する系もある．しかし，力学系

の初期状態のアンサンブルを考える際に，エントロピーを
増大させるような初期状態を多くもつアンサンブルを考え
ればよい．（したがって，時間を反転したときは，別のア
ンサンブルを用いなければならない.）もちろん，現実の
系がなぜこのようなアンサンブルに含まれているのかは，
また別の問題である．

　Poincaré の再帰定理は，一つの力学系は，たとえしば
らくの間エントロピーが増大したとしても，十分な時
間がたつと状態が再帰し，再びもとと同じエントロピー
に戻ることを示している．しかし，この再帰時間は通常
とてつもなく永い（たとえば，地球の年齢よりずっと永
い）．したがって，気体分子の数 n が十分に大きければ，
ある大きな時間 T までは，エントロピーの増大法則が成
立するとしても再帰定理と矛盾するわけではない．これ
は，巨視的状態方程式の弱命題にほかならない．一方，
Poincaré の再帰定理は，強命題が成立しないことを主張
している．（神経回路網の力学系は，"保存系"でないた
め，Poincaré の再帰定理は成立せず，したがって強命題
が成立する可能性がある.）

　Kac (1959) は，Boltzmann の方程式が成立するかど
うか，また混沌仮定が成立するかどうかを考えるために，
気体分子運動論には限定しないで，多くのランダムパラメ
ータを含む力学系を考え，その巨視的状態方程式の論理を
考察した．漸近独立性，弱命題，強命題などはすべて彼の
用意したものである．Kac は，弱命題は成立するが強命

題は成立しないモデル，弱命題も成立しないモデルなどを
用いて，単純なモデルでこの種の命題の本質を明らかにし
ている．

　神経統計力学については，Rozonoer に続いて，
Rotenberg (1971) がきわめて特殊な場合（5.1 節の例 3
で $\alpha = 1$ の場合）にではあるが，弱命題の成立を証明し
た．その後 Amari (1974B)，Rotenberg (1976) が基礎的
な整理を行なっている．一般の場合の弱命題の証明，例
3 で任意の $0 < \alpha \leqq 1$ の場合の強命題の証明は，Amari-
Yoshida-Kanatani (1977) が行なった．ここでは，ラン
ダム回路網の確率分布の一般的な考察や，一般化された状
態（状態間の関係）に関する状態方程式の理論も提出され
ている．さらに，ランダム結合の回路網における確率分布
が無限分割可能分布になることを明らかにして，巨視的入
出力関係の一般形を求めている．また，巨視的状態の条件
は Amari (1974B) による．本章の多くの部分はこの 2 論
文に基づいている．

　ところでランダム結合の神経回路網において，強命題は
本当に成立するのであろうか．計算機シミュレーションの
結果では，活動度の力学に関する限り，これは成立するよ
うに思える．しかし，状態間の距離に関する力学について
は，未だ否定も肯定もできない．状態間の距離の遷移法則
は，Amari (1974B) が提出した．集中度 c に関する定理
も，この論文で示された．強命題が成立するものなら，こ
れにより終状態の構造がかなり明らかにされる．二つの

終状態間の距離は，(5.39) の平衡状態にあるはずだからである．なお，一般化された状態 Y で r を2より大きくとると，r 個の終状態の間の関係が明らかにされるが，u_i に関して正規分布近似を用いるのであれば，r を3以上にしても意味がない．正規分布においては，二変数ずつの相関によって，分布全体の相関が規定されてしまうからである．

　ランダム回路網の状態遷移図に関する研究は，このほかにもある．Kauffman (1969) は相互の要因の影響がランダムに及んで，各因子を活性化したり不活性にしたりするランダム回路を考え，これを遺伝子による蛋白質合成機構発現のモデルと考えている．距離に関する法則は，この種の回路の安定性を議論するのに役に立つ．ランダムブール回路については，たとえば Griffith(1971)，Kauffman (1969) にある．Aleksander (1973)，Ádám (1968)，Kitagawa (1973) などの，神経回路網の微視的状態遷移に関する研究もある．

6. 神経場のパターン力学

　脳では，大脳や小脳のような皮質構造が高度に発達している．皮質は，神経細胞を多数二次元的に並べたもので，一般に数枚の層からなり，層内でまた層間で細胞が複雑に結合している．しかし，その構造はどちらかといえば一様である．したがって，皮質を一様構造の神経場として扱うことが近似的に許される．

　はじめに，線形の変換神経場の理論を簡単に述べる．感覚入力は，多くの場合，相互抑制結合の神経場を経由して，中枢へと送り込まれていく．この場合の神経場での情報処理は，線形（もしくは擬似線形）の変換で説明できることが多い．とくに，視覚系の錯視現象の多くが線形理論で説明できる．次いで，非線形の神経場における，興奮波の保持，伝播，再生（リバーベレーション）などの力学を論ずる．これらは短期記憶のメカニズムとして古くから注目されてきたものである．また，興奮波と入力刺激の相互作用も場の情報処理において重要な役割を果たす．このような場における興奮波のパターン力学を解明する理論的な方法を提唱するとともに，簡単な場についてそのパターン力学を明らかにする．この理論は次章で情報処理の場に応

用される.

6.1　相互抑制結合の線形変換神経場

　神経場において, 場のある点を興奮させる入力は, 同時に (抑制性細胞を介して) その周囲の細胞の興奮をおさえるように結合していることが多い. このような結合は, **相互抑制結合**または**側抑制結合**と呼ばれ, 神経場の結合の基本様式の一つとなっている. とくに, 視覚, 聴覚, 触覚などの感覚入力が脳の中枢に入るまでには, このような相互抑制形の結合が何段かにわたって繰り返されている.

　相互抑制結合には, 順方向結合と逆方向結合の二つの形がある. 順方向結合は, 図6.1に見られるように, 場の

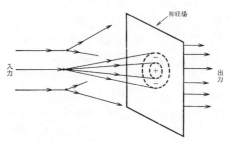

図6.1　順方向結合の相互抑制場

　ある一点からの入力は, 神経場の対応する点の周囲 (+と書かれた部分) を興奮させるとともに, その周辺 (-と書かれた部分) の興奮を抑制する.

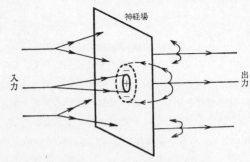

図6.2 逆方向結合の相互抑制場

　場の一点からの出力は，その点の周囲（－と書かれた部分）の興奮を抑制するように，フィードバック結合する．

各点に入る入力が途中で枝わかれして，対応する点の周辺に負の結合荷重で結合を行なうものである．図では省略してあるが，負の結合は抑制性の中継神経を介して行なわれる．これに対して，逆方向結合は図6.2に示すように，場の各点からの出力が，抑制性神経を介して場にフィードバックし，周辺の点に負の荷重で結合するものである．

　相互抑制結合の場を数式的に表現してみよう．簡単のため，一次元の連続的な場を考え，場の各点の位置を表わす座標 x を導入する．また，外部からこの場に来る入力刺激を $s(x)$ とする．$s(x)$ は x に対応する点から来る入力刺激の強さである．順方向結合の場合には，$s(x)$ は点 x を刺激するのみならず，さらにその周辺の点を抑制する入力にもなる．点 x に対応する場所から来る入力が，x から d

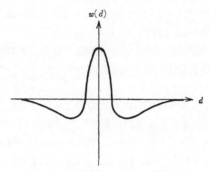

図6.3 相互抑制結合の結合荷重関数

だけ離れた点にある神経素子と結合するときの結合荷重
を $w(d)$ と書こう. ここでは, 場は一様構造をもつので,
$w(d)$ は場所 x に関係なく決まるものとする. 相互抑制結
合は, 図6.3に示すように, $d=0$ のまわりで $w(d)$ は正,
その外側では負になる結合である.

　点 x にある神経細胞は, 場所 x' に対応するところから
の入力刺激 $s(x')$ から $w(x-x')s(x')$ の強さの刺激を受け
るから, 総和として

$$\int w(x-x')s(x')dx'$$

だけの刺激を受ける. これが細胞の平均膜電位を決定す
る. したがって, 点 x における場の出力活動度 $z(x)$ は

$$z(x) = f\left[\int w(x-x')s(x')dx' - h\right] \qquad (6.1)$$

と書ける．ここに，f は出力関数，h はしきい値である．
これが場の入出力関係を示す方程式である．

　逆方向相互抑制の場合は，次のように定式化できる．入
力 $s(x)$ は興奮性の結合で場に入るが，そのときの結合関
数を $w_1(d)$ とする．また，場からの出力 $z(x)$ がフィード
バックして場への抑制性の入力となるときの結合関数，
すなわち距離 d だけ離れた場所の神経細胞を抑制する強
さを $-w_2(d)$ とする．すると，場の一点 x にある細胞は，
入力刺激 $s(x')$ と抑制刺激 $z(x')$ の両方を受けるので，そ
の出力 $z(x)$ は

$$z(x) = f\left[\int w_1(x-x')s(x')dx' \right.$$
$$\left. -\int w_2(x-x')z(x')dx' - h\right] \qquad (6.2)$$

という方程式に従う．入力 $s(x)$ に対する出力 $z(x)$ は，
この方程式を解いて求まる．

　場の入出力関係は，出力関数 f が非線形であるため，
一般に複雑で解くことが難しい．しかし，感覚入出力の場
合は，線形の範囲の動作を考え，出力関数を

$$f(u) = \begin{cases} u, & u > 0 \\ 0, & u \leqq 0 \end{cases}$$

と仮定して議論することが多い．とくに，$h = 0$ とし，
$f(u) = u$ とおいて，線形の範囲で入出力関係を議論し，
出力が負になったときだけそれを 0 と見るやり方を擬似
線形という．

順方向結合の場合，入出力関係は線形の範囲では

$$z(x) = \int w(x-x')s(x')dx' \qquad (6.3)$$

となる．これは空間的な刺激入力の分布 $s(x)$ を出力活動度の分布 $z(x)$ に線形に変換するもので，このような変換を**空間フィルター**と呼ぶ．この種の線形変換は，入出力信号の空間的な分布 $s(x), z(x)$ をフーリエ変換して

$$S(\omega) = \frac{1}{\sqrt{2\pi}} \int_{-\infty}^{\infty} e^{-i\omega x} s(x)dx$$

$$Z(\omega) = \frac{1}{\sqrt{2\pi}} \int_{-\infty}^{\infty} e^{-i\omega x} z(x)dx$$

とおき，$S(\omega), Z(\omega)$ を使って表わすと簡単になる．$S(\omega)$ は入力 $s(x)$ の空間周波数 ω の成分の強さを表わす複素数である．

荷重関数 $w(x)$ のフーリエ変換を

$$W(\omega) = \frac{1}{\sqrt{2\pi}} \int e^{-i\omega x} w(x)dx$$

とすると，入出力関係（6.3）は

$$Z(\omega) = W(\omega)S(\omega) \qquad (6.4)$$

と書ける．すなわち，入力の空間周波数 ω の成分は，線形相互抑制場を通すことによって $W(\omega)$ 倍（強さが $|W(\omega)|$ 倍，位相が $W(\omega)$ の偏角だけずれる）になる．したがって，結合関数 $w(x)$ のフーリエ変換を知れば，神経場の性質がわかる．一般的にいうと，相互抑制結合の場合は，$W(\omega)$ は低域通過形のフィルターになっている．

　逆方向結合の場合も，線形性を仮定し，$h = 0$ とすると，

$$z(x) = \int w_1(x - x')s(x')dx' - \int w_2(x - x')z(x')dx'$$
$$(6.5)$$

が得られる．$w_i(x)$ のフーリエ変換を

$$W_i(\omega) = \frac{1}{\sqrt{2\pi}} \int_{-\infty}^{\infty} e^{-i\omega x} w_i(x)dx, \quad i = 1, 2 \quad (6.6)$$

とすると，(6.5) 式をフーリエ変換して

$$Z(\omega) = W_1(\omega)S(\omega) - W_2(\omega)Z(\omega)$$

となる．これより

$$Z(\omega) = \frac{W_1(\omega)}{1 + W_2(\omega)} S(\omega) \tag{6.7}$$

が得られる．すなわち，逆方向結合の相互抑制場は

$$W(\omega) = \frac{W_1(\omega)}{1 + W_2(\omega)} \tag{6.8}$$

の結合関数をもつ順方向結合の場と等価になる．このため，線形理論では，順方向の結合のモデルが多く用いられている．

　非線形入出力関数 f を考えると，事情が少し異なってくる．順方向結合の場合には，与えられた入力 $s(x)$ に対して出力 $z(x)$ がいつも一意的に定まるが，逆方向結合の場合には必ずしもそうはいかない．すなわち，(6.2) の解が複数個存在することがある．このような場合は，場が多安定になっているのであって，場の力学方程式をきちん

と書いて，平衡解の安定性を論じなくてはならない．ヒステリシスや競合など，興味ある現象はこのような多安定の非線形の場で生ずる．擬似線形の場合に，関数 $z(x)$ から関数 $y(x)$ への写像

$$w_2 : z(x) \longrightarrow y(x) = \int w_2(x-x')z(x')dx'$$

を考えたときに，この写像 w_2 のノルムが 1 より小さいとき[1] は場は単安定で，$s(x)$ に対して $z(x)$ が一意に定まることがわかっている．

　時間特性まで考慮すると，場の入出力関係をより精密に議論することができる．$u(x,t)$ を場の点 x における時間 t の平均膜電位とすれば，順方向結合の回路では，

$$\tau \frac{\partial u(x,t)}{\partial t} = -u(x,t) + \int w(x-x')s(x',t)dx' - h$$

$$z(x,t) = f[u(x,t)]$$

という方程式が得られる．線形理論では，出力 $z(x,t)$ を $u(x,t)$ と同一視してよい．$h=0$ として，この方程式を解くと

$$u(x,t) = \frac{1}{\tau} \int_{-\infty}^{t} \int_{-\infty}^{\infty} w(x-x')e^{-(t-t')/\tau}s(x',t')dx'dt'$$

が得られる．これが入力 $s(x,t)$ に対する出力 $u(x,t)$ の関係である．線形理論では，より一般に

---

1)　たとえば，$\displaystyle\int_{-\infty}^{\infty}\{w_2(x)\}^2dx < 1$ のとき．

$$u(x, t) = \iint w(x-x', t-t') s(x', t') dx' dt' \quad (6.9)$$

という入出力関係を考える。上式の重み関数 $w(x, t)$ は，ある時間にある点に来た入力刺激が，そこから場所 x だけへだたった出力に時間 t だけ遅れて与える影響を表わす。出力は，入力のこのような時空間的な影響をすべて加算して得られる。これは，信号の**時空間フィルター**であり，線形場は時空間フィルターの役割を担う。

相互抑制回路では，抑制性の結合はいったん抑制性の神経細胞を介して与えられる。すなわち，興奮性の入力と抑制性の入力とでは異なった経路をたどって場に到着する。このため，$w(x, t)$ を興奮性の経路の部分 $w_1(x, t)$ と抑制性の経路の部分 $w_2(x, t)$ とにわけて

$$w(x, t) = w_1(x, t) - w_2(x, t)$$

とおいてみよう。$w_1(x, t)$ の時間特性と $w_2(x, t)$ の時間特性とは一般には異なったものになるであろう。またさらに，$w_i(x, t)$ が時間部分と空間部分との単純な積になっているとは限らず，空間的に大きくへだたった場所への影響ほど時間遅れが多いなど，複雑な形をしていてもよい。

このような一般的な結合関数を考えると，線形時空間フィルターである線形神経場によって，かなり複雑な入出力情報処理過程が実現できることがわかる。これらはまた，現実の感覚入力に対する神経情報処理の過程をかなりよく説明できる。とくに，視覚情報に関しては詳細な研究が行なわれている。以下に，いくつかの例を簡単に述べよう。

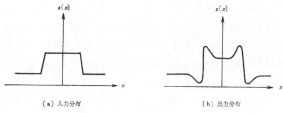

（a）入力分布　　　　　　　　　（b）出力分布

図6.4　マッハ効果

a.　マッハ効果

　図6.4（a）に示すように，中央の部分が明るくその周囲が暗い明暗の帯を入力したとしよう．この帯を人間が観察すると，図6.4（b）に示すように，帯の端の部分が強調されてとくに明るく見え，また暗い部分でも境界付近がより暗く見える．すなわち，変わり目のところでは明暗が強調され，その結果コントラストが実際以上に強く見える．これをマッハ効果と呼んでいる．

　マッハ効果は人間の感覚の示す錯覚の典型的な例である．これを神経場の相互抑制結合で説明することができる．すなわち，入力 $s(x)$ として，図6.4（a）の強度の分布を考え，これを相互抑制結合の場に入力する．すると，場の出力 $z(x)$ は図6.4（b）に示すように，コントラストが強調されたものになる．一般に相互抑制結合はコントラストを強調する働きがあり，マッハ効果などは，網膜レベルでの神経細胞の相互抑制結合で生じているものと考えられる．

b. 錯視の説明

図形の知覚に関係して，心理的な錯視現象が数多く報告
されている．たとえば，図 6.5 に示す Müller-Lyer の錯
視図形では，二つの図形の水平な線分の長さは互いに等し
いが，実際には上図の線分の方が長く見える．前に述べた
マッハ効果も錯視の一例である．これらの錯視図形のうち
の多くは，二次元の相互抑制結合によって説明できる．す
なわち，与えられた図形を相互抑制結合の場に入力する
と，出力として出てくる図形は錯視に対応する変形が見ら
れるのである．

c. 網膜での情報処理

網膜は大脳の突出部分であるといわれるだけに，複雑な
神経回路網を構成している．網膜の視細胞で受容された光
の図形は，ここで複雑な変換を受け，神経節細胞からの出
力は外側膝状体を経て，大脳の視覚領に至る．

視細胞や外側膝状体にある細胞を一つ取り上げて，網膜
のどこに光を当てるとこの細胞が興奮するかを実験的に
調べてみることができる．そこに光を当てるとある細胞
を興奮させるような網膜上の領域を，この細胞の ON 領
域と呼ぶ．逆に，そこに光を当てると細胞の興奮を弱めて
しまう領域を，OFF 領域と呼ぶ．細胞は，その ON 領域
からは正の，OFF 領域からは負の結合荷重で入力を受け
る．ON 領域と OFF 領域とを合わせて，一つの細胞に影
響を与える領域全体のことを，受容野と呼ぶ．視覚系には
ON 中心形と OFF 中心形の細胞がある．ON 中心形の細

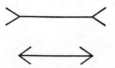

図 6.5 Müller-Lyer
の錯視図形

ON中心形

OFF中心形

図 6.6 ON 中心形および OFF
中心形細胞の受容野

　図の+と書いてある ON 領域
の一点に光を当てると細胞は興
奮するが, -と書いてある OFF
領域の一点に光を当てると興奮
が抑制される.

胞では, 通常円形の ON 領域の周辺に円形の OFF 領域が
取りまいている (図6.6). OFF 中心形の細胞では, これ
とちょうど逆に, 中心部分に OFF 領域があり, その周辺
を ON 領域が取りまいている.

　ON 中心形, OFF 中心形の細胞はともに, X 形, Y 形
の 2 種類に分類される. X 形は, ON 領域に光が与えら
れたときにのみ強く反応し, あとは光が当たっていても出
力は小さくなる. Y 形は光が与えられている期間ずっと
ほぼ一様に興奮している. (OFF 中心形のものでは, 中
心部分の光が遮断されたときに反応するのが X 形, 遮断
されている間中反応するのが Y 形である.)

　これらの細胞は, 空間的には相互抑制形の結合 (または
その反対の結合) をもち, X, Y ではそれぞれで異なった
時間特性をもつ. 興奮性と抑制性でそれぞれ異なった時間

特性の経路をもつ相互抑制結合のモデルを用いて，これら
の細胞の動作をうまく説明することができる．

d. 特徴抽出細胞

　網膜からの視覚情報は，外側膝状体の神経細胞を経て
大脳皮質の視覚領へ入る．神経節細胞や外側膝状体の神
経細胞は，円形の受容野をもっていたが，大脳皮質の細
胞では，もっと複雑な形の受容野をもつものが現われる．
図 6.7 にいくつかの例を示すが，図の+は，網膜のこの領
域に光を当てると神経細胞が興奮する ON 領域，-はこの
領域に光を当てると興奮がおさえられる OFF 領域を意味
する．図 6.7 (a) の場合は，右上がり方向の直線状の光
刺激が図の+の部分と重なるように網膜に与えられたとき
に，この神経は興奮する．しかし，受容野全体にわたって
光が当たった場合には，ON 領域からの入力と OFF 領域
からの入力が打ち消しあって興奮しない．したがって，こ
れは特定方向の直線の検出器になっている．また，図 6.7
(b) の場合は，図の点線の右上側に光が当たり，左下側
には光が当たらない図形，すなわち明暗の境界となるエッ
ジが点線のところに来たときに興奮する．これは，特定方
向のエッジを検出する細胞である．これらの細胞は，みな
図形の特徴抽出細胞の一種といえる．

　このような特徴抽出細胞は，ほかにもいろいろなものが
ある．特定の場所の特定の方向の線分やエッジに反応して
興奮する細胞は，通常単純特徴抽出細胞（simple cell）と
呼ばれている．このほかに，位置のいかんによらず特定の

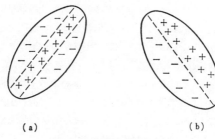

（a）   （b）

図6.7 特徴抽出細胞の例

方向の線分やエッジなどが画面に現われればこれに反応する複雑細胞（complex cell），互いに直交する二方向の線分に反応する超複雑細胞（hyper complex cell）などがある．また，動いている光刺激に反応する細胞も多数ある．

網膜に光刺激パターンが与えられてから，これらの細胞に刺激が到達するまでには，何段階かの神経細胞の中継を受けている．しかし，これらの過程がすべて線形で近似できるとすれば，細胞の出力は，網膜へ与えられた入力刺激パターンにある時空間フィルターを通したものにほかならない．このようなフィルターの線形の重み関数は，まさに図6.7のような形の結合荷重関数 $w(x, y)$ をもつであろう．より複雑な受容野をもつ細胞，もっと複雑な特徴を抽出する細胞，さらに動いている刺激に反応する細胞なども，同様にして簡単な線形時空間フィルターで表現できる．

e. マスキングとメタコントラスト

視覚に関係した心理現象には，マッハ効果のほかにも，

仮視運動，フリッカー融合など多数があり，線形場の理論もしくはそれを多少修正した擬似線形理論で説明できるものも多い．ここでは，マスキングとメタコントラストについて簡単に説明しておこう．

　いま，ある光刺激を網膜に与え，次いで若干の時間間隔をおいて第2の光刺激を与えよう．この時間間隔が50〜80 m秒程度のときには，第1の刺激が第2の刺激にマスクされて知覚できなくなることが知られている．第2の刺激が知覚できないのではなく，あたかも因果律に逆らうかのように，先に与えた第1の刺激の方が知覚できなくなる点に興味がもたれる．第1の刺激と第2の刺激とが空間的に同じであるときをマスキング，第1の刺激と第2の刺激とが異なっているとき（たとえば第1の刺激が円形，第2の刺激がそれを囲む円環形）を，メタコントラストと呼んでいる．

　これは，網膜に入った光情報を処理する過程の中で，興奮性の経路と抑制性の経路とでは時間的な特性が異なること，とくに抑制性の経路の方に短い時定数をもち早く情報を伝える部分があることを示唆する．いま，一つの刺激に対して抑制性の過程が先行し，次いで少し遅れて興奮性の刺激が到着したとしよう．この刺激を受ける神経細胞には，図6.8 (b) に示すように，はじめは負で後に正になる刺激が到来する．しかし，負の部分は細胞の出力には現われず，出力には図6.8 (c) のように正の部分のみが現われる．

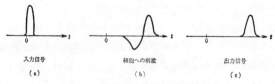

入力信号　　　　　　　細胞への刺激　　　　　出力信号
（a）　　　　　　　　（b）　　　　　　　　（c）

図6.8　視覚系の細胞の時間特性

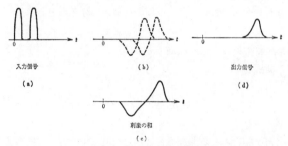

入力信号　　　　　　　　（b）　　　　　　　　出力信号
（a）　　　　　　　　　　　　　　　　　　　　（d）

刺激の和
（c）

図6.9　マスキングの説明

　図（a）のように，二つの信号が来ると，時空間フィルター
の影響によって細胞には図（b）のような刺激が到着し，これ
は重ね合わさって図（c）のようになり，第1の刺激の山の部
分を消してしまう．出力信号には正の部分のみが現われる（図
（d））．

　これに対して，適当な時間をおいて，第2の刺激が与
えられたとしよう．時間間隔が適当であると，第2の刺
激による抑制性の早い過程が，第1の刺激の興奮性の遅

い過程と同じ時間に起こり，両者が打ち消し合う．この結果，第1の刺激がマスクされてしまい，出力に現われなくなる．これが，マスキングおよびメタコントラストの本質的なメカニズムであると思われる．これには，時空間フィルターの重ね合わせおよび負の部分を切り捨てる出力の非線形が本質的な役割を果たしている．すなわち，第1の刺激と第2刺激を継時的に与えたとき，中途では重ね合わせが起こるが，出力は両者を個別に与えたときの重ね合わせにはなっていないことが重要である．これは擬似線形過程であり，線形理論をもとに，非線形性を導入することで説明がつく．

6.2　興奮の伝播とリバーベレーション

　自己結合のある非線形神経場は一般に多安定で，興奮波を保持し，伝播することができる．神経場に外部から刺激入力が与えられ，興奮パターンが生起したとしよう．この興奮パターンは周囲へ伝播するとともに，ほかの層との相互作用によって種々に変形していく．外界からの情報は，短期記憶として一度神経回路の中に蓄えられ，しばらく後に長期記憶に移される．短期記憶や長期記憶のメカニズムは未だに明らかにされていないが，短期記憶は神経細胞の興奮とその伝播という形で神経回路の中に電気的に蓄えられ，長期記憶の方は結合のシナプス荷重の変化などによる器質的物質的変化の形で蓄えられていると考えられてい

る．短期記憶では，情報は神経細胞の興奮の形で蓄えられ
るから，一度起こった興奮を持続するメカニズムがどこか
になくてはならない．神経場には，一度興奮が与えられる
とそれを保持しまた周囲に伝播する作用がある．

　興奮波が周囲に伝播しながら永続的に保持される持続振
動はリバーベレーション（反響）と呼ばれていて，脳波の
発生や短期記憶と深い関係にあるとされている．Wiener
と Rosenblueth は神経場におけるリバーベレーションの
メカニズムを考察した．彼らのモデルは，不応期の作用と
興奮の伝播とに基づいたきわめて単純なものである．パタ
ーン力学の理論を述べる前に，本節では，場におけるリバ
ーベレーションのメカニズムを不応期をもとに説明する古
典理論を概観する．

　Wiener らは不応期をもつ興奮性媒質の連続場を考え
た．場の各点は，興奮，静止，不応期の三状態をとる．場

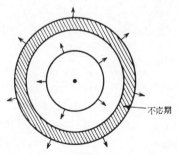

図6.10　一点を刺激したときの興奮波

は一様かつ等方的で，興奮は一定速度で各方向に伝播する．場には不応期があり，一度興奮した点は，以後ある一定期間は興奮できない（不応期）．場の一点を刺激してみよう．すると図6.10に示すように，刺激された点が興奮し，この興奮は円状の興奮波となって一定速度で広がっていく．興奮波の通ったあとには，一定幅の不応状態の帯がつくので，興奮は後戻りすることなく広がって，（無限の彼方に）行ってしまう．

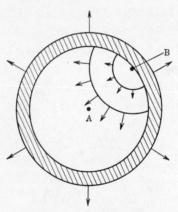

図6.11　片側進行波の生成

はじめにA点を刺激すると円状に広がっていく興奮波が出来る．しばらくして，ちょうど不応期から回復したB点を刺激すると，興奮は不応期の帯の方向へは伝わらず，反対側へのみ伝わっていく．

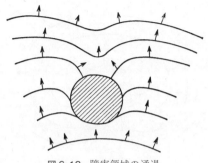

図6.12　障害領域の通過

　一点を刺激し，興奮の波がある程度広がったところで，不応期から回復しかかっているあたりを刺激してみよう．2度目の刺激による興奮は，片側を不応期の帯でおさえられているために，ほかの片側にしか伝わらない（図6.11）．すなわち，このような2度の刺激によって，一方向へ進行していく興奮波の断片が得られる．いま，場に欠陥があって，図6.12に示すように興奮できない領域があったとしよう．興奮波がこの領域にぶつかるとどんな現象が起こるだろうか．興奮は一定速度で進行していくので，障害領域の周囲では興奮波は直線的に進むことができず，周囲をまわり込みながら伝わるので，その分だけ遅くなる．しかし，結局はこの障害物を突破して前方へ進んでいくだけのことである．

　では図6.13に示すように，二つの障害物の間に，その間隔ぐらいの長さの興奮波の断片が進入してきたらどう

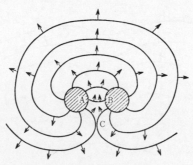

図6.13　自己再生興奮波

　二つの障害物の間に進行波 AB が入ってくると，これは障害物を通り越して広がる一方，波の端は障害物にそってまわり込む．まわり込んだ波は C 点でぶつかって，再び，障害物の間に入り込む波 AB を生み出す．一方，外側の波は，そのまま外側へ広がっていく．このようにして，興奮波が絶えることなく発生する．

　なるであろうか．このような興奮波の断片は，前に述べたように，間隔をおいて 2 度刺激を与えることによって得られる．興奮波は，図6.13 に見るように，障害物の間を通り抜け，外側に出る．このとき，中央部分は一定速度でどんどん外へ広がってゆき，同時に端の部分は障害物にそってまわり込んでゆく．この結果，図に示すように，興奮波は障害物をまわって手前側に戻ってきて，ついに右側から来た波と左側から来た波とがぶつかる．ぶつかった部分は不応期のために互いに消滅し，その結果再び小さな進

行波の断片が生成され，これが両障害物の間に進入して
いく．この過程が何回も繰り返される．すなわち，二つの
障害物を核として，自己再生興奮波が発生する．これが，
Wiener らが示したリバーベレーションの基本メカニズム
である．

　実際の神経場は，完全な一様連続構造ではない．それは
微細に見れば離散的構造であり，その結合にはランダムな
乱れがある．したがって，障害物をことさらにもうけなく
ても，このようなメカニズムでリバーベレーションが起こ
る可能性があろう．Wiener らは，ランダムな乱れをもつ
場でのリバーベレーションの解析も試みたが，これは完成
しなかった．

　Farley と Clark は，縦 30 横 30 の正方格子の格子点に
不応期をもつ 900 個の神経素子を配置した離散的な神経
場を考え，その動作を計算機シミュレーションで調べた．
彼らは神経素子をランダムに結合した 2 種類の回路網を
考えた．その一つは近い距離にある素子ほど高い確率で結
合していて，少し離れた距離の素子間には結合のない，い
わゆる"近い結合の回路網"である．ほかの一つは，比較
的遠い距離にいたるまで結合が続いている"遠い結合の回
路網"である．

　近い結合の回路網の一点を刺激すると，興奮が円状に広
がる興奮波が生ずる．しかし，この波はそのまま広がって
消えてしまい，リバーベレーションは起こらない．一点を
刺激した後，すこし間をおいてもう一点を刺激すると，リ

バーベレーションが始まる．これは，Wiener らの指摘したメカニズムによるもので，興奮波が渦巻き形になって成長し，端の方がぐるりとまわり込んで再び興奮が成長する．結合はランダムであるから特殊な障害物は不要で，興奮波形は不規則になる．

一方，遠い結合の回路網においては，ただ1度の刺激でリバーベレーションが起こる．すなわち，一点の刺激によって生じた興奮波は単に外側に広がるだけでなく，かなり不規則に方々へ飛び火する．刺激がある程度広がった段階で，不応期の帯を越えて刺激が逆行し，これが新たな火種となって興奮が持続する．近い結合の回路網の場合と違って，もっと不規則な振動が生じる．したがって，遠い結合の回路では，近い結合の回路とは違ったメカニズムでリバーベレーションが生じると思われる．

これら二つのリバーベレーションのメカニズムを，簡単な離散的神経場を例にして示しておこう．平面の正方格子に神経素子を並べる．時間を離散に刻んで，神経素子の不応期を $r=3$ としよう．つまり，一つの素子は，一度興奮すると，その後の3単位時間は興奮できない．近い結合の回路の場合は，一つの素子は縦，横，斜めの周囲八つの素子と結合しているとしよう．一つの素子は，8個ある隣の素子のどれか一つが興奮すれば，そこからの刺激によって次の時刻に興奮する．いま，図6.14の1で示した5個の素子を刺激しよう．次の時刻には，興奮はこれを囲む一つ外側の素子（2と×の素子）に移り，はじめの素子は不

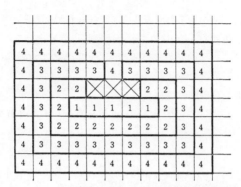

図6.14　近い結合の回路における自己再生興奮波

応期に入る. 次いで, その外側の3の素子に興奮が移っ
ていく. 時間が3たったところで, 図の×の三つの素子
を強く刺激し, これを興奮させたとしよう. 次の時刻に
は, 1の素子が不応期から回復して, ×の素子からの刺激
により興奮する. 次いで, 2にある素子が不応期から回復
し, 1からの刺激により興奮する (×の素子は不応期にあ
って興奮できない). 次いで3の素子が興奮する. ここで
×の部分の素子が不応期から回復する. したがって, 次の
時刻には4の素子と×の素子とが興奮し, 興奮波が内側
に巻き込んでくる. この結果, 次の時刻には1が興奮し,
この過程が繰り返される. このメカニズムは, r が3に限
らず, いくつのときにも成立する.

　遠い結合の回路の場合には, 全く異なったメカニズム
の自己再生興奮波が出来る. 簡単のため, 一つの素子は

相隣る 8 個の素子と結合荷重 1 で結合しているとしよう.
その外側にある 16 個の素子とは荷重 w で結合しているも
のとする. そのさらに外側の素子, さらにまた外側の素
子, …… と, かなり遠くまでの素子とも結合しているも
のとし, この結合の荷重は, 簡単のためすべて w に等し
いものとしよう (図 6.15). w はもちろん 1 よりも小さ
い. ここで, w は不応期 r よりも大きいある整数 k に対
して

$$\frac{1}{16(k-2)} > w > \frac{1}{16(k-1)} \qquad (6.10)$$

を満たすものとしよう. また, 各神経のしきい値は 0.5 で
あるとする.

　ここで, 場の一点を刺激してこれを興奮させよう. 次
の時刻には, 隣の 8 個の素子が興奮し, 刺激が外側に広
がっていく. 素子のしきい値が 0.5 であるから, 一つの素
子が興奮するとその隣の素子は大きさ 1 の刺激を受けて
次の時刻に必ず興奮する. さらに遠くの素子は大きさ w
の刺激を受けるが, w が 0.5 より小さいために, 興奮しな
い. このようにして, 興奮波は一つずつ外側に広がって
いく. 時間が $k-1$ たつと, 興奮は $k-1$ だけ外側に伝わ
る. $k-1$ 個外側には $8(k-1)$ 個の素子がある. 次の時刻
には, はじめに興奮した素子 (およびその周辺の素子) は
すでに不応期から回復している. はじめに興奮した素子
は $8(k-1)$ 個の素子からの遠い結合によって総和として
$8(k-1)w$ だけの刺激を受ける. ところが, 条件 (6.10)

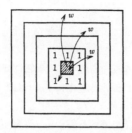

図6.15 遠い結合の回路網における自己再生興奮波

によってこれはしきい値0.5より大きくなるため，中心部分に興奮が飛び火して，この部分が興奮を始める（時刻 k 以前では，中心部分に達する刺激の総和は，条件（6.10）により0.5より小さく，興奮を起こすに足りない）．このようにして，この興奮は再び周辺に広がり，興奮の輪がある程度大きくなったところでまたバックファイアして，興奮の火種が再生される．これが遠い結合の回路におけるリバーベレーションの仕組みで，興奮振動の周期は不応期と無関係に（ただし不応期より長く）選べる．この興奮はただ1度の刺激で発生する．結合に不規則なばらつきが入っていれば，振動はずっと複雑なものになるであろう．

　これらは，興奮の伝播と不応期の二つをもとにして構成したリバーベレーションのメカニズムである．現在では，場における興奮は，個々の神経素子の興奮，非興奮という形ではなく，興奮頻度として捉えられる．この場合，不応期が振動の直接の原因となるわけではない．不応期は単に

出力関数の非線形性にきいてくるだけで，リバーベレーションの周期に関係するわけではなく，上記のメカニズムがそのまま成立しているとは考えにくい．しかし，不応期のせいで興奮できなくなる代りに，抑制性細胞の興奮を介して興奮を止める仕組みを考えれば，上記のリバーベレーションのメカニズムはそのまま成立していると考えてもよい．しかし，以下に述べるように，興奮性および抑制性の神経細胞よりなる場は，単にリバーベレーションのみならず，もっと多くの興味ある現象を起こすことができる．これを調べよう．

6.3 非線形神経場の興奮パターン （1）
興奮パターンの力学

6.3.1 非線形神経場の方程式

　m 種類の神経細胞より構成されている神経場を考える．場を m 枚の層にわけて，各層は 1 種類の神経細胞よりなるものとする（図 6.16）．場の位置を指定するため，座標 $x = (x_1, x_2)$ を導入し，第 α 番目の層の場所 x にある神経細胞の時刻 t の膜電位を $u_\alpha(x, t)$ と書こう．微視的に見るならば，場所 x の付近には多数の神経細胞があり，個々の細胞ごとに膜電位は不規則な増減を繰り返すであろう．ここでは，連続時間-連続情報モデルを採用し，$u_i(x, t)$ は，場所 x の付近にある多数の細胞の膜電位の場所 x，時間 t の近辺での時空間平均を示すものとする．し

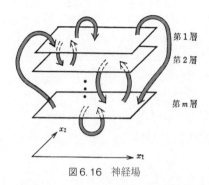

第1層
第2層
第 m 層

x_2

x_1

図6.16　神経場

たがって $u_\alpha(\boldsymbol{x}, t)$ は $\boldsymbol{x}$ と t についてなめらかな関数にな
っているものと考える. このような平均化は, ランダム結
合の回路網を考えるときと同じやり方で行なうことができ
る.

　膜電位が $u_\alpha(\boldsymbol{x}, t)$ のときは, 神経細胞からは,

$$z_\alpha(\boldsymbol{x}, t) = f_\alpha[u_\alpha(\boldsymbol{x}, t)]$$

の頻度で出力パルスが発射される. f_α は, 第 α 番目の種
類の神経の出力関数である. $u_\alpha(\boldsymbol{x}, t)$ は τ_α の時定数で減
衰するとともに, 入力刺激のシナプス荷重和に応じて増
減する. いま, $s_\alpha(\boldsymbol{x}, t)$ を第 α 番目の層の場所 $\boldsymbol{x}$ に時刻 t
に外部から直接に入力する刺激の荷重和としよう. また,
$w_{\alpha\beta}(\boldsymbol{x}, \boldsymbol{y}; t)$ を, 第 β 番目の層の場所 $\boldsymbol{y}$ にある神経細胞
からの出力が, 第 α 番目の層の場所 $\boldsymbol{x}$ にある神経細胞の
膜電位に時間 t だけ遅れて及ぼす影響としよう. これはも
ちろん結合のシナプス荷重に関係した量で, ここではひと

まずその時間的な特性も合わせて考えることにする. また, 第 α 番目の層のしきい値を h_α とおく.

以上の仮定のもとで, 神経場の方程式は

$$\tau_\alpha \frac{\partial u_\alpha(\boldsymbol{x}, t)}{\partial t}$$

$$= -u_\alpha + \sum_{\beta=1}^{m} \int w_{\alpha\beta}(\boldsymbol{x}, \boldsymbol{x}'; t-t') z_\alpha(\boldsymbol{x}', t') d\boldsymbol{x}' dt'$$

$$+ s_\alpha(\boldsymbol{x}, t) - h_\alpha, \quad \alpha = 1, \cdots, m \qquad (6.11)$$

$$z_\alpha(\boldsymbol{x}, t) = f_\alpha[u_\alpha(\boldsymbol{x}, t)] \qquad (6.12)$$

と書くことができる. 以下では, この方程式をもとに, 神経場における興奮パターンの力学を論じていく. その際, とくに, (ⅰ) 定常的な入力パターン $s_\alpha(\boldsymbol{x})$ に対する定常的な出力興奮パターン $z_\alpha(\boldsymbol{x})$ はどのようなものであるか, (ⅱ) 一度与えられた入力パターン $s_\alpha(\boldsymbol{x}, t)$ が消滅した後に, 場はどのような興奮パターンを保持するか, を考察する. (ⅱ) は, 場における短期記憶のメカニズムに関係がある.

場の力学的な性質を数学的に調べるに当たって, 以下のような簡単化を行なう.

(1) 神経パルス伝達の時間遅れ特性の無視:この結果, シナプス荷重に組み込んだ時間遅れの効果が無視され, $w_{\alpha\beta}(\boldsymbol{x}, \boldsymbol{x}'; t')$ の代りに $w_{\alpha\beta}(\boldsymbol{x}, \boldsymbol{x}')$ を考えればよく, 方程式 (6.11) の中の時間積分 $\int dt'$ はなくなる.

(2)　場の一様性と等方性：一様構造の場は平行移動に
関して不変であり，点 x' にある神経から点 x にある
神経への結合の荷重は，両者の差 $x - x'$ のみに依存
している．すなわち

$$w_{\alpha\beta}(x, x') = w_{\alpha\beta}(x - x')$$

と書ける．また，等方性の場は回転に関して不変であ
り，$w_{\alpha\beta}(x - x')$ は x と x' との距離 $|x - x'|$ のみに
依存している．すなわち

$$w_{\alpha\beta}(x, x') = w_{\alpha\beta}(|x - x'|)$$

のように表わされる．

(3)　二値出力関数：出力関数は

$$f(u) = 1\,[u] = \begin{cases} 1, & u > 0 \\ 0, & u \leqq 0 \end{cases}$$

と仮定する．すなわち，場は興奮状態か静止状態のど
ちらかにあるものとし，その中間の状態を許さない．
これは，かなり思い切った仮定であるが，より一般の
連続的な出力関数を用いた場合でも，この二値モデル
の場合とほとんど同じ型の興奮パターンの力学が得
られることがわかっている．すなわち，二値モデルで
も，一般の飽和形非線形出力関数の場における力学の
特徴を十分に表現できる．

また，本節では，解析の方法を確立するために，次の最
も簡単な場合を考察する．

(4)　一次元：場の空間的な広がりは一次元とし，二次
元座標 x の代りに一次元座標 x を用いる．

(5)　一層の場：層の数は 1 枚と仮定し，この中に興奮
性の細胞も抑制性の細胞も入っているものとする．こ
れより，結合荷重は，ある関数 $w(d)$ ただ一つを用い
て

$$w_{11}(x, x') = w(x - x')$$

と書ける．等方性より，$w(d)$ は

$$w(d) = w(-d)$$

を満たす偶関数である．

(6)　結合は相互抑制型である：神経細胞の結合は，互
いに近い距離にある細胞どうしは興奮性，離れた距離
にある細胞どうしは抑制性結合が強いものとする．す
なわち図 6.3 に示したように，$w(d)$ は原点の近傍で
は正，その外側では負になっている．

以上の仮定のもとに，本節では単純化した方程式

$$\tau \frac{\partial u(x, t)}{\partial t} = -u(x, t) + \int w(x - x') 1 [u(x', t)] dx'$$
$$+ s(x, t) - h \qquad (6.13)$$

に従う場のパターン形成の力学を扱う．

6.3.2　一様入力に対する局在興奮の力学

入力 s が定数であるとき，場の一区間に起こった興奮
はその後どう変化していくかをまず調べよう．時間 t にお
ける場の膜電位の分布を $u(x, t)$ としよう．$u(x, t)$ が正に
なっている場所 x は興奮していて，出力 1 を出し，ほか
の場所は興奮していない．興奮している部分を，場の**興奮**

領域と呼ぶ. 膜電位が u であるときの興奮領域を

$$R[u] = \{x \,|\, u(x, t) > 0\} \qquad (6.14)$$

と表わす[1].

興奮領域は一般に, いくつかの区間の和になっている. 興奮領域の一つの区間を**局在興奮**と呼ぶ. とくに, 局在興奮が一つしかないとき, すなわち興奮領域が $a_1 < x < a_2$ と書ける単一の区間

$$R[u] = (a_1, a_2)$$

であるとき, これを**孤立局在興奮**という. 場に孤立局在興奮が発生した場合, 時間がたつにつれてこれはどう変化していくかを最初に考察しよう. 興奮領域が1箇所ではない解の振舞いは, 局在興奮の相互作用を調べればわかる.

いま, 膜電位の分布 $u(x, t)$ があって, これが孤立局在興奮を表わしているとする. 興奮している区間は時間とともに変化していく. 時間 t の興奮領域を $x_1(t)$ から $x_2(t)$ まで, すなわち

$$R[u(x, t)] = (x_1(t), x_2(t)) \qquad (6.15)$$

とすると, 興奮領域の幅は

$$a(t) = x_2(t) - x_1(t) \qquad (6.16)$$

である. また, 興奮領域の境界 $x_i(t)$ $(i = 1, 2)$ における波形 $u(x, t)$ の勾配の絶対値を

$$c_1 = \frac{\partial u(x_1, t)}{\partial x}, \quad c_2 = -\frac{\partial u(x_2, t)}{\partial x} \qquad (6.17)$$

---

1)　$\{x \,|\, u(x, t) > 0\}$ は, $u(x, t) > 0$ を満たす場所 x の集合である.

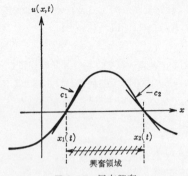

図6.17　局在興奮

としよう（図6.17）．$x_i(t)$ や $a(t), c_i(t)$ はみな時間ととも
に変化していく．

　波形 $u(x, t)$ は方程式 (6.13) に従って時間とともに
変化していく．したがって，興奮領域の変化を調べるに
は，非線形の微積分方程式 (6.13) を解けばよいわけで
あるが，これは容易でない．しかし，局在興奮を考え，
(6.13) を解く代りに，その興奮領域の幅がどう変化して
いくかを議論する方法がある．興奮領域の幅 $a(t)$ の変化
を規定する法則を導こう．

　定理6.1　一様入力 s のもとで，孤立局在興奮の幅 $a(t)$
　　は次の方程式に従って変化する．

$$\frac{da(t)}{dt} = \frac{1}{\tau c}[W(a) + s - h] \tag{6.18}$$

ここに

$$W(x) = \int_0^x w(y)dy \qquad (6.19)$$

c は

$$\frac{1}{c} = \frac{1}{c_1} + \frac{1}{c_2}$$

より定まる正の数（時間 t に依存する）である.

証明　時間 t における $u(x, t)$ の興奮領域の区間を

$$R[u(x, t)] = (x_1(t), x_2(t))$$

とする. これは時間 t とともに変化していく. 時間が t から $t + dt$ に微小に変化したとき, 興奮領域の境界が dx_1, dx_2 だけ変化したとしよう. すると

$$x_i(t + dt) = x_i(t) + dx_i, \quad i = 1, 2$$

である. $x_i, x_i + dx_i$ はそれぞれ時間 $t, t + dt$ での興奮領域の境界であるから

$$u(x_i, t) = 0$$

$$u(x_i + dx_i, t + dt) = 0$$

が成立する. 後者を Taylor 展開すると

$$\frac{\partial u(x_i, t)}{\partial x}dx_i + \frac{\partial u(x_i, t)}{\partial t}dt = 0, \quad i = 1, 2$$

が得られる. これを変形すると

$$\frac{dx_i}{dt} = -\frac{\partial u(x_i, t)}{\partial t} \Big/ \frac{\partial u(x_i, t)}{\partial x}$$

となる. これは興奮領域の境界 x_1, x_2 の移動速度を表わ

す方程式になっている.

　ここで, $\partial u(x_i, t)/\partial t$ を計算しよう. 方程式 (6.13) より,

$$\tau \frac{\partial u(x_i, t)}{\partial t} = -u(x_i, t)$$
$$+ \int w(x_i - x') 1[u(x', t)] dx' + s - h$$

ところで, $u(x_i, t) = 0$, また $R[u(x, t)] = (x_1, x_2)$ であるから,

$$\tau \frac{\partial u(x_i, t)}{\partial t} = \int_{x_1}^{x_2} w(x_i - x') dx' + s - h$$

が得られる.

　w についての積分の項は, (6.19) と $w(x)$ が偶関数であることを用いると

$$\int_{x_1}^{x_2} w(x_1 - x') dx' = \int_0^{x_2 - x_1} w(x') dx'$$
$$= W(x_2 - x_1)$$
$$\int_{x_1}^{x_2} w(x_2 - x') dx' = \int_{x_1 - x_2}^0 w(x') dx'$$
$$= W(x_2 - x_1)$$

と書ける. したがって

$$\frac{\partial u(x_i, t)}{\partial t} = \frac{1}{\tau} \{W(x_2 - x_1) + s - h\}, \quad i = 1, 2$$

一方, $\partial u(x_i, t)/\partial x$ は波形の勾配であるから, (6.17) を代入して

$$\frac{dx_1}{dt} = -\frac{1}{\tau c_1}[W(x_2 - x_1) + s - h]$$

$$\frac{dx_2}{dt} = \frac{1}{\tau c_2}[W(x_2 - x_1) + s - h]$$

が得られる. 興奮領域の幅 $a(t)$ の変化速度は

$$\frac{da(t)}{dt} = \frac{dx_2(t)}{dt} - \frac{dx_1(t)}{dt}$$

であるから, 上式を差し引くと (6.18) が得られる.

(証明終り)

　孤立局在興奮の解を考える限りは, 複雑な非線形微積分方程式 (6.13) ではなくて, 単純な常微分方程式 (6.18) を扱えばよい. しかし, c は $u(x, t)$ に依存して定まるので, 方程式 (6.18) は閉じた系になっておらず, これをそのまま解くことはできない. とはいえ, 局在興奮状態に関しては, この方程式から次の重要な定理が導ける.

　定理6.2　一様入力 s のもとで, 幅 a の孤立局在興奮は, $W(a) + s - h$ が正のときにその領域が拡大し, 負のときに縮小する. 平衡状態にある局在興奮の幅 a は

$$W(a) + s - h = 0 \qquad (6.20)$$

を満足する. 平衡状態にある幅 a の孤立局在興奮は, 結合の荷重 $dW(a)/dx = w(a)$ が正のときは不安定, 負のときは安定になる.

　証明　局在興奮の興奮領域の幅を a とすると, da/dt の

正負に応じてその領域は伸縮する. とくに, 平衡状態のと
きは

$$\frac{da}{dt} = 0,$$

すなわち (6.20) を満足する. また, (6.20) を満足する
a が δa だけ変化すると, $W(a+\delta a) = W(a) + w(a)\delta a$ で
あるから, $d(\delta a)/dt = w(a)\delta a/\tau c$ となる.

$$\frac{dW(a)}{dx} = w(a) < 0$$

が成立しているときはこの解は安定で, 興奮幅が a から
少しずれた場合に, 時間がたつにつれて幅はもとに戻る.
しかし, $w(a) > 0$ の場合は, ずれはますます増大する.
すなわち, この局在興奮は不安定である.　　（証明終り）

　　場の孤立局在興奮の力学を知るためには, 関数 $W(a)$
の形を知らねばならない. $W(a)$ は $w(x)$ の積分であり,
$w(x)$ は相互抑制形をしていることから, $W(a)$ は一山の
形をしていることがわかる. $W(a)$ の曲線の典型例を図
6.18 に示す.

　　いま, 一様入力 s の値をいろいろに変えたときに, 平
衡解がどう変わっていくかを調べよう. (6.20) は

$$s = h - W(a)$$

と書ける. 図 6.19 に $h - W(a)$ のグラフを描く. この図
では, s が s_1 の値であるときには, (6.20) には解がな
い. すなわち, 場には局在興奮の平衡解は存在しない.

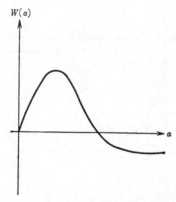

$W(a)$

a

図6.18　$W(a)$ の形

どの a に対しても da/dt は負であるから，場に起こった興奮は次第に消えていってしまう．s が図の s_2 の値をとるときは，(6.20) は a_1, a_2 の二つの解をもつ．$w(a_1) > 0, w(a_2) < 0$ であるから，幅 a_1 の局在興奮平衡解は不安定，a_2 の解は安定である．一様入力 s_2 の場のどこかに，一時的に強い刺激が来て，場の一部を興奮させたとしよう．興奮した幅が a_1 より小さいときは，$da/dt < 0$ でこの興奮は消滅するが，a_1 より大きいときはこの興奮は幅が a_2 に整形されて生き残る．すなわち，場は過去に入力のあった場所に興奮を保持することができ，一種の短期記憶の役割を果たす．s の値が図の s_3 になったときは，$da/dt = W(a) + s - h$ は常に正である．したがって，こ

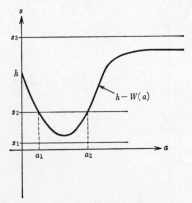

図6.19　局在興奮平衡解の幅

の場合は興奮領域は常に無限に拡大していく.

　局在興奮が時間とともにどのように変化していくかは,
これでわかる. しかし, ここでの考察は, 孤立局在興奮に
限られている. より一般的な興奮の力学を知るためには,
このほかに, 局在興奮の間の相互作用を知る必要がある.
また, 一つの局在興奮で, その中央が興奮をやめ, 興奮領
域が二つにわかれることも起こりうる. 一様でない入力場
$s(x)$ と局在興奮との相互作用も考えねばならない. これ
らを順次調べていこう.

6.3.3　一様入力に対する場の平衡解

　一様定常入力

$$s(x, t) = s$$

を受ける場の平衡状態を調べよう. 平衡状態における膜電位の分布を $u(x)$ とすると, これは (6.13) で $\partial u/\partial t = 0$ とおいた方程式

$$u(x) = \int w(x - x') 1[u(x')] dx' + s - h \qquad (6.21)$$

の解である.

　平衡解の分類をしておこう. 場のすべてが興奮している解, すなわち

$$R[u(x)] = (-\infty, \infty)$$

を満たす解を ∞-解と呼ぶ. 場のすべてが静止状態にある解, すなわち

$$R[u(x)] = \phi \quad (\phi は空集合)$$

を満たす解を ϕ-解と呼ぶ. また, 興奮領域が単一の区間に限られている孤立局在興奮解, すなわち

$$R[u(x)] = (x_1, x_2)$$

である解を, 興奮の幅 $a = x_2 - x_1$ を用いて, a-解と呼ぶことにする. このほか, 興奮領域が周期的に繰り返される解, すなわち

$$R[u(x)] = \bigcup_{n=-\infty}^{\infty} (x_1 + nb, x_1 + nb + a)$$

を満たす解を周期解という. $b > a$ で, b は周期, a は一周期の興奮領域の幅である.

　外部からの一様刺激 s の値に応じて場は種々の平衡解をもつ. s の値が変わるにつれて, どのような平衡解が許

されるかを調べる. そのために, 次の補題を示しておこ
う.

　補題 6.1 （ i ）　ϕ-解が存在するための必要十分条件は
$$s < h \qquad\qquad (6.22)$$
（ii）　∞-解が存在するための必要十分条件は
$$s > -2W(\infty) + h \qquad\qquad (6.23)$$

　証明 （ i ）　ϕ-解 $u(x)$ が存在したとしよう. すると
$1[u(x')] = 0$ であるから, （6.21）に代入すると
$$u(x) = s - h$$
となる. これが ϕ-解であるためには, $s - h < 0$ でな
くてはならない. 逆に $s < h$ であれば, $u(x) = s - h$ は
（6.21）を満たし, ϕ-解である.

　（ii）　∞-解 $u(x)$ が存在したとしよう. すると
$1[u(x')] = 1$ であるから, （6.21）より
$$u(x) = \int_{-\infty}^{\infty} w(x - x')dx' + s - h = 2W(\infty) + s - h$$
となる. これが ∞-解であるためには,
$$2W(\infty) + s - h > 0$$
でなくてはならない. 逆に（6.23）が満たされていると
きは, $u(x) = 2W(\infty) + s - h$ は確かに ∞-解になってい
る.　　　　　　　　　　　　　　　　　　　　　　（証明終り）

　次に, a-解が存在するための条件を与える. このため
に, $W(x)$ の形をもう少し詳細に調べておこう. $W(x)$ は

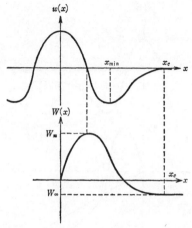

図 6.20　$W(x)$ の形（x_c で結合がなくなる場合）

$w(x)$ の積分である．荷重 $W(x)$ の形が，図 6.20 に示す
ようにある x_c に対して $w(x)=0(x>x_c)$ となる場合と，
図 6.21 のように $w(x)<0$ である領域が無限大まで続い
ている場合とにわけて考えよう．

$$\lim_{x\to\infty} w(x) = w_\infty$$

とおくと，前者は $w_\infty = 0$ である．

　図 6.20 に示すように，$W(x)$ は原点から始まって増大
するがその勢いはだんだん減じ，$w(x)=0$ となる点で最
大値 W_m をとる．以後，$w(x) \leqq 0$ となるため，単調に減
少する．$w(x)$ は一度最小値に達した後，再び上昇し，あ

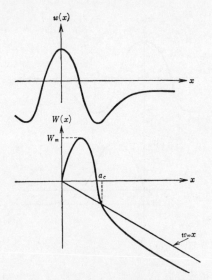

図 6.21 $W(x)$ の形（結合が無限に続く場合）

る $x=x_c$ のところで 0 になる. このとき, $W(x)$ は

$$W_\infty = \lim_{x \to \infty} W(x)$$

$$= W(x_c)$$

の値になり, 以後一定値をとる. この場合, 距離 x_c 以上
離れた 2 点間には, 相互結合がない. すなわち, x_c は 1
点からの直接の結合の最大距離になっている. W_∞ は正
の場合も負の場合もある.

　次に，結合が無限の遠くまで続いている後者の場合
を考えよう．このときは，場のどんな離れた2点間にも
直接の結合があって，この結合の強さは，2点が離れる
に従って w_∞ に収束する．$W(x)$ は，前と同様に，0から
上昇し，最大値 W_m に達した後減少し，その勾配は最終
的に w_∞ に漸近する（図6.21）．そこで，$y = w_\infty x$ のグ
ラフを図に描き込んでみる．$y = W(x)$ のグラフは，は
じめは $y = w_\infty x$ のグラフよりも上側にある（すなわち
$W(x) > w_\infty x$）．そして，このまま上側のままで終わるこ
ともあるし，ある1点 $x = a_c$ で交わり，下側に出ること
もある．しかし，一度下側に出ると，以後はずっと下側の
ままで終わる（下側のときは $W(x) < w_\infty x$）．

　補題 6.2　幅 a の孤立局在興奮平衡解（a-解）が存在す
　るための必要十分条件は，s が

$$s = -W(a) + h \qquad (6.24)$$

$$s < h - aw_\infty \qquad (6.25)$$

　を満たすことである．

　証明　a-解 $u(x)$ が存在したとしよう．場は一様である
から，幅 a の興奮は場のどこに生じてもよい[1]．したがっ
て，一般性を失うことなく，$u(x)$ の興奮領域は

---

1)　一般に $u(x)$ が平衡解ならば，これを平行移動した $u(x-b)$
（b は任意）もまた平衡解になっている．

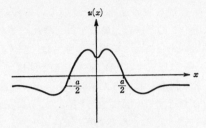

図6.22　局在興奮定常解の波形 $u(x)$

$$R[u(x)] = \left(-\frac{a}{2}, \frac{a}{2}\right)$$

と仮定してよい．これを（6.21）に代入すると

$$u(x) = \int_{-a/2}^{a/2} w(x-x')dx' + s - h$$

$$= W\left(x+\frac{a}{2}\right) - W\left(x-\frac{a}{2}\right) + s - h \quad (6.26)$$

となり，$u(x)$ の波形が得られる．これは a-解であるか
ら，その興奮領域は図 6.22 に示すように区間 $\left(-\frac{a}{2}, \frac{a}{2}\right)$
になる必要がある．$W(x)$ は x の奇関数だから，波形は
原点に関して対称である．したがって，$x \geqq 0$ の範囲だけ
を考えればよい．波形は，

$$u\left(\frac{a}{2}\right) = 0$$

を満たさねばならないから，（6.24）がでる．また，$u(x)$
は $x > a/2$ で負になる必要があるから，

$$\lim_{x \to \infty} u(x) = \lim_{x \to \infty} \int_{-a/2}^{a/2} w(x-x')dx' + s - h$$

$$= aw_\infty + s - h < 0$$

すなわち（6.25）が導かれる.

逆に，与えられた s, a が，（6.24），（6.25）を満足していたとしよう．このとき，s, a を用いて作った（6.26）の $u(x)$ が，真に幅 a の孤立局在興奮平衡解であることを示す．まず，区間 $0 \leqq x < a/2$ で $u(x)$ が正であることをいう．$W(x)$ の形は $w(x)$ が正の部分で $W''(x) = w'(x) < 0, w(x)$ が負の部分で $W(x)$ は単調減少であるから，

$$W\left(\frac{a}{2}+x\right) + W\left(\frac{a}{2}-x\right) > W(a)$$

が $0 \leqq x < a/2$ の範囲で成立する．したがって，

$$u(x) > W(a) + s - h = 0$$

すなわち，$u(x)$ はこの区間で確かに正である．次に，$x > a/2$ で $u(x)$ が負のままであることを示す．$u(x)$ を微分すると

$$u'(x) = w\left(x+\frac{a}{2}\right) - w\left(x-\frac{a}{2}\right) \qquad (6.27)$$

になる．

$$u'\left(\frac{a}{2}\right) = w(a) - w(0)$$

であるが，$w(0)$ は $w(x)$ の最大値だから，$u'(a/2)$ は当然負である．$w(x)$ の形からわかるように，（6.27）の

$u'(x)$ は x が $a/2$ から増えてもしばらくは負のままで,
その後 $x+a/2$ と $x-a/2$ が $w(x)$ の $x_{\min}$ をはさむある
所で釣り合って $u'(x)=0$ となり, その後 $u(x)$ は上昇に
転ずる. あとは, $w(x)$ の形から

$$w\left(x+\frac{a}{2}\right) \geqq w\left(x-\frac{a}{2}\right)$$

である. したがって, $u(x)$ は図 6.22 に示すように, $x >
a/2$ では谷が一つある形になっている. ところが,

$$\lim_{x \to \infty} u(x) = aw_\infty + s - h$$

$$< 0$$

であるから, $x > a/2$ で $u(x)$ は確かに負である. よって,
$u(x)$ は a-解になっている.　　　　　　　　　　（証明終り）

　次に平衡解の安定性を見ておこう. ϕ-解および ∞-解
が安定平衡解であることは容易にわかる. a-解の安定性
は $w(a)$ の正負によることをすでに調べてある. ∞-解は
安定であるが, これには, 初期値として与えられたある有
限の興奮領域が成長して ∞-解となるものと, そうではな
くて, はじめから ∞ の領域を興奮させなければ得られな
いものとがある. いま, 幅 a の有限区間が興奮していた
としよう. すると, 幅 a の変化速度は

$$\frac{da}{dt} = \frac{1}{\tau c}[W(a) + s - h]$$

で与えられるから,

$$W_\infty + s - h > 0$$

であれば，ある a_0 が存在して，$a > a_0$ の幅をもつ興奮領域はいくらでも拡大して ∞-解に成長していく．しかし，

$$W_\infty + s - h < 0$$

である限りは，有限の興奮領域が ∞-解に成長することはない．

6.3.4　場の分類

　一次元一層相互抑制結合の場は，結合関数 $w(x)$ の様子をもとに，次のような型に分類できる．各型は，その力学的性質，とくに，場の刺激レベル（一様入力）s の変化に応じた力学系の性質の変化の仕方で特徴づけられる．

　まず，$w_\infty = 0$ の場を考え，W_∞ の正負に応じて，I 型と II 型にわける．また，$w_\infty < 0$ である場を III 型とする（このときは $W_\infty = -\infty$ である）．I 型の場は $W_\infty > 0$ であるから，興奮性の結合の方が抑制性の結合よりも全体として強い．これに対して，II, III 型の場は抑制性の結合の方が強い．また，III 型の場は，結合がどんな遠い部分にも及んでいる．I 型の場を $2W_\infty > W_m$ である I_1 型と，$2W_\infty < W_m$ である I_2 型とにわける．また，III 型の場を，$W(x) > w_\infty x$ が $x > 0$ で常に成立している III_1 型と，$W(a_c) = w_\infty a_c$ が成立する点 $x = a_c$ 点を境に $x > a_c$ で $W(x)$ の方が $w_\infty x$ よりも小さくなる III_2 型とにわける．分類をまとめておこう．

　場への一様入力である刺激レベル s を変えていったと

場の分類

Ⅰ型	$w_\infty = 0$　$W_\infty > 0$	Ⅰ₁型	$2W_\infty > W_m$
		Ⅰ₂型	$2W_\infty < W_m$
Ⅱ型	$w_\infty = 0$　$W_\infty < 0$		
		Ⅲ₁型	a_c なし
Ⅲ型	$w_\infty < 0$　$W_\infty = -\infty$	Ⅲ₂型	a_c あり

$$W_\infty = \int_0^\infty w(x)dx, \quad w_\infty = w(\infty), \quad W_m = \max_{x>0} W(x).$$

きに，場の力学の様相がどう変化していくかを，各型について調べよう．

〈Ⅰ₁型の場の力学〉　$W_\infty > 0, 2W_\infty > W_m$

Ⅰ型の場の $W(x)$ を図6.23に示す．縦軸上に点 h をとり，そこを原点にして下側に s の値を記す．こうすると，与えられた s に対して (6.24) を満足する a があるかないかがすぐにわかる．たとえば，図の s_1 の値のときは，図に示すように a_1, a_2 の二つがある．s の値を小さい方から順に調べていこう．s の値に応じて平衡解がどう変わるかは，補題6.1, 6.2 からわかる．$s < h - 2W_\infty$ のときは，場の平衡解は ϕ-解だけである．場は単安定で，初期状態として与えられたいかなる興奮も，時間がたつにつれて静まる．s が増加して，$h - 2W_\infty < s < h - W_m$ の範囲にあるときは，ϕ-解のほかに，∞-解が平衡状態である．しかしこの ∞-解は，有限の興奮領域から成長することはないから，場の初期状態の興奮領域が有限であ

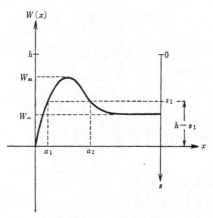

図6.23　Ⅰ型の場

る限り，場は ϕ-解に収束する．s がさらに大きくなって，$h - W_m < s < h - W_\infty$ になると，方程式 (6.24) は二つの解 a_1, a_2 $(a_1 < a_2)$ をもつ．したがって，場は，ϕ-，∞-，a_1-，a_2-解の四つの平衡解をもつ．このうち，a_1-解は不安定で，初期興奮の幅が a_1 より小さい場合は ϕ-解に，a_1 より大きい場合は，a_2-解に収束する．有限の初期興奮から ∞-解が得られることはない．s がさらに大きくなって，$h - W_\infty < s < h$ にあるときは，(6.24) はただ一つの解 a_1 をもち，これは図からわかる通り不安定である．したがって，場は，ϕ-解，a_1-解，∞-解をもち，初期興奮の幅が a_1 より小さい場合は，場は静止状態 ϕ-解に収束し，a_1 より大きい場合は ∞-解に収束する．$s > h$

になると，∞-解が唯一の平衡解で，場は常に∞-解に収
束する．

　以上の結果をもとに，s の値に応じてどのような平衡解
があるかを示す[1]．

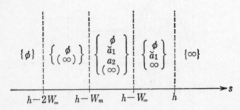

　図中 $\check{a}$ は不安定 a-解を，また (∞) は有限興奮状態か
ら成長することはできない∞-解を示す．

〈I₂型の場の力学〉　$W_\infty > 0, W_m > 2W_\infty$

　I₂型では，W_m の方が $2W_\infty$ より大きい．前と同様に
s を変えていくと，s が $h - W_m$ より大きくなったところ
で，二つの局在興奮解 a_1-解，a_2-解が現われ，$h - 2W_\infty$
より大きくなったところで，∞-解が現われ，$h - W_\infty$ よ
り大きくなると局在興奮解は a_1-解ただ一つとなり，さら
に s が h より大きくなると∞-解だけになる．これは以
下のように示せる．

―――――――――

1)　あとに示すように，このほかに，何個かの局在興奮解を同時
にもつことができる．I₂型，II型の場合も同様である．

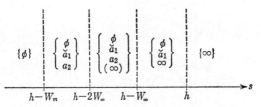

⟨Ⅱ型の場の力学⟩ $0 > W_\infty > -\infty$

図6.24からわかるように，$s < h - W_m$ のときは ϕ-解，$h - W_m < s < h$ のときは，ϕ-，a_1-，a_2-解が存在する．また，$s > h - 2W_\infty$ のときは ∞-解が存在する．しかし，$h < s < h - 2W_\infty$ のときは，補題6.1からわかるように，ϕ-解，∞-解は存在しない．また (6.24) は解 a_1 をもつが，このとき $s - h > 0$，$w_\infty = 0$ であるから (6.25) を満足しない．したがって，s がこの範囲にあるときは，ϕ-解，∞-解，a-解いずれも存在しない．実は，このときは周期解が存在する．周期解の周期を b，一周期の興奮幅を a とすると，a, b は

$$s = -\sum_{n=-\infty}^{\infty} [W(nb+a) - W(nb)] + h$$

を満たさなくてはならない．これは，各区間 $(nb, nb+a)$，$n = 0, \pm1, \pm2, \cdots$ が興奮していると仮定したとき，これから作った

$$u(x) = \int_{R[u]} w(x-x')dx' + s - h$$

$$R[u] = \cup(nb, nb+a)$$

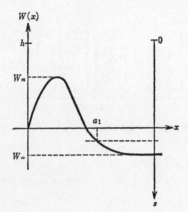

図6.24　Ⅱ型の場

が，各興奮区間の境界で0となっているための条件であ
る. a と b とは一般に一意に決まるわけではない.

これより，Ⅱ型の場の力学は次のように図示できる. こ
こに⎍⎍⎍は周期解を意味する.

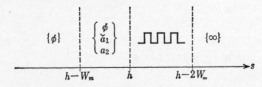

⟨Ⅲ型の場の力学⟩　$w_\infty < 0$

Ⅲ型の場合は，図6.25からわかるように，$s < h - W_m$
の間は ϕ-解のみ，$h - W_m < s < h$ の間は ϕ-, a_1-, a_2-

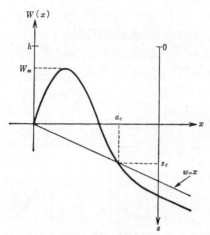

図 6.25 Ⅲ型の場

解の三つが存在する. $s > h$ になると, (6.24) はただ一つの解 a_1 を有する.

ところで, Ⅲ$_2$ 型の場では, 図に示したように, $W(x)$ と $w_\infty x$ とは $x = a_c$ のところで大小が逆転する (Ⅲ$_1$ 型の場では $W(x)$ が常に $w_\infty x$ より大きく, 逆転は起こらない). この逆転に対応する s の値を s_c, すなわち

$$W(a_c) = h - s_c$$

とする. すると,

$$h < s < s_c$$

の間は, 場は a-解をもつが,

$$s > s_c$$

になると，(6.25) が成立せず，a-解は存在しない．この
ときは，何個かの局在興奮の連⊓⊓が存在する（これにつ
いては後節で述べる）．これをまとめると，次のようにな
る．

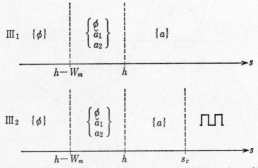

　これで，場の力学の様子がわかった．場は一般に多安
定で，どの安定状態に落ち着くかは初期状態による．つ
まり，外部より刺激 $s(x, t)$ が与えられると，この刺激に
従って場に興奮が起こる．刺激 $s(x, t)$ が消滅し一様な刺
激 s だけになった場合には，はじめの興奮を初期状態と
して，場は一つの安定平衡状態に達する．たとえば，安定
な a-解をもつ場合には，場のどこかに幅 a の興奮が残留
する．これは，通常は最強の刺激入力が入った場所であ
り，場はこの場所を記憶しておくことができる．これが短
期記憶のメカニズムの一つであると考えられる．その後 s
の値が下がるか，または場に疲労の効果が働くかすれば，
この記憶は消去され，場は ϕ-解の状態に戻る．

6.3.5 非一様入力と局所興奮の相互作用

空間的に一様でない定常入力 $s(x)$ が与えられたときの場の振舞いを調べる．入力がきわめて強い場合は，場は入力の通りに興奮するだろう．そこで，ここでは弱い入力に対して，場の局在興奮がどう反応するかを調べる．このために，ε を微小な正の数として，場の入力が $t<0$ では $s(x,t)=s, t \geqq 0$ では

$$s(x,t) = s + \varepsilon s(x) \qquad (6.28)$$

で与えられるものとしよう．$\varepsilon=0$ のときは場は定常局在興奮 $u_0(x)$ を保持しているものとする．

入力 $s+\varepsilon s(x)$ に対する場の応答は，ε が小さければ，ある時間の範囲で

$$u(x,t) = u_0(x) + \varepsilon u_1(x,t) \qquad (6.29)$$

と書けるであろう．これはやはり局在興奮である．この興奮領域を

$$R[u(x,t)] = (x_1(t), x_2(t))$$

と書こう．そして，興奮領域が非一様入力 $\varepsilon s(x)$ の影響で，どう変化していくかを考える．

まず，$\varepsilon=0$ のときの局在興奮の幅を a_0 とする．a_0 は

$$W(a_0) + s - h = 0$$

を満たしている．実際の興奮の幅

$$a(t) = x_2(t) - x_1(t)$$

を ε について展開して

$$a(t) = a_0 + \varepsilon a_1(t) \qquad (6.30)$$

とおこう．ε は小さいものとし，ε^2 以上の項は考えないこ

とにする.

　前と同様のやり方で境界 x_1, x_2 の変化速度を計算すると,

$$\frac{dx_1}{dt} = -\frac{1}{\tau c_1}[W(a(t)) + s + \varepsilon s(x_1) - h]$$

$$\frac{dx_2}{dt} = \frac{1}{\tau c_2}[W(a(t)) + s + \varepsilon s(x_2) - h] \qquad (6.31)$$

が得られる. ここで, c_i $(i = 1, 2)$ は波形 $u(x, t)$ の x_i における勾配の絶対値である. 入力の変動分 $\varepsilon s(x)$ が小さいときは, c_i は定常波形 $u_0(x)$ の興奮の境界における勾配 $c/2$ に近いであろう. すなわち, c_i を $c/2$ とそこからのずれの項とにわけると

$$c_1 = \frac{\partial u(x_1, t)}{\partial x}$$

$$= \frac{c}{2} + \varepsilon c_1'$$

$$c_2 = -\frac{\partial u(x_2, t)}{\partial x}$$

$$= \frac{c}{2} + \varepsilon c_2'$$

と書ける. これを (6.31) に代入し, ε^2 以上のオーダーの項を省略すると, 両式を加えて

$$\frac{1}{2}\frac{d}{dt}(x_1 + x_2) = \frac{\varepsilon}{\tau c}[s(x_2) - s(x_1)] \qquad (6.32)$$

が得られる. これは, 興奮領域の中心 $(x_1 + x_2)/2$ の移動速度を示す式である. 明らかに, $s(x_2) > s(x_1)$ すなわち右側の境界における入力刺激の値が左側よりも大ならば, 興奮領域の中心の移動速度は正で, 興奮は全体として右側

に動いていく. 逆に, $s(x_1) > s(x_2)$ ならば, 興奮領域は
左側に動く. すなわち, 興奮は $s(x)$ の増加する方向に動
いていく. $s(x_1) = s(x_2)$ を満たすところで興奮の中心の
変化速度は 0 となるから, 興奮領域はここで止まる. す
なわち, 興奮は $s(x)$ の増加する方向へ移動していって,
$s(x)$ の最大値を見つけ, それをまたいで $s(x_1) = s(x_2)$ と
なるまで動いていく.

　一方, 興奮領域の幅の方は, (6.31) の二つの式を引き
算して

$$\frac{da_1}{dt} = \frac{2}{2\tau c}[2w(a_0)a_1 + s(x_1) + s(x_2)] \quad (6.33)$$

となる. したがって, 平衡状態では

$$a_1 = -\frac{s(x_1) + s(x_2)}{2w(a_0)},$$

すなわち

$$a = a_0 - \frac{\varepsilon[s(x_1) + s(x_2)]}{2w(a_0)}$$

に収束する.

　弱い非一様入力の場があると, 興奮領域は入力刺激の増
加する方向に向かって移動し, 入力刺激が極大である位置
を見つけてここで停止する. 入力 $s(x)$ の最大値を必ずし
も見つけるわけではなく, 途中に極大があればここで止ま
ってしまう. しかし興奮領域の幅 a_0 以下の小さな山は飛
ばして, ある程度以上の大きさの $s(x)$ の極大を見つけて
止まることになる. この後入力刺激が消失しても, s が適

当な強さに保たれている限り，興奮波はこの場所に留まり，短期記憶の役割を果たすことができる．

6.3.6　二つの局在興奮パターンの相互作用

　一様入力 s の場に，二つの局在興奮が存在したとしよう．これらは互いに相互作用を及ぼす．まず，一つの局在興奮が区間 $(-a, 0)$ にあったとする．この区間の興奮出力は，結合 $w(x)$ によってほかの場所へ興奮または抑制の信号を送る．区間 $(-a, 0)$ の興奮が点 x にある神経に及ぼす影響の総和は

$$\tilde{s}(x) = \int_{-a}^{0} w(x-x')dx'$$
$$= W(x+a) - W(x) \qquad (6.34)$$

と書ける．

　区間 $(-a, 0)$ に存在する興奮パターンは，$\tilde{s}(x)$ の入力が加えられたのと同じ効果を場のほかの場所に及ぼす．$\tilde{s}(x)$ は一般に図 6.26 に示すような形をしている．すなわち，$\tilde{s}(x)$ は x が 0 から増えるに従って単調に減少し，ある $x = x_A$ で最小値になり，以後増大に転じ，$w(x)$ が一定値に収束する $x = x_c$ より先は一定のままになる．

　いま，区間 $(-a, 0)$ に一つの興奮が局在し，さらに，これと距離 x だけ離れたあたりに，もう一つの局在興奮が存在したとしよう．第 2 の興奮領域には，第 1 の興奮に起因した刺激 $\tilde{s}(x)$ が入力されている．したがって，第 2 の興奮は $\tilde{s}(x)$ の増加する方向へ移動しようとする．両

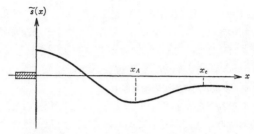

図 6.26　一つの区間の興奮が場に与える影響

者の距離が x_A より小さい場合には，第2の興奮は左側へ動く．全く同じ理由で，第1の興奮は右側に動く．すなわち，両者は互いに引き合い，近づき合って，合体した一つの局在興奮になる．一方，二つの局在興奮が x_A よりは遠く x_c よりは近い距離にある場合は，これらは互いに反撥し，離れていく．

　両者の距離が x_c よりも大きくなると，$\tilde{s}(x)$ は一定値になる．このときは，両者は引き合いも反撥もせず，直接の相互作用はなくなる．このときの $\tilde{s}(x)$ の値は

$$\tilde{s}(x) = aw_\infty$$

である．場の結合が有限の範囲までしか及ばず，$x > x_c$ で $w(x) = w_\infty = 0$ となっている場合では

$$\tilde{s}(x) = 0, \quad x > x_c$$

であるから，x_c 以上離れた二つの興奮パターンの間には，相互作用が全くない．したがって両者は独立に行動できる．この場合，場が安定な孤立局在興奮解を許すときは，

x_c 以上離れた相互作用のない範囲で，いくつでも局在興奮が励起されうる．すなわち，場はいくつかの局在興奮の励起を同時に保持しておくことができる．

6.3.7　多数の局在興奮の相互作用

x がある一定値 x_d 以上になると，$w(x)$ が定数 $w_\infty < 0$ になってどこまでも続いている場では，x_d 以上離れた二つの局在興奮は，直接に引き合ったり反撥したりすることはない．しかし，このような場では，一様刺激入力 s が適当な条件を満たすときに，ある個数の局在興奮が互いの相互作用によって同時に安定に存在することができる．

いま，幅 a の局在興奮が，反撥などの直接の相互作用のない程度に離れて k 個存在したとしよう．このような (a, k) の組が場の平衡解として存在するための条件として，次の定理を得る．

> **定理 6.3**　$w_\infty < 0$ の場で，平衡解として，k 個の幅 a の局在興奮が互いに x_d 以上離れて存在するための必要十分条件は
>
> $$W(a) + (k-1)aw_\infty + s - h = 0 \qquad (6.35)$$
>
> $$s + (k-1)aw_\infty - h < 0 \qquad (6.36)$$

証明　幅 a の k 個の局在興奮が存在したとしよう．このうちの 1 個に着目すれば，この局在興奮はほかの $(k-1)$ 個の局在興奮から合計 $(k-1)aw_\infty$ だけの一様な刺激

を受ける. すなわち, この局在興奮は, $s+(k-1)aw_\infty$ の一様な刺激入力を受ける孤立局在興奮と全く同じ動作をする. よって, 補題6.2の (6.24), (6.25) の s を $s+(k-1)aw_\infty$ でおき換えると, (6.35), (6.36) が得られる.

　　　　　　　　　　　　　　　　　　　　　(証明終り)

　一般に, (6.35), (6.36) を満たす (k,a) の組は複数個存在する. このうちで, $w(a)$ が正である解は不安定で, $w(a)<0$ の解のみが安定平衡状態を与える. 場は一般に, 多安定になる. $s<h$ の間は, 静止の状態である ϕ-解は安定平衡状態であるが, $s>h$ となると, ϕ-解は存在せず, 局在興奮の連 ($k=1$ の場合も含めて) のみが安定平衡状態になる.

　図6.27に, 一例を示そう. $s<h-W_m$ の間は, 二つの曲線

$$y = W(x)$$
$$y = -(k-1)w_\infty x + h - s_1$$

は交わらない. このときは, ϕ-解のみが平衡状態である. s が大きくなって,

$$h - W_m < s < h$$

にある間は, s に対応したある k_0 があって, $k=1,2,\cdots,$ k_0 の間は二つの曲線は交わる. 図の s_1 がこのときの例で, 図では, $k=1,2,3$ に対して両曲線が交わる. 右側の交点が安定な局在興奮の幅 a を与える. すなわち, この場は, 1個, 2個もしくは3個の局在興奮を同時に保持で

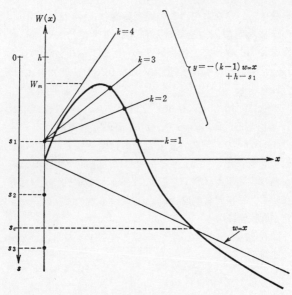

図6.27　k 個の局在興奮の励起

きる（ϕ-解も存在する）.

$$h < s < s_c$$

の間（図の s_2 がこの一例）では，ϕ-解がなくなって，場
は静止の状態ではいられなくなり必ず $k=1, 2, \cdots, k_0$ のど
れかの局在興奮を保持している．k_0 は s に依存し，s と
ともに増大していく．

$$s > s_c$$

になると，今度は $k=1$ の解がなくなり，場は，$k=2$,
$3, \cdots, k_0$ の解のみを保持する．このようにして，s が増加
するに従って，場は

$$k = k_0', k_0'+1, \cdots, k_0$$

個の局在興奮を保持するようになる．k_0', k_0 は s に依存し
ている．

　このような構造の場は，短期記憶のモデルとしても有用
である．短期記憶において，同時に記憶保持できる項目の
数は数個に限られていて，これが短期記憶の情報容量を表
わすことが，心理学の実験で知られている．仮に，短期記
憶がある共通の場で行なわれ，場の対応する部分の局在興
奮で保持されているとすれば，この場は w_∞ による相互
抑制の影響で $k=0, 1, \cdots, k_0$ 個の局在興奮しか同時には保
持できない．この k_0 が情報の容量を与える．

　このような場は，形態形成の機構とも関連している可能
性がある．s が小さいときは，ϕ-解のみが安定に存在する
場において，s を大きくしていくと，場はついに ϕ-解を
保持できなくなる．s が大きくなって，

$$k = k_0', k_0'+1, \cdots, k_0$$

個の局在興奮をもつ解のみが安定平衡状態になると場には
通常は k_0' 個の局在興奮が起こる．しかし，何らかの雑音
で，k_0' 個より多い数の局在興奮が出来たとしても，k_0 個
以下なら，場はそれを安定に保持できる．

　クローバの葉が通常は 3 枚であるが，時には 4 枚出来
ることも，この機構で説明がつくかもしれない．なお，リ

ング状の場の場合には，相互の斥力のため，局在興奮は等
間隔に並ぶようになる．

　場の長さが有限で切れている場合や，一次元の場がリン
グ状につながっている場合にも，上記の現象が起こる．

6.4　非線形神経場の興奮パターン　(2)
一次元二重層の場

6.4.1　二重層の場とその平衡状態

　前節で考察した場は，単一の層よりなっている．したが
って，興奮性神経と抑制性神経の双方が一体として扱われ
ていたわけである．興奮性神経と抑制性神経との相互作用
によってひき起こされる現象，とくに振動や波動に関係し
た現象を扱うためには，興奮性の神経と抑制性の神経を
別々の層にわけて考えなくてはならない．

　興奮性神経よりなる層を第一層，抑制性の神経よりな
る層を第二層とし，それぞれの膜電位を $u_1(x, t), u_2(x, t)$
とすれば場の方程式は

$$\tau_i \frac{\partial u_i(x, t)}{\partial t} = -u_i + \sum_{j=1}^{2} \int w_{ij}(x - x') 1\left[u_j(x', t)\right] dx'$$
$$+ s_i(x, t) - h_i, \quad i = 1, 2$$

と書ける．前節と同じ方法で，この方程式の平衡解を求め
ることができる．しかし，ここでは振動や波動に関係した
動的なパターン形成機構に興味がある．そこで，動的なパ
ターン形成を損なわない限りで，方程式を単純化しよう．

そのために，次の二つの仮定をする.

（ i ）　興奮性神経から抑制性神経への結合荷重関数 $w_{21}(x)$ はきわめて幅が狭く，デルタ関数 $\delta(x)$ を用いて

$$w_{21}(x) = w_{21}\delta(x)$$

とおくことができる. すなわち，点 x にある興奮性神経の出力は，対応する場所 x にある抑制性神経のみを刺激する.

（ ii ）　抑制性神経は自己結合をもたない. すなわち

$$w_{22}(x) = 0$$

以上の二つの仮定のもとで，場の方程式は

$$\tau_1 \frac{\partial u_1(x,t)}{\partial t} = -u_1 + \int w_{11}(x-x')1[u_1(x',t)]dx'$$
$$+ \int w_{12}(x-x')1[u_2(x',t)]dx' + s_1(x,t) - h_1$$

$$(6.37\ \text{a})$$

$$\tau_2 \frac{\partial u_2(x,t)}{\partial t} = -u_2 + w_{21}1[u_1(x,t)] + s_2(x,t) - h_2$$

$$(6.37\ \text{b})$$

のように簡単になる.

　一様定常入力 s_1, s_2 のもとでの場の平衡状態をはじめに考えよう. s_2 が h_2 より大きいと，第一層に無関係に第二層は常に興奮してしまう. また，s_2 が $h_2 - w_{21}$ より小さいと，第一層がいくら興奮しても，第二層は絶対に興奮できない. このようなつまらない場合を除くため，s_2 は

$$h_2 > s_2 > h_2 - w_{21}$$

の範囲にあるものと仮定する. 平衡状態においては,
(6.37 b) で $\partial u_2/\partial t = 0$ とおくとわかるように, 解
$u_1(x), u_2(x)$ は

$$u_2(x) = w_{21} 1 [u_1(x)] + s_2 - h_2$$

を満たす. したがって, $u_1(x)$ が正になる場所 x では
$u_2(x)$ も正になる. すなわち, 平衡状態においては, 第
一層の興奮領域と第二層の興奮領域とは完全に一致し

$$1 [u_1(x)] = 1 [u_2(x)]$$

が成立する. これを (6.37 a) で $\partial u_1/\partial t = 0$ とおいた式
に代入する. すると,

$$w(x) = w_{11}(x) + w_{12}(x)$$

とおいて, 平衡解 $u_1(x)$ を定める方程式

$$u_1(x) = \int w(x-x') 1 [u_1(x')] dx' + s_1 - h_1$$

が得られる. これは前節で扱った一層の場の平衡解を定
める方程式と全く同じ形をしている. したがって, 一層の
場合に得られた種々の平衡解 (局在興奮解, 周期解など)
は, 二重層の場合にも同様に現われる. 局在興奮解と入力
場の相互作用や局在興奮解どうしの相互作用についても同
様である. これらについては, すでに十分の解析がなされ
ているので, 以下では一層の場のもたない新しい性質を調
べる.

6.4.2 一様振動解

場の状態が空間的に一様である解, すなわち

$$\left.\begin{array}{l} u_1(x, t) = u_1(t) \\ u_2(x, t) = u_2(t) \end{array}\right\} \qquad (6.38)$$

を満たす解を次に求める. (6.38) を (6.37) に代入し,

$$\int_{-\infty}^{\infty} w_{ij}(x-x')dx' = \int_{-\infty}^{\infty} w_{ij}(x)dx = W_{ij} \quad (6.39)$$

とおくと, この方程式は

$$\tau_1 \dot{u}_1 = -u_1 + W_{11} 1[u_1] + W_{12} 1[u_2] + s_1 - h_1$$

$$\tau_2 \dot{u}_2 = -u_2 + W_{21} 1[u_1] + s_2 - h_2 \qquad (6.40)$$

となる. ここで, s_1, s_2 は定常で一様な入力とし, $W_{21} = w_{21}$ である.

この形の方程式は, すでに第4章で調べてある (そこでは $\tau_1 = \tau_2$ の場合を論じた). とくに,

$$W_{11} < |W_{12}|$$

の場合には, 適当な入力 s_1, s_2 のもとで, 振動する解が得られた. また振動しない場合でも, 活性過渡現象が見られる場合があった.

通常は静止状態にある場の一部分に, 入力 s_1, s_2 が入ったとしよう. 入力の入る部分が一定以上の長さをもち, また一定以上の時間だけ入力が持続するならば, 入力の持続している時間は, 場のこの部分は方程式 (6.40) に従い, 適当な条件のもとで振動が生ずる. また, 入力の持続時間が短い場合に, 入力が切れた後もしばらくの間は膜電位が上昇し, その後もとの静止状態に戻る, いわゆる活性過渡現象が見られるであろう. このようにして, 場の一部分に

生じた動的興奮は, 場の中を伝播していく. 次に, 場にお
ける興奮波の伝播を調べる.

6.4.3 興奮波の伝播

一様入力のもとで, 場の中を速度 v で減衰せずに移動
していく定常進行興奮波があったとしよう. 興奮性の層に
おけるこの進行波の波形を g_1, 抑制性の層における波形
を g_2 とし, このときの膜電位を

$$\left. \begin{array}{l} u_1(x,t) = g_1(x-vt) \\ u_2(x,t) = g_2(x-vt) \end{array} \right\} \qquad (6.41)$$

と書く. このときは

$$\frac{\partial u_i(x,t)}{\partial t} = -vg_i'(x-vt)$$

が満たされる (g_i' は関数 g_i の微分).

$$y = x - vt \qquad (6.42)$$

とおこう[1]. (6.41) と (6.42) を場の方程式 (6.37) に
代入すると, 波形を定める方程式

---

1) y は速度 v で (進行波とともに) 動いていく座標系の座標で
ある.

$$-\tau_1 v g_1'(y) = -g_1(y) + \int w_{11}(y-y')\,1\,[g_1(y')]dy'$$

$$+ \int w_{12}(y-y')\,1\,[g_2(y')]dy' + s_1 - h_1$$

$$(6.43\ \mathrm{a})$$

$$-\tau_2 v g_2'(y) = -g_2(y) + w_{21}\,1\,[g_1(y)] + s_2 - h_2$$

$$(6.43\ \mathrm{b})$$

が得られる．この方程式があるvに対して興奮波を表わす解をもてば，速度vの進行波解が存在する．

いま，a, v の二つの関数

$$\left.\begin{array}{l} y_1 = v\tau_2 \log\left[\dfrac{s_2 - h_2}{w_{21}\{\exp(-a/\tau_2) - 1\}}\right] \\[3mm] y_2 = a + v\tau_2 \log\left[1 + \dfrac{s_2 - h}{w_{12}}\right] \end{array}\right\} \quad (6.44)$$

を用いて，やはり a, v に依存する y の関数

$$\tilde{W}(y, a, v) = \int_0^a w_{11}(y-y')dy' + \int_{y_1}^{y_2} w_{12}(y-y')dy'$$

$$(6.45)$$

を定義する．すると次の定理が得られる．

定理 6.4 二層の場に，速度vで進行する第一層で幅a の局在興奮進行波の存在するための条件は，a, v に関する次の連立方程式

$$\left.\begin{array}{l} \displaystyle\int_0^\infty \exp\left\{\frac{-y}{v\tau_1}\right\}\tilde{W}(y,a,v)dy + v\tau_1(s_1-h_1) = 0 \\[2ex] \displaystyle\int_0^\infty \exp\left\{\frac{-y}{v\tau_1}\right\}\tilde{W}(y+a,a,v)dy + v\tau_1(s_1-h_1) = 0 \end{array}\right\}$$
$$(6.46)$$

が正の解 $a>0, v>0$ をもつことである.

証明　いま, 速度 v で進行していく局在興奮定常進行波
があったとして, この第一層での興奮幅を a とする. こ
の波形を g_1, g_2 とし, 一般性を失うことなく, g_1 の興奮
は y 軸上で区間 $(0,a)$ にあるものとしよう. すなわち

$$1[g_1(y)] = \begin{cases} 1, & 0 < y < a \\ 0, & \text{その他のとき} \end{cases}$$

これを (6.43 b) に代入して, 境界条件

$$g_2(\pm\infty) = s_2 - h_2 < 0$$

のもとでこの微分方程式を解くと, 第二層での波形 $g_2(y)$
が求まる. これは

$g_2(y)$
$$= \begin{cases} s_2-h_2 & y>a \\ w_{21}[1-\exp\{(y-a)/v\tau_2\}]+s_2-h_2 & 0\leqq y\leqq a \\ w_{21}[1-\exp(-a/v\tau_2)]\exp(y/v\tau_2)+s_2-h_2 & y<0 \end{cases}$$

となる. $g_2(y)$ は $y=0$ に最大値をもつ単峰の関数になっ
ているから, 第二層にも孤立局在興奮が現われる. 興奮領
域を求めるために

$$g_2(y) = 0$$

を満たす y を求める．これには，(6.44) の y_1 と y_2 の二つの解がある．すなわち，

$$R[g_2] = (y_1, y_2)$$

で，第二層の抑制性神経の興奮領域は (y_1, y_2) である．

次は，(6.43 a) を解く番である．$1[g_1]$ と $1[g_2]$ の値を代入すると，この方程式は

$$-\tau_1 v g_1'(y) = -g_1(y) + \tilde{W}(y, a, v) + s_1 - h_1$$

と書ける．この方程式を

$$g_1(\pm\infty) = s_1 - h_1$$

の境界条件で解くと，解は

$$g_1(y) = \frac{1}{v\tau_1} \int_y^\infty \exp\left\{\frac{y - y'}{v\tau_1}\right\} \tilde{W}(y', a, v) dy' + s_1 - h_1$$

で与えられる．これが，最初に仮定した通り，区間 $(0, a)$ で興奮している解になっているためには，

$$g_1(0) = g_2(a) = 0$$

を満足しなくてはいけない．この条件を書き下すと (6.46) が得られる．　　　　　　　　　　　　　（証明終り）

数値例を一つ示しておく．結合関数を

$$w_{ij}(x) = \frac{A_{ij}}{\sqrt{2\pi}\sigma_{ij}} \exp\left\{-\frac{x^2}{2\sigma_{ij}^2}\right\}$$

の正規分布形として，

$$A_{11} = 2.0, \quad A_{12} = -4.0, \quad \sigma_{11} = 1.0, \quad \sigma_{12} = 1.5$$

とする．また，

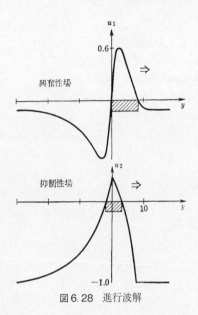

図6.28　進行波解

$$w_{21} = 2.0, \quad s_1 - h_1 = -0.1,$$
$$s_2 - h_2 = -1.0, \quad \tau_1 = \tau_2 = 1.0$$

とする. このとき, 方程式 (6.46) は

$$a = 7.6, \quad v = 7.3$$

の解をもつ. したがって, 場は速度 7.3 の進行波をもつ.
進行波の波形を図 6.28 に示す. 第一層での興奮波を, 抑
制性の層の興奮が追従していくことがわかる.

　進行波解が存在する場において, 場の一部に適当な強さ

の局所的な入力刺激が来て，その近傍で局所的な振動が起こったとしよう．この振動は進行波となって次々と場を伝わっていく．このとき，s_1 と s_2 とが一定に保たれていれば，進行波の速度と間隔とはいつも一定である．しかし，s_1, s_2 の値が場所によって少しずつ違っている場合には，進行波はあるところで速くなり，またあるところでは遅くなる．歩行や走行などの生物の運動において，一連の動作が逐次的にたくみな協調をとりながら繰り返されている．このような運動を自動的に行なうには，運動のプログラミングが中枢神経系に作られ，このプログラミングに従って各部分でタイミングの調整をとるものと考えられる．一様な場に進行波を発生しておいて，入力 s_i の分布を制御することにより各部分のタイミングの細かい調整を行なうという方式は，このメカニズムの一つの候補である．

6.5　非線形神経場の興奮パターン　(3)
二次元の場

　実際の神経場は，小脳皮質や大脳皮質のように，二次元の場である．しかしその数学的な解析は，一次元の場合とほぼ同様な手法でできる．ここでは，一様で等方的な場，すなわち，結合関数 $w(\boldsymbol{x}, \boldsymbol{x}')$ が一変数関数 $w(d)$ を用いて

$$w(\boldsymbol{x}, \boldsymbol{x}') = w(|\boldsymbol{x} - \boldsymbol{x}'|)$$

と書ける場合について述べよう．一層二次元の場の方程式

は

$$\frac{\partial u(\boldsymbol{x}, t)}{\partial t} = -u(\boldsymbol{x}, t) + \int w(|\boldsymbol{x} - \boldsymbol{x}'|) \, 1 \, [u(\boldsymbol{x}', t)] d\boldsymbol{x}'$$
$$+ s(\boldsymbol{x}, t) - h \qquad (6.47)$$

となる.

6.5.1　直線的な解

　一様な入力 s のもとでの平衡解を考えよう. 解 $u(x_1, x_2)$ が, 場の特定の方向に関して一様になっているとき, これを直線的な解という. 直線的な解では, 興奮領域は, 図 6.29 に示すように, 平行な直線で区切られる. いま, この直線に垂直な方向に x_1 軸, 平行な方向に x_2 軸をとると, 解は x_2 の値にはよらず,

$$u(x_1, x_2) = u(x_1) \qquad (6.48)$$

の形になる. 平衡解は $\partial u / \partial t = 0$ を満たすから

$$u(\boldsymbol{x}) = \int w(|\boldsymbol{x} - \boldsymbol{x}'|) \, 1 \, [u(\boldsymbol{x}')] d\boldsymbol{x}' + s - h$$

と書ける.

　ここで, $u(\boldsymbol{x})$ が (6.48) の形であるときに, 積分

$$v(\boldsymbol{x}) = \int w(|\boldsymbol{x} - \boldsymbol{x}'|) \, 1 \, [u(\boldsymbol{x}')] d\boldsymbol{x}'$$

を考えよう. $\boldsymbol{x} = (x_1, x_2), \boldsymbol{x}' = (x_1', x_2')$ として

$$u(\boldsymbol{x}') = u(x_1')$$

であるから,

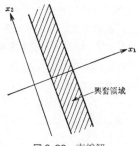

図6.29　直線解

$$v(x_1, x_2)$$
$$= \int w(\sqrt{(x_1 - x_1')^2 + (x_2 - x_2')^2}) \, 1[u(x_1')] dx_1' dx_2'$$

と書ける．そこで，x_2' に関する積分を先に実行すると，

$$\tilde{w}(d) = \int_{-\infty}^{\infty} w(\sqrt{d^2 + x'^2}) dx' \qquad (6.49)$$

とおいて，

$$v(\boldsymbol{x}) = \int \tilde{w}(x_1 - x_1') \, 1[u(x_1')] dx_1'$$

と書ける．これからわかるように，$v(\boldsymbol{x})$ はやはり x_1 だけ
に依存して，x_2 にはよらない．したがって，直線的な平
衡解 $u(x_1)$ は

$$u(x_1) = \int \tilde{w}(x_1 - x_1') \, 1[u(x_1')] dx_1' + s - h$$

を満たす．この方程式は，$\tilde{w}(x)$ を結合関数としてもつ一

次元の場の平衡状態の方程式と同じである．したがって，$\tilde{w}(x)$ を用いて，前と同様に，局在平衡解や周期解，ϕ-解，∞-解などの存在についての条件を求めることができる．

　一次元での局在興奮解は，二次元では帯状の興奮領域をもつ解に相当する．また，周期解は，帯状の縞模様の解になる．場は一様で等方的であるから，帯状の解や縞模様の解は，存在するときは，場のどこにでも，またどの方向にでも存在できる．

6.5.2　回転対称の解

　直線的な解は，興奮領域が一方的に無限にのびているため，場の局在的な興奮とはいえない．局在的な興奮が平衡解として存在するかどうかを調べるためには，回転対称形の解，すなわち等方的な解を調べればよい．回転の中心はどこでもよいから，いまこれを原点にとって，

$$\left.\begin{array}{l} u(\boldsymbol{x}) = u(r) \\ r = \sqrt{x_1^2 + x_2^2} \end{array}\right\} \quad (6.50)$$

すなわち，$u(\boldsymbol{x})$ の値が原点からの距離 r だけに依存する解を考えよう．

　いま，半径 a の円内だけが興奮している局在興奮平衡解 $u(r)$，

$$1\,[u(r)] = \begin{cases} 1, & r < a \\ 0, & r \geqq a \end{cases} \quad (6.51)$$

があったとしよう．これは $\partial u / \partial t = 0$ より

$$u(r) = \int_{|x'| < r} w(|\boldsymbol{x} - \boldsymbol{x}'|) d\boldsymbol{x}' + s - h \qquad (6.52)$$

と書けなければならない. この u は当然 (6.51), とくに

$$u(a) = 0$$

を満たさなくてはならない.

そこで (6.52) より $u(a)$ を計算してみる. $u(a)$ は

$$u(a) = \int_A w[d(\boldsymbol{x})] d\boldsymbol{x} + s - h \qquad (6.53)$$

と書ける. ここで, 図 6.30 に示すように, A は半径 r の円, $d(\boldsymbol{x})$ は円周上の一点から点 $\boldsymbol{x}$ までの距離である. いま, 点 $(a, 0)$ を考え, この点から距離 r にある点を考えよう. これらは, 点 $(a, 0)$ を中心とする半径 r の円で, A 内で円弧をなす. 図のように, 円弧の端と $(a, 0)$ を結んだ線分が水平の線となす角度を θ とすれば, 円弧の長さは

$$l = 2r\theta$$

である. 角度 θ は, 図から

$$\cos \theta = \frac{r}{2a},$$

したがって, 円弧の長さは

$$l = 2r \cos^{-1} \frac{r}{2a}$$

である. (6.53) の積分の部分は, 点 $\boldsymbol{x} = (a, 0)$ から距離 r にある点に重み $w(r)$ を掛けて円 A の内部全体にわたって加え合わせたものであるから,

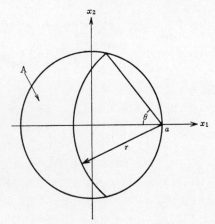

図6.30　積分（6.53）の計算

$$\tilde{W}(a) = \int_A w(|\boldsymbol{x} - \boldsymbol{x}'|)d\boldsymbol{x}'$$

$$= \int_0^{2a} 2rw(r)\cos^{-1}\frac{r}{2a}dr \qquad (6.54)$$

となる.

したがって，$u(a)=0$ となる条件，すなわち半径 a の局在興奮平衡解が存在するための必要条件は

$$\tilde{W}(a) + s - h = 0$$

が満たされることである．これは，一次元の場合と同様の形をしている．結合関数 $w(d)$ が通常の相互抑制形の関数の場合は，一次元の場合と同様な議論で十分条件も出せ

る．すなわち，関数 $\tilde{W}(a)$ は一次元の場合の W と同様の役割を果たす．関数 $\tilde{W}(a)$ の形が一次元の場合と同じであるとすると，次の定理が得られる．

定理 6.5 二次元の一層の場で，平衡解として，

（ i ）　ϕ-解が存在するための必要十分条件は

$$s < h$$

（ ii ）　∞-解が存在するための必要十分条件は

$$s > h - 2W_\infty,$$

ただし

$$W_\infty = \tilde{W}(\infty) = \int_0^\infty \pi r w(r) dr$$

（iii）　半径 a の局在興奮解が存在するための必要条件は，a が

$$s = h - \tilde{W}(a)$$

を満たし，かつ

$$s < h - \pi a^2 w(\infty)$$

となることである．

　証明は省略する．二次元の場合にも，一様入力 s の値が増えるに従って場の平衡解が変化し，それにともなう力学系の型の変化を調べることができる．これにより，場はいくつかの型に分類される．たとえば，$0 > W_\infty > -\infty$ のⅡ型の場合には，

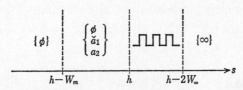

s が変化するにつれて場の平衡解は上図のように変化する．ここで，s の値が

$$h < s < h - 2W_\infty$$

の範囲にあるときは（図の┌┐┌┐），場には一様解も孤立局在興奮解も存在しない．この場合は，一定の形の局在興奮が規則的に並んだ，水玉模様の解が生ずるであろう．

　最後に，局在興奮解の安定性について述べておこう．一次元の場合は，幅 a の局在興奮解が存在したとき，それが安定かどうかは a の微小の変化 δa に対して，その変化がもとに復元するとか，それともさらに拡大するかを調べればよかった．二次元の場合には，a の微小な変化 δa についてその影響を調べるのは，円形の興奮領域が円形のままでその半径を δa だけ変じたときの影響を調べることに相当する．しかし，二次元の円形の興奮領域の微小な変動としては，円の半径の変化だけでなく，円の形がくずれる変動もある．このときに，力学方程式に従って形がもとの円形に復元すれば，解は安定であるが，形のくずれがどんどん進行していくならば，円形の解は不安定である．二次元局在興奮解の安定性を調べるには，このような形の変動をも考慮しなければならない．

いま，半径 a の局在興奮平衡解 $u_a(r)$ があったとしよう．これは

$$u_a(r) = \int_{|x'|<a} w(|\boldsymbol{x}-\boldsymbol{x}'|)d\boldsymbol{x}' + s - h$$

$$|\boldsymbol{x}| = r$$

と書ける．また，

$$u_a'(a) = -c$$

とおく．これは興奮の境界における波形 $u_a(r)$ の勾配である．

興奮領域の境界 $r=a$ の上で，いま $u_a(r)$ に微小な変動が加わり，それによって興奮領域が少々変動したとする．極座標を導入し，角度 θ に対応する境界の付近では，u の値が $\varepsilon v(\theta)$ だけ変化したとしよう．このとき，$v(\theta)$ の正負に応じて，境界は $\varepsilon v(\theta)/c$ だけ外側へまたは内側へ動くことになる．この変動が，時間とともにどう変わっていくかを調べよう．それには，解 $u(\boldsymbol{x},t)$ を

$$u(r,\theta,t) = u_a(r) + \varepsilon v(\theta,t) \tag{6.55}$$

とおき，これを場の方程式に代入し，$u_a(r)$ が定常解であることおよび ε が微小であることを利用して，変動項 $\varepsilon v(\theta,t)$ に対する方程式（変分方程式）を導けばよい．ここでは図 6.31 を見ながら，$v(\theta,t)$ の方程式を直接に導こう．角度 φ の場所での変動 $\varepsilon v(\varphi,t)$ はここでの興奮領域を $\varepsilon v(\varphi,t)/c$ だけ外に広げる．この広がった部分の興奮が角度 θ の場所に及ぼす影響は，両者の距離が

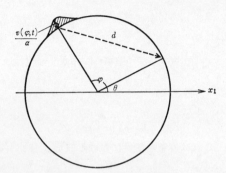

図 6.31 変分方程式の導出

境界上における角度 φ の場所の膜電位が $v(\varphi, t)$ だけ増える
と, 興奮領域は $v(\varphi, t)/c$ だけ外側に広がる. この広がった領
域の興奮が境界上の角度 θ の場所に及ぼす影響は $w(d)$ であ
る.

$$d = \left| 2a \cos \frac{\varphi - \theta}{2} \right|$$

であるから (図 6.31),

$$w\left(\left| 2a \cos \frac{\theta - \varphi}{2} \right| \right) \frac{v(\varphi, t)}{c}$$

である. したがって, 場所 θ における変動分 $v(\theta, t)$ を支
配する方程式は

$$\tau \frac{\partial v(\theta, t)}{\partial t} = -v + \frac{1}{c} \int_0^{2\pi} w\left(\left| 2a \cos \frac{\theta - \varphi}{2} \right| \right) v(\varphi, t) d\varphi$$

$$(6.56)$$

となる.

　これは, 変動分 $v(\theta, t)$ についての線形方程式である. この方程式の右辺の線形演算子の固有値の実部がすべて負ならば, $v(\theta, t)$ は必ず 0 に収束する. つまりもとの円形の興奮領域は安定である. 逆に, 実部に正の固有値が一つでも存在すれば, 半径 a の興奮解は不安定である. しかし, 場は一様であるから, 興奮領域を平行移動したものは, またそのまま平衡解になっている. すなわち, 解 $u_a(r)$ を x_1 軸および x_2 軸にそって微小に平行移動することに対応した変動 $v(\varphi) = \cos \varphi$ および $v(\varphi) = \sin \varphi$ が (6.56) の固有関数になっていて, この場合の固有値は 0 で

$$\lambda_1 = 0$$

である. このことから c の値が

$$c = \int_0^{2\pi} w \left(2a \left| \cos \frac{\theta}{2} \right| \right) \cos \theta d\theta \qquad (6.57)$$

で計算できる.

　安定性をいうためには, この $\lambda_1 = 0$ 以外の固有値の実部がすべて負であることをいえばよい. (6.56) 式の右辺の積分演算子は $\theta - \varphi$ の関数になっていて, しかも $\theta - \varphi$ の偶関数であるため, $\cos n\theta, \sin n\theta, n = 0, 1, 2, \cdots$ が固有関数になる. $\sin n\theta$ に対する固有値も $\cos n\theta$ に対する固有値もともに等しく

$$\lambda_n = \frac{1}{c} \int_0^{2\pi} w \left(2a \left| \cos \frac{\theta}{2} \right| \right) \cos n\theta d\theta - 1 \qquad (6.58)$$

で与えられる．$n=1$ がさきほどの平行移動に対応する解である．したがって次の定理が得られる．

> **定理 6.6**　半径 a の円形興奮パターンが安定であるための必要十分条件は
>
> $$\int_0^{2\pi} w\left(2a\left|\cos\frac{\theta}{2}\right|\right)\cos n\theta d\theta < c, \quad n = 0, 2, 3, \cdots$$
>
> $$(6.59)$$
>
> で与えられる．

$n=0$ に対応する固有関数は $v(\theta)=1$ であるから，対応する変動は

$$\varepsilon v(\theta) = \varepsilon$$

である．すなわち，これは円を一様に ε だけ拡大縮小する変動に対応している．この変動に対して興奮領域が安定であるためには

$$\frac{1}{c}\int_0^{2\pi} w\left(2a\left|\cos\frac{\theta}{2}\right|\right) d\theta \leqq 1$$

でなければならない．

$n=2, 3, \cdots$ に対応する固有関数 $\sin n\theta, \cos n\theta$ は，円の形をゆがめる変動である．λ_2 の実部が正の場合には，半径 a の円形局在興奮は不安定で，これは細長くなって楕円状に形を変えていく．一方，λ_3 の実部が正の場合は，円の三方から突起が出て，この突起が成長して形がくずれていく（図 6.32）．このように，二次元の場では，局在興

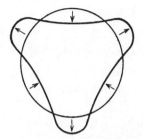

図 6.32　$\lambda_3 > 0$ の場合の興奮領域の崩壊

奮が不安定であるとき，種々の形の興奮波形の崩壊が生ずる.

6.5.3　二次元二重層の場

　興奮性および抑制性の二層よりなる二次元の場も，同様の手法を用いて，直線的な解および円対称な解を議論できる. 直線状の進行波の場合は，直線状の興奮波が第一層を進行し，そのあとを抑制性の場の興奮が追従することになる. また同心円状に興奮の波が広がる解も存在する. この場合もそのあとに抑制性の場の興奮が追従する. 同心円状の興奮は，広がるにつれてだんだん幅が狭くなり，途中で消えてしまう場合もある.

　場の入力 s の値によっては，場の一部に振動が発生する. この振動で励起された興奮波が次から次へと同心円状に広がっていくことが可能である. 二層の場の進行波では，興奮性の場の興奮に抑制性の場の興奮が少し遅れて随

伴している. これが, 古典的な場のリバーベレーションにおける不応期と同じ役割を果たし, Wiener らの理論で見たような形のリバーベレーションを起こすことができる.

6.6 文献と補遺

神経回路網における相互抑制結合については, Ratliff (1965), Békésy (1967) などに詳述されている. 線形または擬似線形理論による相互抑制回路の研究については, たとえば, 南雲 (1971), 樋渡 (1971) などの成書に詳しい. 時間特性を考慮に入れた相互抑制回路による視覚系の研究としては, 安田-樋渡 (1970), Yasuda (1971), 安田 (1975) などがある. 特徴抽出細胞は Hubel-Wiesel (1962, 1965A, B) によって発見され, はじめは, 大脳での情報処理は単純細胞→複雑細胞→超複雑細胞へと進む階層構造をなしていると主張されたが, 必ずしもこの順序で情報が流れていくわけではない. この種の特徴抽出細胞を扱った計算機モデルに Fukushima (1969) などがある. 相互抑制結合の回路を用いて図形の錯視を説明する試みは, 森田-藤井 (1966), 藤井-松岡-森田 (1967) らが行なっている. マスキングやメタコントラストについては, Weisstein-Ozog-Szoc (1975), Amari-Lieblich-Karshmer (1977) がある.

非線形の相互抑制場の解析は, Reichardt-McGinite (1962), Hadler (1974), Coleman (1971) などが行な

っている.

神経場におけるリバーベレーションは, Wiener-Rosenblueth (1946) に始まり, Beurle (1956), Griffith (1963, 1965), Okuda (1974) などが興奮の伝播を論じている. 離散的な場での研究は, Farley-Clark (1961), Farley (1962) があり, 吉沢-南雲 (1969) はこれを電子回路で実現している. このほか甘利-香田 (1973), 香田-甘利 (1973), Amari (1975A), Kobuchi (1976) らが代数的手法によって規則的な一様構造の離散神経場の力学を論じている. Kurokawa-Tamura (1974), Morishita-Yajima (1972) も場の興奮波の伝播を論じている. Suzuki-Katsuno-Matano (1971) は環状の一様場に起こるリバーベレーションを取り上げている.

Wilson-Cowan (1973) は, 興奮性および抑制性の二層からなる場の計算機でシミュレーションを行ない, (i) 活性過渡現象, (ii) 双安定, (iii) 振動の発生とその伝播の三つの現象が起こりうることを示した. 二層の相互抑制の場は, このほか, Tokura-Morishita (1977) による取扱いがある. この種の非線形場の力学の数学理論は, Oğuztöreli (1975), 田中-野口 (1978) らが扱ったが, 単安定場の理論が主で, 多安定および振動現象の解析にまでは進めなかった.

本章で扱った理論はAmari (1977A) による. Kishimoto-Amari (1979), 甘利-岸本 (1978) は関数解析の手法を用いて, 連続非線形の出力関数をもつ場の局

在平衡解の存在とその安定性を証明した．このほかに，Ellias-Grossberg（1975）の神経場におけるパターン形成の理論も興味深い．

　なお，一様の場における非一様なパターンの形成については，Turing（1952）の形態形成のモデルがあり，最近は反応拡散系として多くの興味をひいている（Glansdorff-Prigogine, 1971；Gierer-Meinhardt, 1972；Bard-Lauder, 1974；Maginu, 1975）．本章のモデルも，この種の非一様パターンの生成の観点から見ても，興味あるものといえよう．

7. 神経回路網における競合と協調

脳は高度の階層システムである．しかも，情報の統括制御機能は各階層部分に大幅に委譲されている．各部分は，並列方式によって高速の情報処理を行ないながら，ほかの部分と情報の交換を行なう．神経回路網における並列情報処理の一様式として，競合と協調によるものを考えることができる．これは，相互に結合した回路網の内部で，可能な決定をめぐって情報が競合するとともに協調し合い，回路網の力学過程を経て一挙に結論を出す方式である．本章では，競合と協調の数理モデルを提出するとともに，この応用として蛙の捕虫機構や，両眼視差融合による立体視機構の解明を行なう．

7.1 競合と協調による並列情報処理

神経回路網においては，集中制御方式——すべての情報を一つの中心に集中し，ここが情報を直接に統括し，逐次的に指令を発して計算を進めていく方式——の情報処理様式が行なわれているわけではない．むしろ，情報の制御が各部分部分にゆだねられる分散制御方式がとられていると

思われる．もちろん，脳は全体で一つのシステムとして機
能しているから，各部分部分の制御をまた制御する統括制
御が必要である．脳はこれを何重にも積み重ねた多重の階
層構造をしている．上位の制御機構は，下位の制御機構間
の調整は行なうが，下位の機構が制御する情報を直接に呼
び出して処理することはない．

　脳ではこのように制御が分散し，各部分部分が一見独立
に情報を処理している．各部分部分での情報処理は，精密
な手順と手続きに基づいて逐次的に計算を実行するいわ
ゆる逐次直列的な方式ではなくて，入力情報を全体的に総
合し一挙に結論を出す，いわゆる並列的な方式であろう．
並列情報処理を用いてこそ，大規模な神経回路網の性能を
十分に発揮でき，しかも情報処理速度を上げることができ
る．また，上位の制御機構からの要求に応じて下位の部分
が直ちに結論を提供することが可能になる．

　それでは，神経回路網における並列情報処理は，どのよ
うな原理に基づいて実行されるのであろうか．この原理の
一つとして，**競合と協調による並列情報処理**が考えられる．
神経回路網は入力情報を受けると，これをもとに状態遷移
を行なう．状態遷移の途中で情報間の競合と協調が行なわ
れ，この結果どれか一つの状態が優勢になってほかを圧倒
し，最終の解答となる．すなわち，回路網の状態遷移の力
学を通して情報の競合と協調を行なう並列情報処理方式
が，神経回路網における情報処理の有力な様式の一つとし
て浮かび上がってくる．回路網は，可能な決定のおのお

に対応して一つの平衡状態をもつから，その力学系は多安定系になる．

このような，競合と協調による情報処理の考えは，Kilmer らの提案した網様体の情報処理モデルに典型的に示されている．このほかにも，蛙が捕虫行動を起こすときの，飛びつくべき位置を決定する際の情報処理機構や，人間が両眼視によって立体知覚を得る際の両眼視差融合機構などが，競合と協調による情報処理の典型的なものと考えられる．まず，これらのモデルについて概観しよう．

7.1.1　網様体のモデル S-RETIC

網様体は，図 7.1 に示すように，ポーカーチップ状の神経回路網を上下に多数積み重ねた形をしている．一つのポーカーチップ形の部分回路が一つの機能単位をなしていると思われる．これをモジュールと呼ぶ．これらのモジュールが上下にあるほかのモジュールと結合して，全体の系をなしている．網様体は，外部からの入力を受けて，これをもとに，行動の基調を決定するとされている．行動の基調とは，たとえば“食べる”，“眠る”，“闘う”，“逃げる”などである．

Kilmer, McCulloch, Blum は，次のようなモデルを考えた．モデルは，ポーカーチップ状の n 個のモジュール，$M_1, \cdots, M_n$ からなる（図 7.1）．外部からの入力情報を $s_1, s_2, \cdots, s_N$ とし，これを $s = (s_1, s_2, \cdots, s_N)$ と書く．各モジュールは，s のうちからそれぞれ適当な本数の入力

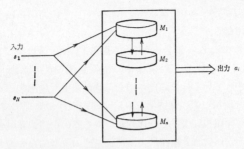

図7.1　網様体のモデル S-RETIC

を受けるものとする.

　いまとるべき行動として, $a_1, a_2, \cdots, a_m$ の m 個の行動を考えよう. 網様体は入力 s に基づいて, このうちのどれか一つを選択決定しなければならない. 各モジュールは, 自分への入力として s の一部分を受け, とりあえず自分1個の判断を下す. すなわち, 一つのモジュール M_i は, 行動 $a_1, \cdots, a_m$ に対してそれぞれの好ましい度合 $p_1^i, \cdots, p_m^i$ をそれぞれ自分なりに計算する. これをベクトル

$$\boldsymbol{p}_i = (p_1^i, \cdots, p_m^i)$$

で表わそう. $\boldsymbol{p}_i$ は M_i のとりあえずの判断を示している.

　このようにして, 各 M_i はそれぞれの判断 $\boldsymbol{p}_i$ をもつが（$\boldsymbol{p}_i$ の細かい計算法はここではふれない）, 各 M_i は入力信号 s の少しずつ異なっている部分を受けるため, 判断 $\boldsymbol{p}_i$ は M_i ごとに異なっている. そこで, 各 M_i の間で"相談"が始まる. 一つの M_i は, 自分の近所にあるいく

つかの M_j とつながっていて，これと情報のやりとりを
する．M_i は，ほかのいくつかのモジュールの判断 p_j を
参考にして自分の判断 p_i を修正し，新しい判断 p_i' を作
り上げる．このさい，p_i, p_j のうちで，小さい値の成分を
もつものは無視され，大きな値の成分が重視されるような
非線形の変換がほどこされる.

　このようにして，各モジュールは，新しい判断 p_i' をも
つに至る．これでも，各モジュールの意見がすべて一致す
ることはないであろう．このときは，ほかのモジュールの
新しい判断 p_j' をもとに，さらに自分の意見を修正し，新
しい判断 p_i'' を作り上げる．この過程を繰り返すうちに，
各モジュールの判断が近づいてくる．過半数のモジュール
がある行動 a_k を一定以上の度合で支持するようになった
ときに，系全体の意思が統一されたことになり，系は a_k
の行動をとる．Kilmer らのモデルでは，25 回以内の繰返
しで，判断はすべて収束したという.

　このモデルでは，多数のモジュールが入力を同時に受
け，これを並列的に処理する．この際，一つのモジュール
内では，どの行動をとるかをめぐって各行動間で競合が起
こる．（一つの行動の度合が高まれば，ほかの行動の度合
がその分低くなる仕組みになっている.）また，各モジュ
ール間では，同一の行動を指向すべく，繰返し協調が行な
われる．すなわち，神経回路網内での，競合と協調に基づ
く並列情報処理の一典型がこのモデルに示されている.

7.1.2 蛙の捕虫機構

　蛙の視覚神経系は早くから生理学的研究の対象となり，
多くの有用な知見をもたらした．Lettvin らの論文「蛙の
目が蛙の脳について語るもの」はその一例である．蛙の網
膜の神経節には多数の"虫検出細胞"があって，視野のあ
る範囲を動く"はえ"のような小物体に強く反応する．神
経節からの出力は，間脳のテクタム（tectum）と呼ばれ
る領域に入り，そこでどの虫に飛びつくべきかを決定する
情報処理が行なわれる．

　テクタムには，蛙の視野に対応した二次元の場があっ
て，視野の各点の虫検出細胞からの信号が入力する．場の
役割は，こうして入ってくる各点の信号を比較して，"最
もうまそう"な餌のある場所を決定することである．すな
わち，場の中に競合の機構があって，場の各点へ入ってく
る入力情報を比較し，最大入力のある場所を決定する．

　Ingle の実験によれば，蛙の頭のまわりに"はえ"に似
た動きの刺激を与えると，蛙はまず虫の正面に向きを変
え，次いで舌を出して虫を捕獲する．虫が多数いれば，そ
のうちの一つ——最も虫らしい動きをするもの——に飛び
つく．

　ところで，蛙が二つの同じ程度に虫らしいもの——し
かもどちらもただ 1 個で蛙が飛びつくに十分なほど虫ら
しい——を見たときに，どんな行動をとるであろうか．
Ingle の観察によれば，蛙は次の三つの動作をする．

　（ⅰ）　どちらか一つの虫に飛びつく

（ⅱ）　どちらの虫にも飛びつかない

（ⅲ）　二つの虫の中間の位置に飛びつく

（ⅰ）の動作はどちらかの虫がより強い（虫らしい）刺激をもつときに起こる．興味深いのは（ⅱ）と（ⅲ）の場合である．（ⅱ）では，テクタム内での競合過程において，二つのほぼ同じ強さの刺激が相打ちとなり，互いにすくみ合って蛙はどちらの餌にも飛びつけない．（ⅲ）は二つの同程度に強い刺激がある程度近い距離にあるときに起こる．これは，二つの刺激が融合して，その中間にあたかも一匹の虫がいるような行動を起こすのである．この，（ⅱ），（ⅲ）の異常な行動は，テクタムの神経場における競合過程の実際を知るよい手掛りを与える．あとで，具体的なモデルでこの現象を調べる．

7.1.3　視差融合による立体知覚

　人間の目は，物体の三次元的な配置を二次元の網膜上に写しとる．網膜に与えられた二次元の情報をもとにして，人間が三次元的な物体配置を認識できるのは，二つの目を利用するからである．右目と左目は位置が少しずれてついているため，立体的な情景を眺める場合，右目の網膜に写る景色と左目の網膜に写る景色とでは，微妙な差がある．この差違は，立体的な奥行のある情景を違った角度から眺めるために生ずる．

　少し極端な例で，この違いを示してみよう．いま，真正面に2本の木が並んで立っていて，その奥に家があると

する（図7.2）．これを右目で見ると，2本の木があって，
その奥にある家は中心よりも少し右側にずれて写る（極端
に右側にずれた地点から見れば，右側の木と家とが重なっ
て見えるだろう）[1]．一方，左の目には，2本の木の間に
ある家は中心よりも左にずれて写る．2本の木に標準を合
わせると，右目の像と左目の像とでは，家が左右にずれた
分だけ違っている．これは家が木よりも奥にあることを意
味する．しかも，左右のずれの量は，家の奥行の位置の深
さにほぼ比例し，家が奥にあればあるほどずれの量が大き
い．逆に，家が木の手前にあれば，ずれ方が逆になる．す
なわち，右目の像では，家が木の中心より左側に，左目の
像では木の中心より右側にずれる．このようにして，対応
する物体の像が，右目と左目とでどのくらいずれた位置に
写るかを調べると，その物体の三次元的な奥行の深さがわ
かる．

　両眼に写る情報のずれを実際に検出して興奮する細胞が
大脳視覚領にあることが，生理学の研究から明らかになっ
た．これらの細胞は，それぞれ固有のずれの量をもってい
て，両眼に与えられた刺激の位置が対応する量だけずれて
いるときにのみ激しく反応する．

　実際の風景で，左の目に写ったある物体が，右の目に
写ったどの物体と対応するかを判定することは容易であ
る．左右の目に写った二つの物体像が，色，明るさ，方

───────────
　1）　実際は，目のレンズによって網膜には上下左右の反転した像
が写るが，これは無視して議論を進める．

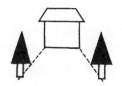

左目の像 　　　　　　　　　　　　　　　　　右目の像

図7.2 立体視における左右両眼の視差

向, 形, 大きさなど, 同じ特徴を共有していれば, それは同じ物体のずれた像であると判定できる. このとき, そのずれの量に対応した細胞が興奮する. しかし, エスカレーターの縞模様など, 周期的なパターンでしかも奥行が種々に変化するものを見る場合, 左目のどの縞が右目のどの縞と対応するかがはっきりせず, 異なった模様を対応させてしまうことが起こる. この結果, 現実とは異なった奥行感覚が知覚され錯覚が起こることがある. このことからも, 左右の目に写った像のずれを測定する神経回路網が視覚系に実際にそなわっていることがわかる.

　Julesz は, 視差融合による立体知覚の機構を明らかにするために, ランダムにばらまかれた点よりなる図形を用いた. 彼は, まず, 図7.3に示すように, 点をランダム

に配置した同一の図形を二つ作った．そして，このうちの
一方の図では，中央の四角形をした部分を一定距離左に移
動した．この移動で，点線の左側の部分にもとの図形との
重なりが生ずる．この重なりは適当に除去する．また右側
に出来る移動あとの空白部分には，ランダムな点を適当
に補って埋める．こうすると，新たに作った図形も，全体
としてなめらかなランダム図形になる．このようにして
出来た二つの図形を，もとの図形を左の目で，中央部分が
右にずれている新しい図形を右の目で見てみよう．この
ときに左右の網膜に写る図形は，図 7.4 に示す，ランダ
ムに点の入った平面の前方に四角形の小さな平面をおき，
この立体図形を両眼で眺めた場合と同じである．実際，図
7.3 (a) を左目で，図 7.3 (b) を右目でじっと見ている
と，はじめはばらばらに見えた左右の像が，ちょっとの努
力で左右の点の対応がとれ（視差の融合），中央の四角の
部分が前方に浮き上がって見えてくる．視差融合の過程は
個人差が大きく，すぐに融合して立体視が得られる人もい
るし，なかなか得られない人もいる．これには，練習効果
も大きい．左右の目に赤と緑のフィルターをかけ，同時に
左右で見る点図形もそれぞれ赤と緑に着色すると，容易に
立体視ができる．場所を少しずらして同じ風景の 2 枚の
写真を取り，それぞれを片目で同時に見ると立体像が浮か
び上がってくるのも同じ原理である．
　　実際の風景の場合は，左右の網膜上に写る点のどれとど
れが対応するかは，各点に付随する特徴や周囲の関係から

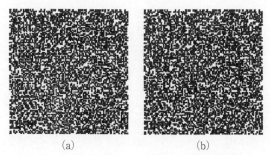

| (a) | (b) |

図7.3　ランダム図形による立体視

　図の中央部分が（a）と（b）とでは少しずらした図形になっている．（a）を左目で，（b）を右目で同時に見て両者を融合させると，中央部分が浮き上がって見える．この図は東京大学大学院長田弘康君に計算機で作って頂いた．

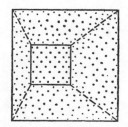

図7.4　図7.3の図形の立体視

真中の四角形が手前に浮き出して見える．

容易にわかる．しかし，ランダムな点図形の場合，点はすべて同じ大きさなので，右の網膜の点が左の網膜のどの点

と対応しているのかを判定するのは，そう容易ではない．
しかし，人間には両眼像の一致をはかり視差を融合するう
まい神経機構が存在して，このような特殊な場合にもうま
く働くに違いない．像にまつわる内容的情報をもたないこ
のようなランダム図形を用いると，この機構の特徴を探
ることが容易になる．Julesz は多数の実験を積み重ねて，
立体視知覚に関係する種々の現象を明らかにした．また，
この実験は，神経回路網における視差融合立体知覚機構に
関する多くの考察をうながした．この機構は，競合と協調
による並列情報処理の典型的な例と考えられる．

　いま，簡単のため，視野を一次元と考えよう．視野全体
を 21 個の離散領域に分割し，一つの領域に点が打たれて
いれば 1，打たれていなければ 0 とし，1 と 0 とを 1/2 の
確率でランダムに発生してみる．ランダム系列を，領域
$(x = 1, \cdots, 21)$ に対応して，$l(x)$ で表わす．すなわち，x
番目の領域に点が打たれれば，$l(x) = 1$，打たれなければ
$l(x) = 0$ とする．この系列が，たとえば，図 7.5 の上側の
$l(x)$ だったとしよう．これを，図の点線で示したように，
7 個ずつの三つの部分にわける．中央の部分を左へ 2 コマ
移動した新しい系列が図の下の $r(x)$ である．この際，移
動によって重なった A の部分は古い方の 10 を無視し，ま
た移動によってすき間の空いた B の部分にはランダムに
1 と 0 とを発生して埋めておく．

　もとのランダム系列 $l(x)$ を左目で，中央部分が左に移
動している系列 $r(x)$ を右目で見ると，中央の七つの部分

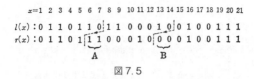

図 7.5

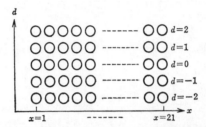

図 7.6　視野と奥行に対応する神経細胞の配置

が手前側へ浮き上がって見える——これが Julesz の実験
を単純化した模型である.

　では, どのような神経機構が立体知覚を可能にするのだ
ろうか. 図 7.6 に示すような, 神経細胞の二次元の配列
を考えよう. 細胞は, 空間的な位置 $x(x=1, \cdots, 21)$, 奥
行の深さ $d(d=0, \pm1, \pm2)$ に対応して, 5 行 21 列に並ん
でいる. 左の網膜の位置 x にある像は, 右の網膜の位置
x にある像とは必ずしも一致しない. 右の網膜に写った
位置 $x-d$ にある像が左の網膜の位置 x にある像と対応
しているとき, 位置 x 深さ d の細胞が興奮するものとし
よう. 左右の網膜に写った像がずらさずにそのまま一致
している場合を, 標準的な奥行の深さ $d=0$ とし, 右目

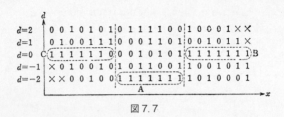

図7.7

の像を1単位（2単位）だけ右にずらして一致したとき
に，深さ $d=1(d=2)$，逆に左にずらして一致したときに
$d=-1(d=-2)$ とする．

　ランダム図形の場合は，点に個性がないため点の有無だ
けで，一致不一致を決めなくてはならない．右目の網膜の
像を d だけずらして，左目の網膜の像と比較した場合に，
左目の x の位置の点の有無（1か0）が右目の $x-d$ の位
置の点の有無と一致するとき1，一致しないとき0とな
るものとしよう．d だけずれたときの場所 x の点の有無
の一致不一致を表わす1,0の配列 $s_d(x)$ が図7.6の位置
(d,x) にある神経細胞の二次元配列に加えられる入力パタ
ーンになる．$s_d(x)$ は式で書くと

$$s_d(x) = \begin{cases} 1, & l(x) = r(x-d) \text{ のとき} \\ 0, & l(x) \neq r(x-d) \text{ のとき} \end{cases} \tag{7.1}$$

である．ここで取り上げた例では，$s_d(x)$ のパターンは図
7.7に示したようになる．

　図で，×印は，ずらすことによって片方の網膜像の視
野がはみ出して対応がとれなかった部分である．Aの部

分の7箇所は $d = -2$ だけずらすと完全に一致がとれる.
これは2だけ手前に浮き出して見える. また, B, Cの部
分は左右の像をずらさずに（つまり $d = 0$ の深さで）一致
していることを示す. Cの部分で1箇所0があるのは, A
の部分が手前に出ているため, その影になって右目では見
えない部分があるからである（実際は, 図をずらして作っ
たとき, 重なったり足りなかった部分をランダムに埋めた
ため出来た）. その他の部分では, 点の一致不一致がラン
ダムに起こるため, 0と1がランダムに現われる. このよ
うな入力パターン $s_d(x)$ を受けて, 神経回路網内部での相
互作用により, A, B, Cの部分のみを1とし, ほかの部
分を0とするような情報処理を行なって, 奥行感覚が決
定される.（A, Bの部分はこの例では入力が完全に1に
なっているが, 雑音によって, 少々0がまざっていても
よい.）

　この仕組みは, 場を構成する二次元神経回路の競合と協
調による情報処理にあると思われる. すなわち, 各空間的
位置 x で深さを表わす五つの細胞が互いに競合し, どれ
か一つの細胞が興奮する. 勝利を得た細胞の d が, その
場所 x にある物体の奥行を示す. 他方, 同じ奥行 d を示
す細胞の間では, x 軸上で近い距離にある細胞どうしが互
いに協調し, 欠落部分を埋め, 全体としてなめらかな立体
像を作り上げる. このようにして, 図のA, B, Cの三つ
の部分だけが最終的に勝利し, 1の出力を出し, 残りの細
胞の出力はすべて0になる.

　実際には，空間座標 x は二次元で，左右の像の一致不一致は多くの特徴抽出細胞を用いて行なわれるのであるが，ここに示した単純化されたモデルでも，この情報処理過程の本質はつかめる．

7.1.4　その他の競合と協調

　競合と協調という観点から情報処理を眺めるならば，その例はほかにも多く見出される．決定とは，可能な方策の中から一つを取り出すことである．可能な方策の間でそれぞれの確からしさを同時に競い合い，一つの方策の可能性の高まりがほかの可能性を低めるような相互作用がなされる限り，この過程を競合による情報処理と見ることができる．一方，競合状態にある各方策は，関連する情報を集めこれと協調して自己の優位性を増加させていく．このような競合と協調は，神経回路網における並列情報処理様式の一つの典型をなすものといえる．

　Arbib は，神経情報処理の単位過程としてスキーマ（schema）という概念を提出している．これは，入力情報の解析から決定に至る一連の過程を指すもので，次の三つの構成要素からなる．
　(1)　入力照合過程：入力情報によって，それに適合するいくつかの可能性が浮かび上がってくる過程．
　(2)　競合協調過程：入力をもとに可能な選択の間で競合と協調が行なわれ，不要な可能性を捨て，入力に対する決定が行なわれる過程．

(3) 行動過程：決定に基づいて特定の動作をプログラ
ムし，実行する過程.

Arbib のいうスキーマは，これら三つの過程の総称で
あるとともに，特定の決定に対応する個々の選択をも指し
ている．本章における競合協調過程の理論では，個々の選
択（スキーマ）に対応して，それを表現する神経細胞（も
しくは集団）を考え，それらの間で競合が行なわれるもの
とする．スキーマが分散形の情報として回路に担われる場
合の議論を進めることも可能であろう.

7.2 基本競合系

7.2.1 モデルの構造

n 個の素子 $E_1, E_2, \cdots, E_n$ が互いに競合する次の**基本競
合系**を考える．系は図7.8 に示すように，w_1 の結合荷重
で自己フィードバック結合をもつ n 個の素子よりなる[1].
系はこのほかに一つの抑制性素子 I をもち，各素子の出
力は結合荷重１で抑制性素子に入る．逆に，抑制性素子
の出力は，結合荷重 $-w_2$ で各素子を抑制する．素子 E_i
への入力を s_i，しきい値を h_1，抑制性の素子 I のしきい
値を h_2 とする．各素子は，連続時間で動作するものとす
ると，系の方程式は $\cdot$ を時間微分として

$$\dot{u}_i = -u_i + w_1 f(u_i) - w_2 g(v) - h_1 + s_i, \quad i = 1, 2, \cdots, n$$

---

1) 素子 E_i は１個の神経素子と考えてもよいが，１個の神経集
団をモデル化したものと考える方が自然であろう.

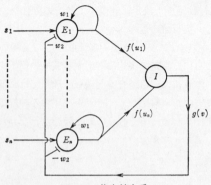

図 7.8　基本競合系

$$\tau\dot{v} = -v + \sum_{i=1}^{n} f(u_i) - h_2 + s_0 \qquad (7.2)$$

と書ける．ここでは興奮性の素子の時定数を 1 に規格化
し，抑制性の素子の時定数を τ とする．$f(u)$ は興奮性素
子の出力関数，$g(v)$ は抑制性素子の出力関数，s_0 は抑制
性素子への入力で通常は 0 におく．

　解析を簡単にするため，出力関数を次のように定めよ
う．

$$f(u) = 1[u] = \begin{cases} 1, & u > 0 \\ 0, & u \leqq 0 \end{cases} \qquad (7.3)$$

$$g(u) = u^+ = \begin{cases} u, & u > 0 \\ 0, & u \leqq 0 \end{cases} \qquad (7.4)$$

興奮性の素子（または集団）は，自己興奮性の正のフィー
ドバック結合をもつため，その動作は双安定になる．すな

わち，この素子は，高い活動度と低い活動度のどちらかを
保持できる．したがって，高い活動度を 1，低い活動度を
0 にとれれば，出力関数 f を階段関数 1 で近似するのは，
不自然ではない．一方，抑制性の素子は，単安定であり，
入力の強さに応じた出力を出す（ある限度で飽和はする）．
したがって，この出力関数 g を u^+ で近似するのも自然で
あろう．

7.2.2 基本競合系の平衡状態

　入力 $s_1, s_2, \cdots, s_n$ を受けて，n 個の興奮性の素子は互
いに競合する．一つの素子が興奮すると，その興奮は共
通の抑制性素子を介してほかの素子の興奮を妨げる．い
ま，入力 $s_1, \cdots, s_n$ は 0 か正で，しかもある最高の値 $s_{\max}$
を越えないものとしよう．

$$0 \leqq s_i \leqq s_{\max}$$

系が次の動作をもつとしよう．

(1)　すべての入力が一定値 $s_{\min}$ 以下であるときにはど
の素子も興奮せず，系は静止の状態のままである．

(2)　$s_{\min}$ を越える入力 s_i が多数ある場合には，最大
の s_i を受ける素子ただ一つが興奮し，ほかの素子は
興奮しない．

(3)　一度ある素子が競合に打ち勝って興奮すると，入
力 s_i が消失した後でも，系の状態をリセットしない
限り，この素子は安定に興奮を保持し，短期記憶の役
割を果たす．

　上記の性質をもつためには，系のパラメータ，$h_1, h_2,$ w_1, w_2 はどのような値でなくてはならないかを考えよう．これは系の設計問題といえる．

　まず，すべての素子が興奮していない，静止の状態を考えよう．この状態は，すべての入力 s_i が一定値 $s_{\min}$ を越えないとき，系の安定平衡状態である．静止の状態では

$$f(u_i) = 0$$

であるから，抑制性素子の方程式は，

$$\tau \dot{v} = -v - h_2$$

となる．すなわち，抑制性素子の状態は

$$v = -h_2$$

に収束する．抑制性素子も静止の状態にあるから

$$h_2 > 0 \qquad (7.5)$$

である．また，

$$g(v) = g(-h_2) = 0$$

であるから，興奮性素子の方程式

$$\dot{u}_i = -u_i - h_1 + s_i, \quad i = 1, \cdots, n$$

より $u_i = s_i - h_1$ が得られる．したがって，

$$h_1 = s_{\min} > 0 \qquad (7.6)$$

に選んでおけば，すべての s_i が $s_{\min}$ より小さいとき，このときに限り，静止の状態は系の安定平衡状態である．

　次に，系の興奮状態を考えよう．いま，どれか一つの素子が興奮し，ほかの $n-1$ 個の素子は興奮しないとしよう．一般性を失うことなく興奮している素子は E_1 であると仮定する．このとき，抑制性の素子 I は，E_1 から入力

$f(u_1)=1$ をもらうので，その方程式は

$$\tau\dot{v} = -v+1-h_2$$

となる．したがって，I の状態は

$$v = 1-h_2$$

に収束する．競合の相互作用が働くためには，このときに抑制性の素子が興奮しほかの素子を抑えねばならない．すなわち

$$h_2 < 1 \qquad\qquad (7.7)$$

が必要である．このとき，抑制性神経からの出力は

$$g(v) = 1-h_2$$

となるから，興奮性素子 E_i の方程式は

$$\dot{u}_1 = -u_1+w_1-w_2(1-h_2)-h_1+s_1$$

$$\dot{u}_i = -u_i-w_2(1-h_2)-h_1+s_i, \quad i=2,3,\cdots,n$$

となるはずである．

この方程式の平衡状態は

$$u_1 = w_1-w_2(1-h_2)-h_1+s_1,$$

$$u_i = -w_2(1-h_2)-h_1+s_i \quad (i\neq 1)$$

である．したがって

$$w_1-w_2(1-h_2)-h_1 > 0, \qquad\qquad (7.8)$$

$$-w_2(1-h_2)-h_1+s_{\max} < 0 \qquad\qquad (7.9)$$

が成立していれば，一度競合に勝った E_1 は s_1 の値がたとえ 0 になろうとこのまま興奮を保持するし，ほかの E_i

はたとえ s_i が最大値 $s_{\max}$ になっても，もはや E_1 に打ち勝つことはできない．この状態は系がリセットされて再び静止の状態に戻るまで続く．

　競合の結果，勝ち残って興奮する素子はどれか一つでなくてはならない．そこで，いま仮に，二つの素子（E_1 と E_2 とする）がともに興奮を保持したと仮定しよう．このままの状態が続けば，抑制性細胞は2の入力を受け，その出力は

$$g(v) = 2 - h_2$$

になる．したがって，u_1 と u_2 の方程式は

$$\dot{u}_i = -u_i + w_1 - w_2(2 - h_2) - h_1 + s_i, \quad i = 1, 2$$

であり，$u_i = w_1 - w_2(2 - h_2) - h_1 + s_i$ が平衡状態となる．もし

$$w_1 - w_2(2 - h_2) - h_1 + s_{\max} < 0 \qquad (7.10)$$

が満たされていれば，s_1, s_2 の値が何であろうと，E_1, E_2 の二つが興奮したままでいる状態は起こらないことが明らかである．

　以上の条件 (7.5)〜(7.10) をまとめると，系のパラメータの満たすべき条件

（ⅰ）　$h_1 = s_{\min} > 0$ \hfill (7.11)

（ⅱ）　$1 > h_2 > 0$ \hfill (7.12)

（ⅲ）　$w_2 > \dfrac{s_{\max} - h_1}{1 - h_2}$ \hfill (7.13)

（ⅳ）　$(2 - h_2)w_2 + h_1 - s_{\max} > w_1 > (1 - h_2)w_2 + h_1$

\hfill (7.14)

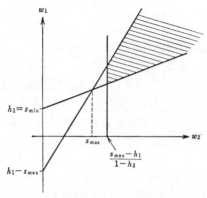

図7.9　基本競合系のパラメータの範囲

が得られる．これらの不等式をすべて満たすようなパラメータの組は確かに存在する．その範囲を図7.9に示しておこう．

　以上をまとめると，次の定理が得られる．

定理7.1　条件（i）～（iv）を満たす基本競合系は次の性質をもつ力学系である．

(1)　入力 s_i がすべて h_1 より小さいとき，このときにのみ，静止の状態は安定平衡状態である．

(2)　どれか一つの素子のみが興奮している状態は，$s_1, \cdots, s_n$ の値のいかんによらず安定平衡状態である．

(3)　二つまたはそれ以上の素子が興奮する状態は安

定平衡状態にならない.

7.2.3　競合過程

　基本競合系は, $s_{\min}$ より大きい入力が入った場合に,
ただ一つの素子が興奮状態で生き残る. 実際に生き残る
素子は, 最大の入力を受ける素子であることを示そう. い
ま, すべての素子の初期値 $u_i(0)$ が等しいとしよう. そし
て, E_1 と E_2 が受ける入力は

$$s_1 > s_2$$

としよう. このとき

$$U(t) = u_1(t) - u_2(t)$$

とおくと, もとの方程式 (7.2) より

$$\dot{U}(t) = -U(t) + w_1\{f[u_1(t)] - f[u_2(t)]\} + s_1 - s_2$$

が得られる. f は単調増加関数であり, $s_1 - s_2 > 0$ である
から, $U(t)$ の初期値が

$$U(0) \geqq 0$$

であれば, 以後

$$U(t) > 0$$

すなわち

$$u_1(t) > u_2(t)$$

のままである. すなわち, 競合過程を通じて, $u_i(t)$ の大
小関係は s_i の大小関係に従う. 最終的に興奮状態で残れ
る素子はただ一つであるから, 結局最大入力を受ける素子
のみが興奮したままで残る.

　しかし, 競合の途中では, いくつもの素子が興奮する

 こともある. 簡単のため, E_1 と E_2 の二つの素子を考え, $s_1 > s_2 > s_{min}$ の入力が来たとしよう. このとき, u_1, u_2 がだんだんに大きくなって, まず E_1 が興奮する. この興奮は抑制性の素子 I を刺激し, これを興奮させる. しかし, 抑制性の素子の膜電位 v は, 時定数 τ で上昇するため, 抑制性の素子が働き出すまでに若干の時間遅れがある. s_2 が小さく E_2 がまだ興奮しないうちに抑制性の素子が働き出せば, E_2 は興奮しないままで終わり, E_1 だけが興奮した状態が得られる (図 7.10). しかし, s_1 と s_2 との差があまりない場合は, I が働き出す前に E_2 も興奮してしまう. この結果, I は合計 2 の強さの入力を受けて抑制性素子の興奮は大きくなり, これが, E_1, E_2 の両方を抑制する. この結果, E_1 の電位も E_2 の電位も下がり始める. このため E_2 が興奮をやめて, このまま平衡状態に達することもある (図 7.11). しかし, s_1 と s_2 の差が小さいと, E_1, E_2 の両方とも "共倒れ" で興奮しなくなることが起こる. しかし, こうなると, I への入力もまたなくなり, I も興奮をやめる. この結果, E_1, E_2 の電位が再び上昇する. これを何度も繰り返すと, E_1 の電位と E_2 の電位の差が拡大し, 最終的には E_1 のみが興奮している状態に落ち着く.

　この途中経過は, 基本競合系を多数結合して出来るより大規模な競合協調系に対して示唆するところが大きい. すなわち, 生き残り候補である高い入力 s_i がいくつかあり, これらの間にさほど差のないときは, これら有力候補の

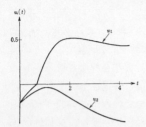

図 7.10 競合過程（E_1 が単純に勝ち残る場合）$s_1 =$ 0.6, $s_2 = 0.4$, $w_1 = w_2 =$ 1, $h_1 = 0.3$, $h_2 = 0.2$, $\tau =$ 0.5.

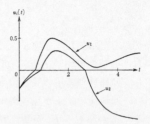

図 7.11 競合過程（二つの素子が途中で興奮する場合）$s_1 = 0.6$, $s_2 = 0.5$, $w_1 =$ $w_2 = 1$, $h_1 = 0.3$, $h_2 = 0.2$, $\tau = 0.5$.

E_i のすべてが興奮する．この系は，ほかの競合系と結合しているから，ほかの競合系との相互作用が始まる．このとき，この系で生き残った候補はほかの系に影響を与えるとともに，ほかの系の影響を受ける．すなわち，これらは生き残り候補として，ほかの系との相互作用に参加する．この過程を繰り返して真の勝者が決まる．このとき，一つの基本競合系は，複数の候補をひとまず決定し，これをもとにほかの系との相互作用を行ない，この相互作用を繰り返しながら，最終の勝者を決定する．

　同じ程度の大きさの入力 s_i が入ると，基本競合系では，一時的に共倒れになって，すべての興奮が止まってしまうことがある．一方，入力 s_i はいつまでも同じ値を持続するとは限らず，ある一定時間の後は消えてしまうことが多

い．興奮が共倒れになった時点で入力が消えてしまうと，これらの素子はもう興奮状態に戻ることができない．基本競合系はこの場合あえて結論を出さない．このような"すくみ"の状況も起こりうる．

基本競合系において，一つの素子のみが興奮する状態に一度なると，入力 s_i がすべて消えても，系はこの状態を保持し続ける．このとき，仮に新しい入力が入ってきても，興奮状態は変化しない．これは系がヒステリシス現象をもち，短期記憶の役割を果たすことを示す．

一度興奮状態に達した系をもとの静止状態に戻すには，抑制性細胞に強い入力 s_0 を入れて，これによりすべての素子の興奮状態をおさえればよい．また，完全に静止状態に戻さなくても，s_0 の値を調整することにより，興奮している素子と系のほかの入力との間に種々の相互作用を起こすことができる．これを次に述べよう．

7.2.4 再考過程

はじめに，系をリセットする方法を述べよう．いま，s_{reset} を

$$s_{\text{reset}} > \frac{w_1 - h_1 + s_{\max}}{w_2} + h_2 - 1 \qquad (7.15)$$

を満たす信号とする．一つの素子が勝ちを占めているときに，s_0 に s_{reset} の強さの信号を入れよう．このとき，抑制性素子は入力として 1 と s_{reset} とを受けるから，その方程式は

$$\tau \dot{v} = -v + 1 - h_2 + s_{\text{reset}}$$

となり，$v = 1 - h_2 + s_{\text{reset}}$ に収束する．このとき抑制性
の出力は

$$g(v) = 1 - h_2 + s_{\text{reset}}$$

となる．この結果，興奮していた素子 E_i は s_{reset} 分だけ
前より強い抑制入力を受け，その平衡状態は

$$u_i = w_1 - h_1 + s_i - w_2 g(v)$$

$$\leq w_1 - h_1 + s_{\max} - w_2(1 - h_2 + s_{\text{reset}})$$

$$< 0$$

となる．すなわち，s_i の値がいかに大きくても，この素
子 E_i は興奮状態を保てず，興奮が止まる．系はこうして
静止の状態に戻り，s_0 の値が再び 0 になっても，$s_{\min}$ よ
り強い入力が来るまでは静止の状態に留まる．

　基本競合系を結合して出来るより高次の系では，競合系
どうしの協調による相互作用によって，s_i の入力が途中
で変化する．各基本系はこの変化を考慮して自己の決定を
再考する機構を備えていることが望ましい．系を一度リ
セットすれば，再考は可能であるが，ほかの系との相互作
用の最中に系をリセットすることは望ましいことではな
い．系をリセットすることなしに，入力 s_i の途中変化を
考慮に入れて，自己の決定を再考する過程として，次の二
つが考えられる．一つは抑制性素子 I に（s_{reset} よりは弱
い）正の入力 s_0 を入れる過程であり，ほかの一つは s_0 に
負の入力を入れる過程である．

抑制性素子 I の入力を0からしばらくの間 s_0 に増や
し，次いで0に戻す過程

$$0 \longrightarrow s_0 \longrightarrow 0$$

を考えよう（$s_0 > 0$）．s_0 が入っている間は，抑制効果が
強くなる．これを**抑制再考過程**と呼ぶ．ここで，

$$s_T = w_2(1 - h_2 + s_0) + h_1 - w_1 \qquad (7.16)$$

とおき，s_T を抑制再考過程の再考値と呼ぶ．

定理 7.2 素子 E_1 が一度勝ちを占めた後，状況の変化
で s_2 が s_i の最大値になり，$s_2 > s_1$ になったとする．

$$s_1 > s_T$$

ならば，再考値 s_T の抑制再考過程において E_1 は興
奮したままで残るが，

$$s_1 < s_T$$

ならば，再考過程によって E_2 が E_1 に代わって興奮
するようになる．

証明 この定理により，s_T が一種の勝ちの保証値であ
ることがわかる．一度勝ちを占めた素子が s_T 以上の入力
をもっていれば，ほかにこれより強い入力をもつ素子が現
われても，前の素子の勝ちは動かない．しかし，s_T より
強い入力を受けていなければ，その勝ちは再考過程によっ
て覆り，より強い入力の素子がこれにとって代わる．s_T
は，勝ちの永久保証を与える値である．証明は簡単であ
る．抑制性素子 I への入力を s_0 にすると，I の出力は

$$g(v) = 1 - h_2 + s_0$$

になる. この抑制性入力を受けると, 興奮している素子
E_1 の膜電位は
$$u_1 = w_1 - h_1 + s_1 - w_2 g(v) = s_1 - s_T$$
になる. したがって, $s_1 < s_T$ ならば E_1 は興奮をやめ,
興奮している素子が一つもなくなる. この状態で s_0 を再
び 0 に戻せば, 最大入力を受ける素子 (この場合 E_2) が
勝ちを制する. $s_1 > s_T$ ならば, E_1 が興奮したままであ
り, ほかの素子は興奮できない.　　　　　　　　(証明終り)

　これと双対的に, 抑制性素子への入力の値を減らす (負
の入力を入れる) 再考過程
$$0 \longrightarrow -s_0' \longrightarrow 0$$
が考えられる. これを脱抑制再考過程と呼び,
$$s_c = w_2(1 - h_2 - s_0') + h_1 \tag{7.17}$$
をこの過程の再考値と呼ぶ.

　定理 7.3　素子 E_1 が勝ちを占めた後, 入力の値が変化
　　して最大入力が s_2 $(s_2 > s_1)$ になったとする. この
　　とき,
$$s_2 > s_c$$
　　ならば, 脱抑制再考過程によって, E_2 は E_1 に取っ
　　て代わるが,
$$s_2 < s_c$$
　　ならば, E_1 が興奮したままで残る.
　証明　この定理により, s_c が, 脱抑制再考過程で一度

興奮した素子を引きずり落とすための挑戦値であることが
わかる. 一度勝ちを占めた素子に取って代わるためには,
ほかの素子が s_1 より強い入力値をもつだけでなく, s_c よ
り大きい値をもたなければならない. 証明は, 前と同様
で, 入力 $-s_0'$ を受けると, 抑制性素子の出力は

$$g(v) = 1 - h_2 - s_0'$$

に減少する（ただし, $s_0' < 1 - h_2$ とする). この結果, 各
素子は興奮しやすくなる. E_2 の膜電位は,

$$u_2 = s_2 - h_1 - w_2(1 - h_2 - s_0') = s_2 - s_c$$

になるから, $s_2 > s_c$ ならば E_2 も興奮する. この結果,
E_2 も出力 1 を出し, E_1 と対等の条件で競合を始める.
抑制性素子の入力 $-s_0'$ が再び 0 となると, ただ一つの素
子しか興奮状態で残れないから, 入力の大きな素子が興奮
したままで残る. しかし, $s_2 < s_c$ ならば, E_2 は興奮でき
ず, E_1 が興奮したままで残る.   （証明終り）

7.3 虫検出回路網のモデル

7.3.1 神経場における競合

　蛙のテクタムにおける虫検出機構は競合系で説明でき
る. これをなるべく簡単なモデルで表わしてみよう. 基本
競合系において, 各素子 $E_1, \cdots, E_n$ が連続につながって
一次元の場をなしているとしよう（図 7.12). 場の各点は
視野の各点に対応する. 場は結合荷重関数 $w_1(x)$ の興奮
性の相互結合をもっている. また, 場は共通の抑制性素子

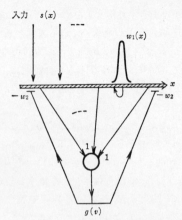

図7.12　蛙のテクタムの虫検出場

を一つもち，場の各点からの出力は重み1でこの素子へ
入力する．抑制性素子の出力は重み $-w_2$ で場の各点を抑
制する．

　テクタムには，"新規性細胞（newness cell）"と"等質
性細胞（sameness cell）"があることが知られている．新
規性細胞は入力に変化があったときに興奮する．すなわ
ち，視野に虫が現われると，その場所に対応する新規性細
胞が興奮するが，これが興奮するのは虫が新たに出現した
ときだけであって，この興奮はすぐに消え，虫がこの場所
に居続けてもこの細胞はもはや興奮しない．これに対し，
等質性細胞は，新規性細胞のように一過性の興奮をするわ
けではなく，情報をしばらく蓄えておくことができる．

そこで，等質性細胞が競合の場を構成し，入力は新規性細胞を介して入ってくるものと考えよう．場の方程式は，以上より

$$\frac{\partial u(x,t)}{\partial t} = -u(x,t) + \int w_1(x-x') f[u(x',t)]dx'$$

$$-w_2 g(v) - h_1 + s(x,t)$$

$$\tau \dot{v} = -v + \int f[u(x',t)]dx' - h_2 + s_0 \qquad (7.18)$$

と書くことができる．ここで s_0 はリセット用の信号で，通常は0と考えてよい．$s(x,t)$ は場への入力である．

7.3.2 通常の競合過程

このモデルは，$w_1(x)$ による結合の有効幅で場を離散的に切ると，基本競合系と同じものになる．それゆえ，これが基本競合系とほぼ同様の特性をもつことは明らかである．その動作の解析には，前章での場の理論の手法をそのまま用いることができる．入力 $s(x,t)$ は，新規性細胞を通じて入るため，虫の所在を示す入力信号はすぐに減衰してしまう．すなわち，入力は場の興奮のきっかけを作るだけであり，その後は場の働きによって興奮を保持しなければならない．したがって，まず，入力 $s(x,t)=0$ の場合に場の保持する興奮パターンについて調べよう．

結合関数 $w_1(x)$ は，図7.13の上図に示すような一山の非負の対称関数で，相互結合は，距離 δ 以内の範囲にし

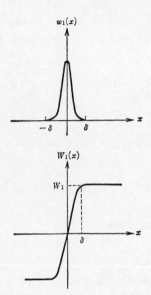

図 7.13 　場の結合関数 $w_1(x)$ とその積分

か及んでいないとする[1]. すなわち

$$w_1(x) = 0, \quad |x| > \delta \tag{7.19}$$

また,

$$W_1(x) = \int_0^x w_1(y)dy \tag{7.20}$$

とし（図 7.13 下図），

----

1) したがって，場をほぼ δ の幅で離散化したものが基本競合系に等しい.

$$\bar{W}_1 = W_1(\delta) \qquad (7.21)$$

としよう. ここで定数 h_1, h_2 は, 次の二つの条件を満た
すものとする.

$$(\text{i}) \quad 0 < h_1 < \bar{W}_1 \qquad (7.22)$$

$$(\text{ii}) \quad W_1(h_2) > h_1 \qquad (7.23)$$

この仮定のもとで, 場の安定平衡解を求めよう. 静止解

$$u(x) = -h_1 < 0$$

が場の安定平衡解であることは明らかである. 場は h_1 よ
り大きな入力信号をどこかに受けない限り興奮しない.

次に, 局在平衡解を求めよう. いま, 場に x_1 から x_2
まで, 幅

$$a = x_2 - x_1$$

の局在興奮があり, その波形が $u(x, t)$ であったとしよ
う. 前章と同じ方法で, 興奮の境界点 x_i の変化する速度
$\dot{x}_i$ を求めることができ, これより, 興奮の幅 a の変化を
支配する方程式が求まる. 今度の場合は, 抑制性素子の膜
電位 v と連立して

$$\left. \begin{aligned} \dot{a} &= \frac{1}{c}\left[W_1(a) - w_2 g(v) - h_1\right] \\ \tau \dot{v} &= -v + a - h_2 \end{aligned} \right\} \qquad (7.24)$$

という方程式が得られる. ここに c は第6章で与えた波
形の勾配に関係する正の量である.

幅 a の局在興奮平衡解があったとすると, それは (7.24)
より

$$W_1(a) = w_2g(a-h_2)+h_1 \qquad (7.25)$$

を満たさなくてはならない．この式の両辺を a の関数と
見て，図7.14に描いてみよう．右辺は，a が h_2 に達す
るまでは h_1 に等しく，それから w_2 の勾配で右上がりに
なる．条件（ii）より，$a = h_2$ のところでは，$W_1(a)$ の
値が大きい．したがって，この方程式は，図からもわかる
ように，常に，a_0, a_1 の2根をもつ．幅 a_0 の解が不安定
で，a_1 の解が安定である．したがって，場に一度幅 a_0 よ
り大きい興奮が生じれば，入力が消えたあとでも幅 a_1 の
興奮を保持することができる．

　離れた2箇所に興奮が存在するような平衡解があると
しても，それは不安定である．なぜなら，一方の興奮の幅
が少し増えると，それは共通の抑制性素子を介して他方の
幅を減らすように働くからである．

　場の一点 x に入力 $s(x, t)$ が入ると，入力の来た場所に
興奮が起こる．入力が，興奮を持続させるほど強くない場
合は，この興奮は入力とともに消えてしまう．入力が十分
に強いと，この興奮は入力が消え去った後も保持されて，
蛙はその場所の虫に飛びつくことになる．この過程で，虫
が動くならば，入力 $s(x, t)$ のピークはその動きとともに
移動していく．この際，すでに起こっている興奮は，その
動きに追従して $s(x, t)$ の最大値を追跡するため，蛙は虫
を見失うことはない．

　虫が2匹，もしくはそれ以上いる場合は，はじめは，
対応する各場所に興奮が起こるがそれらは互いに競合し，

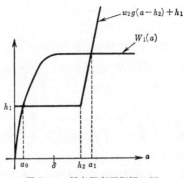

図7.14 局在興奮平衡解の幅

通常は最大の刺激に対応する場所が勝ち，蛙はそこに飛び
つく．一度，ある場所が勝利を占めると，ほかの場所に新
たな刺激が来ても，そこはもはや興奮することができな
い．（しかし，興奮している場所のすぐ近くに刺激が来る
と，興奮は移動する．虫が動く場合がこれである．）一度
起こった興奮は，抑制性入力 s_0 によってリセットされる．

7.3.3 異常行動

　興奮をひき起こすに十分な強さの刺激が2箇所に入っ
た場合，蛙は，（ⅰ）そのどちらかに飛びつく，（ⅱ）どち
らにも飛びつかない，（ⅲ）二つの刺激の中間に飛びつく，
の3種類の行動をすることを前に述べた．（ⅰ）は正常な
行動で，場の競合過程で説明がつく．
　いま，ほぼ同じ強さの刺激が離れた2箇所に入ったと

しよう. この二つの場所がある程度離れていると, 両者の間に興奮性結合による直接の相互作用がない. したがって, この場合は, 場は離散的な基本競合系と全く同じ動作をする. 二つの興奮は互いに競合し, 一時的に両者とも興奮が止む "共倒れ" が起こることがある. この時点で, 新規性細胞からの入力が小さくなってしまえば, 今度はどちらの場所も興奮することができない. これは二つの入力刺激がほぼ同時に同程度の強さで発生したときに起こる.

　一方, 二つの刺激がある程度近い距離で発生したとしよう. すると, まず対応する2箇所が興奮を始める (図7.15 (a)). 抑制性細胞が興奮するには, 時定数 τ だけの遅れがあるから, しばらくは興奮過程が進行し, 興奮は両側に広がってゆき (b), ついには, 二つの興奮はつながってしまう (c). この頃から抑制性素子の抑制が強くなり, 今度は逆に, 興奮領域が縮小し始める. 入力はこの頃には小さくなっている. 興奮領域が入力刺激の場所まで縮小してきても (d), ここでの入力はもはや小さいので, ここを通り抜けて興奮領域の縮小が進む. この結果, 両刺激の中央に, 幅 a_1 の興奮が残り (e), 蛙はここに飛びつく. しかし, 片方の刺激が少し強いと, ほかの片方の場所のみを通りこえて縮小が進む. こうなると, 通過した側の端の方はどんどん縮小するのに対し, 入力刺激の残っている側は縮小しないので, 結局, 幅 a_1 の興奮が強い方の刺激の位置に残ることになる. したがって, 二つの虫の中間に飛ぶような行動が起こるのは, ほぼ同じ強さの二つの刺

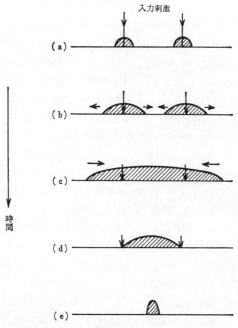

図7.15 二つの刺激の中間に飛びつく場合

激がほぼ同時にかなり近い距離に示されたときのみである.

　ここでのモデルは，必要最小限の事柄のみを取り入れたきわめて単純化されたものである．しかし，これでも，飛びつくべき位置の決定に関する競合過程をよく表現していると思われる.

7.4 両眼視差融合による立体知覚のモデル

左右両眼の像の視差を入力信号として受け，それをもと
に，像の各点の奥行を決定する機構は，やはり，競合と協
調による情報処理の一例と思われる．この機構を実現す
る簡単な神経回路網モデルを示す．まず，視野を表わす空
間を簡単のため一次元空間として取り扱い，その座標を
x とする．また，視野の各点に対してその奥行の深さ d を
考えるが，理論的取扱いを簡単にするために，これを離散
化して，$d = 1, 2, \cdots, k$ の k 個の深さを考えることにする．

神経回路網は，図 7.16 に示すように，一次元の興奮性
素子の場を k 個並べたもので，これに抑制性の素子より
なる一次元の場が一つついている．奥行次元 d を連続化
して考えれば，これは二次元の場をなす．競合と協調はこ
の場の中で行なわれる．

場への入力を考えよう．奥行 d に相当する場の位置 x
に入力される信号 $s_d(x)$ は左の網膜上の位置 x にある像
に対して[1]，右の網膜像を奥行 d に相当する距離だけずら
して比較した場合の一致の度合を示す．

入力 $s_d(x)$ を受けて，場は競合と協調を開始する．空間
の位置 x に対して，その点の奥行の深さ d は一意的に定
まらねばならない．奥行の深さの決定をめぐって，k 個の

---

1) 簡単のため，x を左目の網膜上の座標と一致させよう．

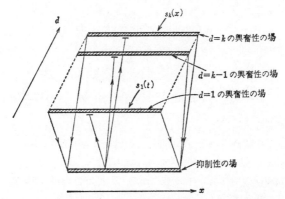

図7.16 視差融合回路網

場が競合するとともに，場の中では相隣る点は同じ深さに
見えるように協調しあう．この結果，雑音や偶然の一致に
よる誤った入力の影響が排除される．したがって，モデル
全体の構造は，基本競合系を空間次元にそって連続につな
いで，空間次元方向に協調作用をもたせたものになってい
る．すなわち，図7.16のモデルを $x=\text{const}$ で切り出し
た切片は，基本競合系になっている．

　系の方程式は，奥行 d の場の膜電位を $u_d(x,t)$，抑制性
の場の膜電位を $v(x,t)$ として，

$$\frac{\partial u_d(x,t)}{\partial t} = -u_d + \int w_1(x-x')f[u_d(x',t)]dx'$$

$$- \int w_2(x-x')g[v(x',t)]dx' - h_1 + s_d(x),$$

$$d = 1, 2, \cdots, k$$

$$\tau \frac{\partial v(x,t)}{\partial t} = -v + \sum_d f[u_d(x,t)] - h_2 \qquad (7.26)$$

である. ここに, $w_1(x)$ は一つの興奮性の場の内部での結合荷重関数, $-w_2(x)$ は抑制性の場から各興奮性の場への結合荷重関数である. 興奮性の場の各点からは, 対応する抑制性の場へ荷重1の結合があり, 抑制性の場内部での自己結合はない.

$w_1(x), w_2(x)$ はともに一山の対称な関数であるが, 抑制性の結合の広がりは狭く, その範囲は小さな数 δ でおさえられるものとする[1].

$$w_2(x) = 0, \quad |x| > \delta.$$

また,

$$w(x) = w_1(x) - (1 - h_2)w_2(x) \qquad (7.27)$$

$$W(x) = \int_0^x w(x')dx' \qquad (7.28)$$

$$\bar{W}_1 = \int_0^\infty w_1(x)dx$$

---

1)　δ は小さい数であるとし, $w_2(x)$ を δ 関数でおき換えてかまわない.

$$\bar{W}_2 = \int_0^\infty w_2(x)dx$$

$$\bar{W} = \int_0^\infty w(x)dx$$

とし, 系のパラメータは次の条件を満たすものとする. ただし $s_{\max}$ は $s_d(x)$ の上限である.

$$(\,\text{i}\,) \quad h_1 > 2\bar{W} > 0 \tag{7.29}$$

$$(\,\text{ii}\,) \quad 1 > h_2 > 0 \tag{7.30}$$

$$(\,\text{iii}\,) \quad \bar{W}_2 > \frac{2\bar{W}_1 - h_1 + s_{\max}}{2(2-h_2)} \tag{7.31}$$

条件の意味は, 以下の解析で明らかになる.

7.4.1 場の協調作用

場の空間次元 x 方向の協調作用を調べるために, ある特定の奥行 ($d=1$ としよう) の場にのみ入力を与えてみよう. すなわち

$$s_d(x) = \begin{cases} s_1(x), & d = 1 \\ 0, & d \neq 1 \end{cases}$$

とする. 入力の入らない層は興奮できないから, この場合は $d=1$ のただ一つの場 (および抑制性の場) を考えればよい. この場合には, $d=1$ の場のみが興奮し, 視野の奥行はすべて $d=1$ に決定される.

入力 $s_1(x)$ に対する場の定常状態 $u_1(x), v(x)$ を求めよう. 定常状態は $\partial v/\partial t = 0$ を満たすから

$$v(x) = f[u_1(x)] - h_2$$

でなければならない．したがって，$g[v(x)]$ は $u_1(x)$ が正なら $1-h_2$，負なら 0 となるから，

$$g[v(x)] = (1-h_2)f[u_1(x)]$$

と書ける．これを $\partial u_1/\partial t = 0$ に代入すると，(7.27) を用いて，平衡状態 $u_1(x)$ を求める方程式

$$u_1(x) = \int w(x-x')f[u_1(x')]dx' - h_1 + s_1(x) \tag{7.32}$$

が求まる．これは，結合荷重関数 $w(x)$ をもつ一次元単層の場の平衡解の方程式と同じである．

まず，入力が定数

$$s_1(x) = s$$

であるときの解を求めよう．明らかに

$$s < h_1$$

の間は，系は静止解

$$u_1(x) = s - h_1 < 0$$

をもつ．これは安定である．したがって，静止状態にある系は，h_1 以上の入力が来ない限り興奮できない．次に，場の全部が興奮している ∞-解の存在する条件を求めよう．もし，

$$u(x) = c > 0$$

という解があったとすると，これを (7.32) に代入して

$$c = \int_{-\infty}^{\infty} w(x-x')dx' - h_1 + s = 2\bar{W} - h_1 + s$$

である．これより，∞-解存在のための条件

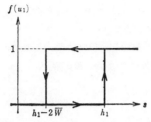

図7.17 視差融合のヒステリシス

$$s > h_1 - 2\bar{W}$$

が求まる.

　入力 s を 0 からだんだん大きくしていこう. 図7.17に示すように, s が h_1 を越えたところで, 場は興奮する. これで, この場の両眼の網膜像の視差が融合し, 奥行が決定される. 今度は逆に, s を減らしていってみよう. すると, s が h_1 より減っても, この場の第一層は興奮したままである. s が $h_1 - 2\bar{W}$ より小さくなってはじめて, 興奮が止む. これはヒステリシスであって, 両眼の視差が融合するには, h_1 より強い刺激が必要であるが, 一度融合して立体知覚が得られると, 刺激を弱くしてもかなりの程度までは立体知覚がくずれないで残っていることを示している. このようなヒステリシスは, 実際にも現われる. 入力 s としては, ここでは一様な入力を考えた. 実際は雑音が混ざった非一様な信号 $s_1(x)$ が入力されるが, $w_1(x)$ による積分作用の結果, 多少の非一様性は平滑化されてなくなる. 一様入力の場合は, 場の一部分が興奮する局在興

奮解は存在しない. それは, $w(x)$ が相互抑制形の結合関数ではないからである.

　次に, 場の一部にどの程度に強い入力が到着すれば, 場のこの部分が興奮するかを考える. $d=1$ の場に, 一山の局所的な刺激入力 $s_1(x)$ を加えたときの動作を調べよう. このとき, 場は, この山を中心に局所的な興奮をするであろう. いま, 興奮領域が x_1 から x_2 まで, 幅が

$$a = x_2 - x_1$$

の定常解 $u_1(x)$ が得られたとする. $f[u_1(x)]$ は区間 (x_1, x_2) でのみ 1 の値をとるから, これを (7.32) に代入すると

$$u_1(x) = \int_{x_1}^{x_2} w(x-x')dx' - h_1 + s_1(x)$$

$$= W(x-x_1) - W(x-x_2) - h_1 + s_1(x) \quad (7.33)$$

が得られる. これが

$$u_1(x_1) = u_1(x_2) = 0 \quad\quad (7.34)$$

を満たすことから,

$$s_1(x_1) = s_1(x_2)$$

でなければならない. すなわち, 興奮領域は入力 $s_1(x)$ のピークをはさんで入力刺激の値が釣り合っているところに存在する.

　いま, ピークをはさんである幅 a の長さをとり, その両端の s_1 の値が等しくなるようにしよう (図 7.18). $s_1(x)$ が一山の関数であれば, このときの s_1 の値は a の関数として一意的に定まる. これを

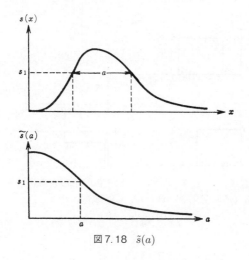

図 7.18　$\tilde{s}(a)$

$$s_1(x_i) = \tilde{s}(a)$$

としよう．これを (7.33) に代入すると，(7.34) より

$$W(a) = h_1 - \tilde{s}(a) \qquad (7.35)$$

が得られる．これが入力 $s_1(x)$ に対する興奮の幅 a を定める方程式である．

　簡単な例として，入力 $s_1(x)$ が，区間 $(0, a_1)$ で s，その他で 0 となる場合を考えよう．このとき $\tilde{s}(a)$ は

$$\tilde{s}(a) = \begin{cases} s, & 0 \leqq a < a_1 \\ 0, & a > a_1 \end{cases}$$

となる（図 7.19）．この場合の (7.35) の両辺のグラフを描くと図 7.20 のようになる．図からも明らかなように

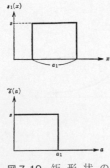

図 7.19　矩形状の $s_1(x)$ に対する $\tilde{s}(a)$

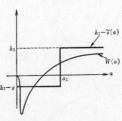

図 7.20　矩形入力に対する興奮幅 a_1

$$W(a_1) > h_1 - s$$

ならば，両曲線は $a = a_1$ で交わる．しかも，幅 a_1 の局在興奮解，すなわち刺激 s が来ているところだけが興奮する解は安定である．

　いま

$$W(a_1) = h_1 - s$$

を a_1 について解いて，

$$a_1 = b(s) = W^{-1}(h-s) \tag{7.36}$$

とおこう[1]．関数 $b(s)$ は，s について単調減少である．強さ s の入力信号が，空間的に幅

$$a = b(s)$$

---

1)　W^{-1} は一価とは限らないが，そのときは大きい方の値をとるものとする．

以上の広がりがなければ，場は興奮を保持することができない．$b(s)$ は s が大きいほど小さい．すなわち，入力信号 s は，これが十分に強ければ，一点だけに入力しても場の興奮を保持できるが，あまり強くない場合は，$b(s)$ 以上の幅が必要である．弱い入力は，まわりの各点が協力してはじめて興奮を保持できる．この興奮を保持するに必要な協力の幅が関数 $b(s)$ で与えられる．雑音などによる偶発的な入力は，必要な幅をもたないために，場の興奮を維持することができない．

7.4.2　奥行の場の間での競合

　多数の場に入力信号が来ると，場の内部での協調と同時に，場間の競合が始まる．最も簡単な場合は，各場にそれぞれ異なった強さの一様入力

$$s_d(x) = s_d$$

が来る場合である．一様解

$$u_d(x) = u_d$$

を考えると，系は基本競合系と全く同じ動作をする．すなわち，系は多安定であって，一つの場，たとえば $d = 1$ の場が，$s_1 > h_1$ で興奮してしまうと，ほかの場はもはや興奮することができない．

　この回路網では，各空間的位置 x に対してどれか一つの場しか興奮できないこと，より正確にいえば，興奮領域が一つの場からほかの場に空間的に遷移するときに，幅 2δ 以内の微小な重複を除いて，二つまたはそれ以上の場

が同じ空間的位置で興奮できないことを示す. これは, 各
点 x に対して, 空間的な奥行 d が一意的に決定されるこ
とを保証する.

　いま, 二つの場 $d=1$ と $d=2$ とが, 区間 2δ 以上の同
じ空間的位置を共有して興奮していたとしよう. すると,
この共通の興奮領域では, 抑制性の場は二つの場から興奮
性の入力を受けるため, 平衡状態で

$$v(x) = 2 - h_2$$

の値になる. 共通に興奮している領域の幅を $2\delta'(\delta' > \delta)$,
その中央を x_0 とし, この点での $u_1(x)$ の値を計算する
と,

$$u_1(x_0) = \int w_1(x_0 - x')f[u_1(x')]dx'$$

$$- \int_{x_0-\delta'}^{x_0+\delta'} w_2(x_0 - x')(2 - h_2)dx'$$

$$- h_1 + s_1(x_0)$$

$$\leqq 2\bar{W}_1 - 2(2 - h_2)\bar{W}_2 - h_1 + s_{\max}$$

である. ところが条件 (iii) の (7.31) よりこの右辺は
負になる. すなわち, 第1の場 (もしくは第2の場) は,
抑制性の場による抑制の結果, 興奮を保持できなくなる.
すなわち, 二つの場が幅 2δ 以上の空間的領域で同時に興
奮することはない.

　いま, 二つの場 $d=1$ と $d=2$ を考えよう. 図7.21に
示すように, 空間の右側の方では $s_2(x)$ の方が $s_1(x)$ より
大きく, 逆に左側では $s_1(x)$ の方が $s_2(x)$ よりも大きいと

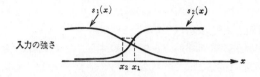

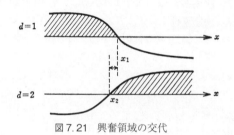

図 7.21 興奮領域の交代

する。この場合、左側では $d=1$ の場が、右側では $d=2$ の場が興奮し、その中間で 2δ 以内の興奮の重なりができる。この興奮の交代は $s(x_1) = s(x_2)$ を満たす x_1, x_2 で、x_1 と x_2 の差が 2δ より小さいある所で起こることがわかる。

このようにして、系は、入力 $s_d(x)$ に応じて、空間 x の奥行知覚をほぼ一意的に決定する。

7.4.3 多義的な奥行知覚

Julesz らは多義的な奥行知覚を与えるパターンを人工的に作り出して、実験を行なった。図 7.22 に示すランダ

ム図形は，中央の四角い部分は，同一のパターンを左右に
周期 2b で規則的に繰り返した周期パターンである．この
点線の部分を半周期の b だけ右にずらした（外側のランダ
ム図形は同じままで）新しいパターンが図 7.22 の右側で
ある．この左側の図を左目で，右側の図を右目で同時に見
る．左右の網膜に写った像を比べると，外側の地の部分が
一致し，中央の部分が右目では b だけ右にずれている．こ
のため，中央部分が b に対応する分だけ奥に知覚される．
ところが，中央の部分が周期 2b のパターンであるため，
中央の部分を b だけ左にずらしても，像は重なる．このよ
うな視差融合を行なうと中央部分が同じ量だけ手前に浮き
上がって見える．

　Julesz の実験によれば，この図は実際にどちらにも見

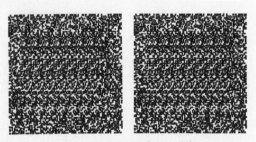

図 7.22　多義的な奥行知覚[1]

────────────

　1)　この図は図 7.3 と同様東京大学大学院長田弘康君に作って頂
いた．

入力 $s_d(x)$

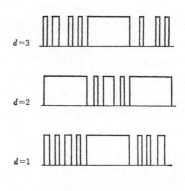

$d=3$

$d=2$

$d=1$

→ x

図7.23 多義的な奥行知覚に対する入力

える. 中央の部分は, 手前に見えることも, 奥に見えることもある. しかし, 同時に手前と奥に見えることはなく, どちらか一方の見え方が他方を抑制してしまう. すなわち, 奥行知覚は実際に多安定になる.

ここでのモデルで考えると, これは入力として図7.23に示すような $s_d(x)$ が到着した場合に相当する. $d=2$ が外側の地の部分の奥行で, $s_2(x)$ は外側では左右の完全な一致のために1の値をとり, 中央ではランダムな点の偶然の一致による1, 0のランダムな入力が入る. $d=1$ と $d=3$ が, 中央部分に対応した前後の奥行を表わす場で, $s_1(x), s_3(x)$ はともに中央部分では左右の像が一致し1の

値をとり，外側の地の部分では 1，0 のランダムな入力となる．

このような入力を受けると，回路網の協調と競合の結果，外側の地の部分では $d=2$ の場が勝ち，中央の部分では $d=1$ か $d=3$ のどちらか一方が勝つことになる．たまたま，中央部分で $d=1$ の場が勝って興奮すると，中央部分は奥に見える．これは安定で，多少の雑音を入れても，奥の知覚は変わらない．また，たまたま $d=3$ の場が中央部分で勝つと，中央部分は手前に見える．これも安定である．手前に見えている像を奥に知覚する（またはその逆）を行なうには，多少の努力を要する．

7.5 文献と補遺

神経回路網におけるいくつかの情報処理モデルが，競合と協調の観点から統一的に扱えることを指摘したのは Montalvo（1975）である．彼女は，Kilmer ら（1969）の網様体のモデル，Didday（1976）の蛙のテクタムのモデル，Dev（1975）の立体視差融合のモデルの三つが共通の論理をもつことを見出した．Arbib（1975）は，スキーマを提案するとともに競合と協調を神経情報処理の一つの原理と考えようとしている．この観点から基本競合系のモデルを作り，その数学的解析をもとに Didday と Dev のモデルを根本的に改めたのが Amari-Arbib（1977）である．本章は，この論文を発展させたものであ

る．なお，最近 Barnwell-Stafford（1977）は計算機シミュレーションによって，Grossberg（1977）は数学理論によって，より一般の出力関数による競合系を議論している．

蛙の視覚系については Lettvin ら（1959）の論文があり，また蛙の行動に関しては Ingle（1968）の観察がある．

両眼の視差に反応する細胞の存在は，Barlow ら（1967），Pettigrew ら（1968）に見られる．Julesz（1971）はランダムの点よりなる図形を用いて，立体視の詳細な研究を行なった．多義性のある図形についての実験は，Julesz-Chang（1977）にある．Julesz の研究をもとに立体視の機構のモデルを作る試みは，Dev（1975），Nelson（1975），Marr-Poggio（1976），Sugie-Suwa（1977）などが行なっている．これらは，いずれも相互抑制機構をもとにしている．Amari-Arbib（1977）は，これらのモデルの数学的基礎を明らかにしたものといえよう．

8. 神経細胞の学習理論

　神経細胞は，入出力信号に応じて自己の特性を適応的に変えることができると考えられている．中枢神経系における学習および記憶は，この能力に基礎をおくものである．本章では，神経細胞が普遍的にもつと考えられる学習の基本形式を数学的な枠組の中で捉える．これにより，今までに提案されていた多くの神経学習形式を統一的に扱うことができる．学習方程式の数学的性質を調べることにより，神経細胞の多様な学習能力を明らかにする．

8.1 神経素子の学習

8.1.1 シナプス荷重の可塑性

　中枢神経系は，学習によって自己の特性を高めるとともに，過去の経験を記憶として保持する能力を有する．記憶がどのような形で蓄えられているのか，また学習による行動の習熟がどのような機構で実現されるのか，これらについては生理学的に実証されていることはほとんど何もない．しかし，記憶も学習も，神経回路網の構造的変化にその基礎をおくという説が有力である．すなわち，神経回路

網は自己組織能力をもち，外界から与えられる情報に応じて，自己を適応的に組織すると考えられている．

神経回路網の自己組織は，神経細胞のシナプス結合の荷重の変化により実現するという考えが一般的である．これには，神経細胞のシナプス荷重が入出力情報に応じて変化できること，すなわちシナプスが可塑性を有することが必要である．シナプスが可塑性を示すことは，脳の一部を破壊したときなどに明瞭に認められる．しかし，入出力信号の値に応じて一定の法則のもとにシナプス荷重の変化が起こるという説は，生理学的に実証されたとはいい難く，重要な研究課題として残されている．しかし，神経回路網の自己組織能力がシナプスの可塑性に基礎をおくことは，妥当な仮説として広く認められている．

中枢神経系は生後間もない発達のある時期に急速に成長し，神経細胞の間の結合が密になる．この時期に形成される結合は，入力情報によって左右されることがよく知られている．たとえば，猫や猿などが，生後の4，5週目を異常な視覚環境で過ごして正常な視覚体験を経ないと，大脳視覚領における特徴抽出神経細胞に異常が発生し，異常環境に適合した奇妙な特徴抽出細胞が現われる．生後の4，5週目が，網膜の視細胞から大脳視覚領に至る視覚系の神経細胞の結合が完成する時期で，この時期の入力情報が神経相互間の結合に大きな影響を及ぼすのである．

神経細胞のシナプス荷重の変化に関しては，心理学者Hebb の仮説が有名である．それは，神経細胞が興奮した

ときに，その細胞に入力を入れたシナプスの結合荷重が強
化され増大する，という仮説である．これを，Hebb のシ
ナプス強化法則という．この仮説は多くの学習系モデルで
用いられている．ここでは，Hebb の仮説を一般化したも
のを用いて学習理論を建設し，神経素子の学習能力を一般
的に明らかにする．

　神経回路網は，その機能に応じて，種々の形式の自己組
織能力を実現する．自己組織神経回路網の論理を探るに
は，まずその基礎となる神経細胞の学習法則を明らかにし
なければならない．神経細胞は少数種類の普遍的な学習形
式を有していると考えられる．神経回路網では，この形式
を巧みに組み合わせて，回路全体として高次の機能が実現
できるようになっている．

8.1.2　学習環境の情報構造

　神経細胞は，与えられた入力信号に応じてシナプス荷重
$w = (w_1, \cdots, w_n)$ を適応的に修正し，自己組織する．この
学習の結果，神経細胞がどのような特性をもつに至るか
は，与えられる学習用入力信号の組に依存している．入
力信号 $x = (x_1, \cdots, x_n)$ 以外に，これとは別の経路で到着
する，いわゆる "教師信号" y を考える場合がある（図
8.1）．学習には，教師信号 y の存在する場合と，教師信
号の存在しない場合とがある．記憶過程や概念形成，特徴
の自動抽出過程などでは，入力信号 x のみに基づいて自
己組織化が進行する，一方，行動や判断などの習熟過程で

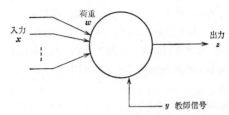

図 8.1 学習神経素子

は，教師信号があるのが通常である．教師信号 y は，この場合，脳のほかの部分で模範信号として作られる場合もあるし，行動の結果に対する賞罰として与えられる場合もある．教師なしの学習の場合には，x のみが入力されるから，$y = 0$ と考えておく．

時間 t に入力される信号を $x(t)$，$y(t)$ としよう．自己組織化の過程は入力信号の系列 $\{x(t), y(t)\}$ に依存する．入力信号は，神経素子のおかれた環境の情報構造を反映したものであり，素子はこれにより外界環境を学び，自己をこれに適応させる．入力信号系列は，外界の情報構造を十分に反映した定常的な確率過程であるとしよう．

最も簡単な環境情報構造として，k 個の入力信号 x_1，$x_2, \cdots, x_k$ が確率 $p_1, \cdots, p_k$ で発生するものを考えよう．教師つきの学習の場合には，各 x_α に教師信号 y_α が付随するものとする．一つの入力信号の組 (x, y) は，一定時間 ΔT の間入力し続けるものとし，しかも，入力信号の組は ΔT 時間ごとに，確率 p_α で，k 組の信号から独立に

選ばれるものとする. このような環境の情報構造を

$$S = \{(\boldsymbol{x}_\alpha, y_\alpha, p_\alpha), \alpha = 1, \cdots, k\}$$

で表わす. S から選ばれた入力系列 $\{\boldsymbol{x}(t), y(t)\}$ を学習することにより, 神経細胞は S の情報構造を学習しこれに適応することができる.

　入力信号が正確ではなく, $\boldsymbol{x}_\alpha, y_\alpha$ に雑音が混ざる場合も考えられる. このときは, (e, e) を雑音の組とすると, 入力信号は $(\boldsymbol{x}_\alpha, y_\alpha)$ の代りに

$$\tilde{\boldsymbol{x}}_\alpha = \boldsymbol{x}_\alpha + \boldsymbol{e}$$

$$\tilde{y}_\alpha = y_\alpha + e$$

となる. 雑音 $(\boldsymbol{e}, e)$ の確率法則を指定しておけば, このときの環境情報は

$$S = \{(\tilde{\boldsymbol{x}}_\alpha, \tilde{y}_\alpha, p_\alpha), \alpha = 1, \cdots, k\}$$

で表わされる. 情報構造 S として, より一般のエルゴード的な確率過程を用いてもよい. 時空間的に分布したパターンの学習を論ずるには, 独立過程でない一般の確率過程を考える必要がある.

8.1.3　学習の形式

　入力信号 $\boldsymbol{x}$ および教師信号 y を 0, 1 の二値をとる信号と考える場合も, 一般のアナログ値の信号と考える場合もある. 教師信号の有無およびその性格に応じて, 次の 3 種類の学習を考えることができる.

　（ i ）　**二分割学習**: 教師信号 $y_\alpha(\alpha = 1, \cdots, k)$ は 0 か 1

の二値をとる信号とする．S の信号は，$y_\alpha = 1$ の教師信号をもつ $\boldsymbol{x}_\alpha$ よりなる集合 S_1 と，$y_\beta = 0$ の教師信号をもつ $\boldsymbol{x}_\beta$ よりなる集合 S_0 とに二分割される．

$$S_1 = \{\boldsymbol{x}_\alpha \mid y_\alpha = 1\},$$
$$S_0 = \{\boldsymbol{x}_\beta \mid y_\beta = 0\}$$
$$S = S_0 \cup S_1$$

学習の目的は，S_1 に属する信号が入力したときには正の値を出力し，S_0 に属する信号が入力したときには 0 を出力するように素子の荷重を調整することである．すなわち，入力信号が S_1 に属するか S_0 に属するかを正しく分類判定できるように，教師信号の指示に従って学習することである．これは，神経回路による情況の判断決定の基礎となる学習である．

（ⅱ）　**出力値の学習**：教師用信号 y_α が連続的な値をとる場合に，入力信号 $\boldsymbol{x}_\alpha$ に対する神経素子の出力が y_α に近づくように $\boldsymbol{w}$ の値を調整することが，ここでの学習の目的である．y_α の値がとくに，0, 1 の二値であり，素子の出力値も二値である場合には，これは前項の二分割学習と一致する．しかし，ここでの学習は，より一般に各 $\boldsymbol{x}_\alpha$ に対して付随する信号値 y_α を正確に再現することを目的としている．これは，連想記憶などの基礎になる学習である．この学習は，S の多数の信号 $(\boldsymbol{x}_\alpha, y_\alpha)$ を入出力関係としてシナプス荷重 $\boldsymbol{w}$ の中に重ね合わせて記憶するので，多重分散形情報処理のよい例となる．

（ⅲ）　**教師なしの学習**：教師信号 y_α が存在しない場合は，神経細胞は入力系列 $\boldsymbol{x}(t)$ のみを用いて教師なしの学習を進める．この場合，$\boldsymbol{w}$ は外界の情報構造 $S = \{(\boldsymbol{x}_\alpha, p_\alpha)\}$ を何らかの意味で反映した値に収束する．外界の信号パターンに含まれる特徴を抽出し表現する特徴抽出細胞の自動的な形成や，概念の自動的な形成など，多くの情報処理の基礎に，この種の教師なしの学習がある．

8.1.4　シナプス学習の学習方程式

　神経細胞の学習には，（ⅰ），（ⅱ），（ⅲ）で示したようにいくつかの型がある．しかし，**学習信号**という概念を導入することにより，これらをすべて統一的な枠組みで議論できる．学習信号 r は，一般に入力 $\boldsymbol{x}$，荷重 $\boldsymbol{w}$，教師信号 y に依存して定まる信号で

$$r = r(\boldsymbol{x}, \boldsymbol{w}, y)$$

と表わせる（教師信号のない場合は，r は y によらない）．学習信号を用いて，Hebb のシナプス荷重強化の仮説を一般化しよう．

　　神経学習の基本仮説：シナプス荷重 w_i は，そのシナプス
　　への入力信号の強さ x_i およびその細胞の学習信号 r
　　の積 rx_i に比例して増加する．

　Hebb の仮説は，神経細胞が興奮したときにのみ強化が起こるというものであるから，学習信号 r として出力 z

を採用するものに相当する. r としてどのような関数を用いるかで学習の型が異なってくる. r の選び方を工夫することにより,神経細胞は多様な学習の能力をもつことができる.

学習の基本仮説をもとに,学習方程式を導こう. はじめに,離散時間で考える. 時間 t の入力信号が $\boldsymbol{x}(t)$,シナプス荷重が $\boldsymbol{w}(t)$ であったとすると,次の時間 $t+1$ のシナプス荷重 $\boldsymbol{w}(t+1)$ は,基本仮説により

$$\boldsymbol{w}(t+1) = \boldsymbol{w}(t)+cr(t)\boldsymbol{x}(t) \qquad (8.1)$$

と書ける. ここに,c は学習の効率を表わす比例定数で,

$$r(t) = r[\boldsymbol{x}(t), \boldsymbol{w}(t), y(t)]$$

は時間 t の学習信号である.

簡単のため,$\boldsymbol{w}$ の初期値を 0 とすると,(8.1) より

$$\boldsymbol{w}(t+1) = c \sum_{t'=1}^{t} r(t')\boldsymbol{x}(t') \qquad (8.2)$$

が得られる. 入力信号の系列は,エルゴード的な定常環境 S から選ばれたサンプルである. したがって,この時間和を,定常環境 S についてのアンサンブル平均[1] でおき換えて考えれば,$\boldsymbol{w}$ は S の構造を十分によく反映することが期待される. しかし,このままで t を無限大にすると,右辺は限りなく増大していくであろう. そこで,数学的な取扱いを簡単にするため,$\boldsymbol{w}(t)$ は学習によって増加するとともに少しずつ減衰するものとして,(8.1) の代りに

---

1) アンサンブル平均については,あとで正確に述べる. $r(t')$ は $\boldsymbol{w}(t')$ に依存するので,話はそう簡単ではない.

$$\boldsymbol{w}(t+1) = a\boldsymbol{w}(t) + cr(t)\boldsymbol{x}(t) \qquad (8.3)$$

という学習方程式を考えよう. a は $0 < a < 1$ を満たす定数である. このときは (8.2) の代りに

$$\boldsymbol{w}(t+1) = c \sum_{t'=1}^{t} a^{t-t'} r(t')\boldsymbol{x}(t') \qquad (8.4)$$

と書ける. すなわち, $\boldsymbol{w}(t+1)$ は $r(t')\boldsymbol{x}(t')$ に重み $a^{t-t'}$ を掛けた重みつき和であり, 重みは, 時間 t' が過去にさかのぼるに従って指数的に小さくなる. しかし, a が十分に1に近いならば, これはやはり $r(t')\boldsymbol{x}(t')$ の S についてのアンサンブル平均の定数倍に近づく.

　学習の収束を議論するには, 時間 t を連続的に扱った方が便利である. そこで, (8.3) の代りに

$$\tau\dot{\boldsymbol{w}} = -\boldsymbol{w} + cr(t)\boldsymbol{x}(t) \qquad (8.5)$$

という微分方程式を考え, これを**学習方程式**と呼ぶ. τ は学習の時定数である. (8.5) を積分すると

$$\boldsymbol{w}(t) = c \int_{-\infty}^{t} \frac{1}{\tau} \exp\left\{-\frac{t-t'}{\tau}\right\} r(t')\boldsymbol{x}(t')dt' \qquad (8.6)$$

と書ける. $\boldsymbol{w}(t)$ は, 前と同様に $r(t')\boldsymbol{x}(t')$ の重みつき平均になる.

8.1.5 学習の収束

　$\boldsymbol{x}, \boldsymbol{w}, y$ の関数 $R(\boldsymbol{x}, \boldsymbol{w}, y)$ が存在して, これを $\boldsymbol{w}$ で微分すると, 学習方程式の右辺

$$\frac{\partial R(\boldsymbol{x}, \boldsymbol{w}, y)}{\partial \boldsymbol{w}} = \boldsymbol{w} - cr(\boldsymbol{x}, \boldsymbol{w}, y)\boldsymbol{x} \qquad (8.7)$$

が得られる場合を考えよう．ここに $\partial R / \partial \boldsymbol{w}$ は R の $\boldsymbol{w}$ についての勾配で，$\partial R / \partial w_i$ を成分とするベクトルである

$$\frac{\partial R}{\partial \boldsymbol{w}} = \Big(\frac{\partial R}{\partial w_1}, \frac{\partial R}{\partial w_2}, \cdots, \frac{\partial R}{\partial w_n} \Big)$$

関数 R を用いると，学習方程式は

$$\tau \dot{\boldsymbol{w}} = -\frac{\partial R[\boldsymbol{x}(t), \boldsymbol{w}(t), y(t)]}{\partial \boldsymbol{w}} \tag{8.8}$$

と書ける．学習方程式が R を用いて書ける場合を，ポテンシャル関数をもつ学習といい，R を学習の**ポテンシャル関数**という．後に見るように，興味ある学習の多くは，みなポテンシャル関数をもつ．とくに，学習信号 r が $\boldsymbol{w} \cdot \boldsymbol{x}$ と y との関数として

$$r = k(\boldsymbol{w} \cdot \boldsymbol{x}, y)$$

と書けるときは，$k(u, y)$ を u について積分した

$$K(v, y) = \int^v r(u, y) du \tag{8.9}$$

を用いた

$$R(\boldsymbol{x}, \boldsymbol{w}, y) = \frac{1}{2} |\boldsymbol{w}|^2 - cK(\boldsymbol{w} \cdot \boldsymbol{x}, y)$$

が学習のポテンシャル関数を与える．

　学習方程式 (8.8) において，入力 $\boldsymbol{x}(t)$，$y(t)$ は各時間ごとに，S から独立に選ばれる．学習によって $\boldsymbol{w}$ の変化する方向は $-\partial R / \partial \boldsymbol{w}$ であるが，これは $(\boldsymbol{x}, y)$ として S の中から何が選ばれるかに依存する．そこで，$-\partial R / \partial \boldsymbol{w}$ を S の中の全信号について平均した値，すなわち，アン

サンプル平均を考えてみよう. S についての平均（アンサンブル平均）を $\langle\ \rangle$ をつけて表わすと, 一般に $\boldsymbol{x}, y$ の関数 $A(\boldsymbol{x}, y)$ の $S = \{(\boldsymbol{x}_\alpha, y_\alpha, p_\alpha)\}$ での平均は

$$\langle A(\boldsymbol{x}, y)\rangle = \sum_{\alpha=1}^{k} p_\alpha A(\boldsymbol{x}_\alpha, y_\alpha) \qquad (8.10)$$

である. $\boldsymbol{w}$ を固定して $(\boldsymbol{x}, y)$ についてとった $R(\boldsymbol{x}, \boldsymbol{w}, y)$ のアンサンブル平均は,

$$L(\boldsymbol{w}) = \langle R(\boldsymbol{x}, \boldsymbol{w}, y)\rangle = \sum_{\alpha=1}^{k} p_\alpha R(\boldsymbol{x}_\alpha, \boldsymbol{w}, y_\alpha) \quad (8.11)$$

である. $\partial R/\partial \boldsymbol{w}$ のアンサンブル平均は

$$\left\langle \frac{\partial R}{\partial \boldsymbol{w}} \right\rangle = \frac{\partial L(\boldsymbol{w})}{\partial \boldsymbol{w}} \qquad (8.12)$$

と書ける. $L(\boldsymbol{w})$ は $\boldsymbol{w}$ のみに依存し, 信号 $\boldsymbol{x}, y$ には依存しない. これを**損失関数**と呼ぶ.

学習方程式 (8.8) を S について平均しよう. すると

$$\tau\langle\dot{\boldsymbol{w}}\rangle = -\frac{\partial L(\boldsymbol{w})}{\partial \boldsymbol{w}} \qquad (8.13)$$

が得られる. $\langle\dot{\boldsymbol{w}}\rangle$ は, 現在の荷重が $\boldsymbol{w}$ であるときの, 学習による $\boldsymbol{w}$ の変化方向の期待値を表わす.

$$-\frac{\partial L(\boldsymbol{w})}{\partial \boldsymbol{w}}$$

は, 損失関数 $L(\boldsymbol{w})$ が最も急に減少する方向を示す. したがって, 学習過程において, $\boldsymbol{w}$ は平均として $L(\boldsymbol{w})$ が減少する方向に動いていく. すなわち, 現実の一回一回の試行では, $(\boldsymbol{x}, y)$ の選ばれ方によって, $\boldsymbol{w}$ は $L(\boldsymbol{w})$ の

増える方向にも，減る方向にも動く．しかし，平均として
は，$\dot{w}$ は $L(w)$ の減る方向に向いているため，学習が進
むにつれて，結局は $L(w)$ の値は減少する．$L(w)$ が w_0
で最小値をとり，ほかに極小値をもたない，おだやかな
関数であったとしよう．このとき，w は学習によって w_0
に近づく．

　方程式 (8.8) のような確率過程の数学的性質は，確率
近似法で詳細に研究されている．それによれば，S のもと
での学習によって，w の期待値 $\langle w \rangle$ は w_0 に収束し，そ
の w_0 からのずれを表わす分散は，$\Delta T/\tau$ が小さくなるに
つれて，いくらでも小さくなる．したがって，これから
は，情報構造 S の環境での学習に対しては，学習方程式
(8.8) の代りに，これを平均化した平均学習方程式

$$\tau \dot{w} = -\frac{\partial L(w)}{\partial w} \qquad (8.14)$$

を考えればよい．これは，$\{x(t), y(t)\}$ の個々の選択に依
存せず，情報構造 S を直接に反映する方程式である．

　学習により，w は

$$\frac{\partial L(w)}{\partial w} = 0$$

を満たす w，すなわち

$$w - c\langle r(x, w, y)x \rangle = 0 \qquad (8.15)$$

を満たす w に収束する．これは

$$w = c \sum_{\alpha=1}^{k} p_\alpha r(x_\alpha, w, y_\alpha) x_\alpha \qquad (8.16)$$

と書ける[1].

ポテンシャル関数 R をもたない学習の場合にも，学習
方程式を平均した平均学習方程式

$$\dot{w} = -w + c\langle rx \rangle \qquad (8.17)$$

が得られるから，w が収束するときは，これは (8.15)
を満たす w に収束する．この場合も，w の平均値からの
ゆらぎは，$\Delta T/\tau$ が小さければいくらでも小さくできる．
したがって，学習の収束先については，(8.14) または
(8.17) の平均学習方程式を考えればよい.

　なお，ここでは，一つの細胞のすべてのシナプスについ
て，学習の時定数 τ，学習係数 c，学習信号 r が同一であ
るとして議論をしてきた．しかし，一つの細胞が何種類か
の異なる性質の入力を同時に受ける場合，シナプスの学習
法則は種類ごとに異なっていてかまわない．学習の法則
は，信号の送り手の細胞と受け手の細胞の種類に依存す
る．

　学習方程式では，入力信号が来ない間は

$$\tau \dot{w} = -w$$

となって w が減衰していく．学習方程式が有効なのは，
入力が到来し，学習過程が活性化しているときのみと考え

---

1)　平均する以前の学習方程式 (8.7) はマルコフ確率過程を構成
する．$L(w)$ が複数の極小点をもつ場合は，w の分布はこれらの極
小点のまわりに集まった定常分布に収束する．一つの極小点からほ
かの極小点へ状態が遷移することも，十分永い時間がたてば，必ず起
こる．

れば，入力の来ない期間は，

$$\dot{w} = 0$$

が成立すると考えることもできる．w の減衰は，実際の学習過程でも生じるかもしれないし，数学的な扱いを容易にするために導入された仮想的な項と考えることもできる．要は，w が $\langle r\boldsymbol{x} \rangle$ に近づくことである．

8.2 種々の学習法則

　神経素子の学習法則として，今までにいろいろなものが提唱されている．それらは，学習信号として何を用いるかの差に帰着できる．いくつかの代表的な学習法則を列挙し，その学習信号とポテンシャル関数を求めよう．個々の学習法則の性質については，8.3 節以下で詳しく議論する．

8.2.1 Hebb の学習法

　Hebb の学習法は，教師信号 y を用いないもので，素子は自分が興奮したとき，このときにのみ学習する．すなわち，出力値が $0, 1$ の二値の場合，学習信号 r として素子の出力

$$z = 1(\boldsymbol{w} \cdot \boldsymbol{x} - h)$$

を用いるもので，

$$r = z$$

である．いま，

$$g(u) = \int_0^u 1(z)dz = \begin{cases} u, & u > 0 \\ 0, & u \leqq 0 \end{cases}$$

としよう. すると

$$R(\boldsymbol{x}, \boldsymbol{w}) = \frac{1}{2}\,|\boldsymbol{w}|^2 - cg(\boldsymbol{w}\cdot\boldsymbol{x} - h)$$

が Hebb 学習のポテンシャル関数になる. R を環境情報 S について平均すると損失関数

$$L(\boldsymbol{w}) = \frac{1}{2}\,|\boldsymbol{w}|^2 - c\sum p_\alpha g(\boldsymbol{w}\cdot\boldsymbol{x}_\alpha - h)$$

が得られる. Hebb の学習法に従えば, シナプス荷重はこの $L(\boldsymbol{w})$ の極小値に収束する. この極小値は

$$\frac{\partial L}{\partial \boldsymbol{w}} = 0$$

すなわち

$$\boldsymbol{w} = c\sum_{\alpha=1}^{k} p_\alpha 1(\boldsymbol{w}\cdot\boldsymbol{x}_\alpha - h)\boldsymbol{x}_\alpha$$

を満たす. これは, $\boldsymbol{w}$ が, この素子を興奮させるような入力 $\boldsymbol{x}_\alpha$ の平均値に収束することを意味する.

$L(\boldsymbol{w})$ は一般に, いくつかの極小点を有する. 各極小点が学習方程式の安定平衡点になる. したがって, Hebb 学習では, シナプス荷重の学習は多安定になり, 一つの素子がどの平衡点へ収束するかは一意的には決まらない. $L(\boldsymbol{w})$ の各極小点は, それぞれ環境の情報構造 S の特徴的な様相を表わしており, 神経素子はそのどれか一つを表現する状態に収束する. このような多安定学習は, 特徴抽出

機構の形式，概念形成などの教師なしの学習において本質的役割を果たす．

8.2.2 誤り訂正と分割学習法

0，1の二値をとる教師信号 y_α が与えられているときに，教師信号の値に従って入力信号の集合を S_0 と S_1 に分割し，S_0 の元が入力したときは0を，S_1 の元が入力したときは1を出力するような学習が二分割学習である．素子の出力 z は，

$$z = 1(\boldsymbol{w} \cdot \boldsymbol{x} - h)$$

で，0，1の二値をとるものとする．学習信号として

$$r(\boldsymbol{x}, \boldsymbol{w}, y) = y - z$$

を用いるのが誤り訂正学習法である．y と z とが一致しているときには，学習信号は $r = 0$ になり，学習は起こらない．学習は，y と z とが一致しないとき，すなわち誤りが起こったときに，それを訂正するように進行する．S_1 に属する入力 $\boldsymbol{x}_\alpha$ に対して誤って $z = 0$ と出力したときに $r = 1$，逆に S_0 の信号 $\boldsymbol{x}_\alpha$ に対して誤って $z = 1$ と出力したときに $r = -1$ の値である．

学習のポテンシャル関数 R は

$$R(\boldsymbol{x}, \boldsymbol{w}, y) = \frac{1}{2} |\boldsymbol{w}|^2 - c(y - z)(\boldsymbol{w} \cdot \boldsymbol{x} - h)$$

損失関数は

$$L(\boldsymbol{w}) = \frac{1}{2} |\boldsymbol{w}|^2 - c \sum_{\alpha=1}^{k} (y_\alpha - 1[\boldsymbol{w} \cdot \boldsymbol{x}_\alpha - h])(\boldsymbol{w} \cdot \boldsymbol{x}_\alpha - h)$$

である．したがって，学習によって，w は L の極小値に
収束する．この誤り訂正学習は，8.4節に述べるパーセプ
トロンの学習法と呼ばれるものと，本質的に同じである．
S_0 と S_1 とを正しく識別する w が存在するならば，この
学習によって，正しい二分割が達成できる．

8.2.3　相関学習

　教師ありの学習で，学習信号 r が教師信号そのものに
等しい

$$r(\boldsymbol{x}, \boldsymbol{w}, y) = y$$

の場合を相関学習と呼ぶ．$\boldsymbol{w}$ が y と $\boldsymbol{x}$ の積 $y\boldsymbol{x}$ に比例して
増加するので，これを y と $\boldsymbol{x}$ の"相関"と考えるのであ
る．この場合のポテンシャル関数は

$$R(\boldsymbol{w}, \boldsymbol{x}, y) = \frac{1}{2}|\boldsymbol{w}|^2 - cy\boldsymbol{w} \cdot \boldsymbol{x},$$

損失関数は

$$L(\boldsymbol{w}) = \frac{1}{2}|\boldsymbol{w}|^2 - c\boldsymbol{w} \cdot \langle y\boldsymbol{x} \rangle$$

であり，$L(\boldsymbol{w})$ の最小点は

$$\boldsymbol{w} = c\langle y\boldsymbol{x} \rangle = c\sum_{\alpha=1}^{k} p_\alpha y_\alpha \boldsymbol{x}_\alpha$$

である．この学習法では，y_α および $\boldsymbol{x}_\alpha$ の成分は一般に
連続値をとってよい．

　y も $\boldsymbol{x}$ の成分 x_i もともに 0, 1 の二値をとる特殊の場
合について，少し補足しておこう．環境の情報構造 S が

ある確率に基づいてランダムに生成される $\boldsymbol{x}$ と y の組 $(\boldsymbol{x}, y)$ からなる場合を考える. $y = 1$ が生成される確率を q,

$$q = \mathrm{Prob}\{y = 1\}$$

とする. また, $y = 1$ の信号が来るときに, 同時に入力する $\boldsymbol{x}$ の第 i 成分 x_i が 1 である確率を p_i

$$p_i = \{x_i = 1 \mid y = 1\}$$

とする. この条件つき確率をベクトル

$$\boldsymbol{p} = (p_1, p_2, \cdots, p_n)$$

で表示すると, S のもとでは

$$\langle y\boldsymbol{x} \rangle = q\boldsymbol{p},$$

であるから, この学習によって神経素子の荷重ベクトルは

$$\boldsymbol{w} = cq\boldsymbol{p}$$

に収束する. p_i は, $y = 1$ の条件が満たされるときの $x_i = 1$ の確率であるから, この学習によって, 信号 y によって指示される条件が満たされているときの, x_i に信号 1 が来る確率が学習できる. これは, 環境情報の条件つき確率（頻度）を習得する学習になる.

8.2.4　直交学習

ポテンシャル関数 R が

$$R = \frac{1}{2} |\boldsymbol{w}|^2 + \frac{c}{2} (y - \boldsymbol{w} \cdot \boldsymbol{x})^2 \tag{8.18}$$

である学習法を考えてみよう. R の期待値を最小にするには, c が大きいときは $|y - \boldsymbol{w} \cdot \boldsymbol{x}|^2$ の期待値を小さくす

ればよく, これは入力 $\boldsymbol{x}_\alpha$ に対して, $\boldsymbol{w}\cdot\boldsymbol{x}_\alpha$ の値を教師信号 y_α になるべく近づければよい. これを**直交学習**と呼ぶ.

$$-\frac{\partial R}{\partial \boldsymbol{w}} = -\boldsymbol{w}+c(\boldsymbol{w}\cdot\boldsymbol{x}-y)\boldsymbol{x}$$

であるから, 直交学習は, 学習信号として

$$r = \boldsymbol{w}\cdot\boldsymbol{x} \qquad (8.19)$$

を用いる学習法である.

　直交学習は, あとで述べるように, 入出力関係の多重記憶としてすぐれた性質をもっているが, 学習信号 r が正負両方の値をとる. したがって, この学習法を実現するには, 興奮性シナプスと抑制性シナプスの両方を用いる必要がある.

8.2.5 膜電位学習法

　学習信号として, 膜電位を用い

$$r = \boldsymbol{w}\cdot\boldsymbol{x}$$

とする学習を**膜電位学習**と呼ぶ. この場合, ポテンシャル関数は

$$R = \frac{1}{2}\left[\,|\boldsymbol{w}|^2 - c(\boldsymbol{w}\cdot\boldsymbol{x})^2\,\right],$$

損失関数は

$$L(\boldsymbol{w}) = \frac{1}{2}(|\boldsymbol{w}|^2 - c\boldsymbol{w}\cdot\langle\boldsymbol{x}\boldsymbol{x}\rangle\cdot\boldsymbol{w})$$

である. $\langle\boldsymbol{x}\boldsymbol{x}\rangle = \sum p_\alpha \boldsymbol{x}_\alpha \boldsymbol{x}_\alpha$ は $\langle x_i x_j\rangle$ を (i, j) 成分とする行列を意味し, $\boldsymbol{w}\cdot\langle\boldsymbol{x}\boldsymbol{x}\rangle\cdot\boldsymbol{w}$ はこの行列に関する $\boldsymbol{w}$ の二次

形式である.

　残念なことに，$L(\boldsymbol{w})$ は極小値をもたず，このままの学習では $\boldsymbol{w}$ は無限大に発散する．もし，$|\boldsymbol{w}| = $ 一定のような付加条件が別に加わるならば，$\boldsymbol{w}$ は行列 $\langle \boldsymbol{xx} \rangle$ の最大固有値に対応する固有ベクトル方向へ収束する．

8.3 Hebb 学習の多安定性

　一般の連続信号を入出力する素子の場合にも，Hebb 方式の学習を適用することができる．このとき，Hebb 仮説を次のように一般化して用いることにする．

　活性化仮説：素子の出力が正になったとき，このときに限り素子の学習過程は活性化し，各シナプスは入力に比例して増加する．増加の強さは出力信号の大きさに依存しない．

　これは，学習信号として連続量の z 自身でなく，常に

$$r = 1\,[z]$$
$$= 1\,(\boldsymbol{w} \cdot \boldsymbol{x} - h)$$

を用いることを意味する．学習のポテンシャル関数は

$$R = \frac{1}{2}\,|\boldsymbol{w}|^2 - cg(\boldsymbol{w} \cdot \boldsymbol{x} - h),$$

損失関数は

$$L(\boldsymbol{w}) = \frac{1}{2}\,|\boldsymbol{w}|^2 - c\sum_{\alpha=1}^{k} p_\alpha g(\boldsymbol{w}\cdot\boldsymbol{x}_\alpha - h)$$

である.

$L(\boldsymbol{w})$ は一般に多数の極小点をもつ. どの極小点に収束するかは, 素子の $\boldsymbol{w}$ の初期値に依存する. したがって, それぞればらばらな初期値をもつ多数の神経素子が共通の環境 S から入力を受けた場合に, 各素子はそれぞれどれかの極小点に収束していく. 次章で詳しく述べるように, これは, 各素子が環境 S の多様な特徴のどれか一つに自己を適合させ, 素子全体で S の特徴をすべて表現することを可能にするもので, 特徴抽出細胞の自己形成や, 情報処理経路の自己形成に関係している.

いま, A を S の部分集合としよう. もし, 適当な荷重 $\boldsymbol{w}_A$ を用いて

$$\boldsymbol{w}_A\cdot\boldsymbol{x}_\alpha - h > 0 \qquad (\boldsymbol{x}_\alpha \in A)$$

$$\boldsymbol{w}_A\cdot\boldsymbol{x}_\beta - h < 0 \qquad (\boldsymbol{x}_\beta \notin A)$$

とすることができるならば, $\boldsymbol{w}_A$ を結合荷重としてもつ神経素子を, 信号集合 A の**検出細胞**と呼ぶ. 検出細胞は, A に属するどの信号が入力されても興奮し, しかもそれ以外の S 入力に対しては興奮しない. 部分集合 A が与えられた場合に, 平均学習方程式

$$\tau\dot{\boldsymbol{w}} = -\boldsymbol{w} + c\langle 1(\boldsymbol{w}\cdot\boldsymbol{x}-h)\boldsymbol{x}\rangle \qquad (8.20)$$

がこの $\boldsymbol{w}_A$ を安定平衡解としてもつかどうか, さらに与えられた環境 S に対して, どのような部分集合 A が学習

により検出細胞をもつことができるかを考えてみよう.

　いま, 二つの信号の内積を

$$g_{\alpha\beta} = \boldsymbol{x}_\alpha \cdot \boldsymbol{x}_\beta \qquad (8.21)$$

とする. また, S の部分集合 A に属する信号の (頻度の重みをつけた) 平均を

$$\boldsymbol{x}^A = \sum_{\beta \in A} p_\beta \boldsymbol{x}_\beta / p(A) \qquad (8.22)$$

$$p(A) = \sum_{\beta \in A} p_\beta$$

とする. また,

$$g_\beta^A = \boldsymbol{x}_\beta \cdot \boldsymbol{x}^A \qquad (8.23)$$

とする. ただし, $\beta \in A$ とは, $\boldsymbol{x}_\beta \in A$ なる β を指すものとする. $p(A)$ は A に属する信号の発生する確率である. このとき, 次の定理が成立する.

　定理 8.1　S の部分集合 A に対して, A の検出細胞が学習方程式の安定平衡状態として得られるための必要十分条件は

$$\min_{\alpha \in A} p(A) g_\alpha^A > \frac{h}{c}$$

$$> \max_{\alpha \notin A} p(A) g_\alpha^A \qquad (8.24)$$

　　である. このとき, A の検出細胞の荷重ベクトルは

$$\boldsymbol{w}_A = c\, p(A) \boldsymbol{x}^A$$

　　である.

　証明　いま, A が検出細胞をもつとし, その重みを $\boldsymbol{w}_A$ としよう. $\boldsymbol{w}_A$ は (8.20) の安定平衡状態でなければなら

ないから，$\dot{\boldsymbol{w}} = 0$ より

$$\boldsymbol{w}_A = c\langle 1(\boldsymbol{w}_A \cdot \boldsymbol{x} - h)\boldsymbol{x}\rangle$$

と書ける．ところで，$\boldsymbol{x}_\alpha$ が A に属するとき，このときにのみ $\boldsymbol{w}_A \cdot \boldsymbol{x}_\alpha - h > 0$ となるから，これは

$$\boldsymbol{w}_A = c\sum_{\alpha \in A} p_\alpha \boldsymbol{x}_\alpha = cp(A)\boldsymbol{x}^A$$

と書き直せる．

$$\boldsymbol{w}_A \cdot \boldsymbol{x}_\alpha = cp(A)g_\alpha^A$$

であるから，$\boldsymbol{x}_\alpha \in A$ のときは素子が興奮するから

$$cp(A)g_\alpha^A - h > 0$$

$\boldsymbol{x}_\alpha \notin A$ のときは興奮しないので

$$cp(A)g_\alpha^A - h < 0$$

となる必要がある．これより，(8.24) が得られる．

（証明終り）

この定理は，S のうちのどのような部分集合 A に対してその検出細胞が形成されるかを示す．次章では，検出細胞をもつ部分集合の性質を具体的に調べ，これが信号表現細胞や特徴抽出細胞の形成と関係することを示す．

8.4 二分割学習——パーセプトロンの収束定理

8.4.1 信号集合の線形分離性

二分割学習では，S の信号 $\boldsymbol{x}_1, \cdots, \boldsymbol{x}_k$ は S_0 と S_1 の二つにわけられている．S_0 に属する信号に対しては $y = 0$

が与えられ，S_1 に属する信号に対しては $y = 1$ が与えられる．神経素子の荷重ベクトル $\boldsymbol{w}$ としきい値 h とを調整して，S_0 に属する信号に対して出力 $z = 0$，S_1 に属する信号に対して出力 $z = 1$ が出るようにしたい．

このような学習が可能であるためには，

$$\left.\begin{array}{l} \boldsymbol{w} \cdot \boldsymbol{x}_\alpha - h > 0, \quad \boldsymbol{x}_\alpha \in S_1 \text{のとき} \\ \boldsymbol{w} \cdot \boldsymbol{x}_\alpha - h < 0, \quad \boldsymbol{x}_\alpha \in S_0 \text{のとき} \end{array}\right\} \qquad (8.25)$$

を満たす $(\boldsymbol{w}, h)$ の組が存在しなくてはならない．信号 $\boldsymbol{x}$ の構成する n 次元空間を考え，この空間で，

$$\boldsymbol{w} \cdot \boldsymbol{x} - h = 0 \qquad (8.26)$$

を満たす $\boldsymbol{x}$ の全体を考えよう．これは，法線方向を $\boldsymbol{w}$ とする，1 枚の超平面になっている．そして，S_1 に属する信号がすべてこの超平面の正の側に，S_0 に属する信号がすべて負の側にあれば，この $(\boldsymbol{w}, h)$ の組は (8.25) を満たす．逆に，(8.25) を満たすような $(\boldsymbol{w}, h)$ があれば，S_0 と S_1 とはそれぞれ方程式 (8.26) で示される超平面の反対の側にある．したがって，与えられた信号の集合 S_0 と S_1 とに対して，そのすべてに正しい出力 z を出すような神経素子が存在するための必要十分条件は，S_0 と S_1 とがある 1 枚の超平面で分離されることである．このとき，信号の集合 S_0 と S_1 とは**線形分離可能**であるという．S_0 の信号を含む最小の凸集合と S_1 の信号を含む最小の凸集合とが共通部分をもたないとき，このときに限り，S_0 と S_1 とは線形分離可能である．

S_0 と S_1 とが線形分離可能である場合には，誤り訂正

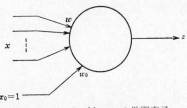

図8.2　パーセプトロンの学習素子

学習によって，正しい出力を出すような w, h が得られる
ことを示そう．このために，新しい記号を導入して，若干
の整理を行なう．まず，しきい値 h であるが，これを学
習によって調整するのは不自然に見えるかもしれない．し
かし，図8.2 に示すように，x のほかにもう一つ x_0 とい
う入力があって，x_0 の値は常に1に等しく，またこの入
力のシナプス荷重 w_0 が

$$w_0 = -h$$

だとしてみよう．すると，

$$\boldsymbol{w} \cdot \boldsymbol{x} - h = \sum_{i=0}^{n} w_i x_i$$

である．そして，h の変化はこのシナプス荷重 w_0 の学習
で等価的に実現できる．
　そこで，w_i と w_0 をまとめて，$n+1$ 次元ベクトル

$$\boldsymbol{W} = (w_1, w_2, \cdots, w_n, w_0)$$

を導入して考えよう．また，入力ベクトルとしては，
$x_0 = 1$ の項を加えて，$n+1$ 次元ベクトル

$$\boldsymbol{X} = (x_1, x_2, \cdots, x_n, 1)$$

を考える. いま, y_α の代りに

$$\varepsilon_\alpha = 2y_\alpha - 1 \qquad (8.27)$$

を考えると, S_0 の信号に対しては $\varepsilon_\alpha = -1$, S_1 の信号に対しては $\varepsilon_\alpha = 1$ となる. このとき, 正しい識別を保証する条件式 (8.25) は, 一つにまとまって

$$\varepsilon_\alpha \boldsymbol{W} \cdot \boldsymbol{X}_\alpha > 0 \qquad (8.28)$$

と書ける. $\boldsymbol{X}_\alpha = (\boldsymbol{x}_\alpha, 1)$ である.

8.4.2 パーセプトロンの収束定理

パーセプトロンでは, 学習を離散時間で考え, 入力信号 $\boldsymbol{X}(t)$ が来たときにこれを誤って識別すると, $\boldsymbol{W}$ を修正する. 修正の方式は

$$\boldsymbol{W}(t+1)$$

$$= \begin{cases} \boldsymbol{W}(t), & \varepsilon(t)\boldsymbol{W}(t)\cdot\boldsymbol{X}(t) > 0 \text{ のとき} \\ \boldsymbol{W}(t) + c\varepsilon(t)\boldsymbol{X}(t), & \varepsilon(t)\boldsymbol{W}(t)\cdot\boldsymbol{X}(t) < 0 \text{ のとき} \end{cases}$$

$$(8.29)$$

である. ここで $\boldsymbol{X}(t) = \boldsymbol{X}_\alpha$ ならば $\varepsilon(t) = \varepsilon_\alpha$ である. これは $r = y - z$ とおいた学習にほかならない. このとき, パーセプトロンの収束定理と呼ばれる次の定理が成立する.

定理 8.2 信号の集合 S_0 と S_1 とが線形分離可能で, 学習用に与えられる信号系列 $\boldsymbol{X}(t)$, $t = 1, 2, \cdots$ は S_0 と S_1 のどの信号も十分に多数回含んでいるもの

とする. このとき, 有限回の学習で, S_0 と S_1 とを
正しく識別する W が得られる.

　証明の前に, 若干の注釈を加えておこう. 誤り訂正学習
方式を今までのように連続時間で書くと

$$\tau W = -W + cr(t)X(t),$$
$$r(t) = y(t) - z(t)$$

である. 離散時間の方程式 (8.29) は, 減衰項 $-W$ を無
視した形になっている. しかし, W に正の定数を掛けて
も, $W \cdot X$ の正負は変わらないため, W の大きさは識別
の正誤には無関係である. $-W$ の項は W の方向を変え
ずその大きさを小さくするだけであるから, どちらの学習
方程式も本質的には同じである.

　連続時間で考えるならば, これはポテンシャル関数

$$R(X, W, y) = \frac{1}{2} |W|^2 + cg(-\varepsilon W \cdot X)$$

より得られる学習法である. $L(W)$ は

$$L(W) = \frac{1}{2} |W|^2 + c \sum p_\alpha g(-\varepsilon_\alpha W \cdot X_\alpha)$$

と書ける. 識別のよさは $|W|$ の大きさにはよらないから,

$$|W| = 一定$$

の束縛のもとで考えよう. すると, $L(W)$ は

$$\varepsilon_\alpha W \cdot X_\alpha > 0, \quad \alpha = 1, \cdots, k$$

を満たす W に対して最小値をとる. しかも, ほかに極小

値はない．これより，学習によって，W がすべての信号
を識別できるようになることがわかる．S_0 と S_1 が線形
分離可能でないときは，すべての信号に対して正しい出力
を出すことは不可能である．しかし，この場合でも，W
は $L(W)$ を最小（極小）にする値に収束していく．

　パーセプトロンの収束定理は，さらに積極的に，有限回
の学習で正しい W が得られることを主張している．その
証明を示そう．

　定理 8.2 の証明　いま，W の初期値を W_1 とし，正し
い識別を与える荷重の一つを W_0 としよう．すなわち，
W_0 に対しては
$$\varepsilon_\alpha W_0 \cdot X_\alpha > 0, \quad \alpha = 1, \cdots, k$$
が成立する．いま，
$$\min_\alpha (\varepsilon_\alpha W_0 \cdot X_\alpha) = a > 0$$
$$\max_\alpha |X_\alpha|^2 = M^2$$
とおく．W は，入力 X を誤って識別したときだけ変化
する．初期値 W_1 から始めて，修正されるごとに W の
添字番号を増やすことにし，このようにして得られる W
の系列を
$$W_1, W_2, W_3, \cdots$$
とする．また，W の修正のときに用いた入力を X_1,
$X_2, \cdots,$ とする．すなわち，X_t を誤って識別して
（$\varepsilon_t W_t \cdot X_t < 0$ のとき），

$$W_{t+1} = W_t + c\varepsilon_t X_t \tag{8.30}$$

が得られたものとする．上式の両辺に W_0 を内積すると

$$W_0 \cdot W_{t+1} = W_0 \cdot W_t + c\varepsilon_t W_0 \cdot X_t$$

$$\geqq W_0 \cdot W_t + ca$$

すなわち，W_t の W_0 方向の成分は，W_t の修正が1回行なわれるごとに，少なくとも ca は増える．これより

$$W_0 \cdot W_{t+1} \geqq W_0 \cdot W_1 + cat$$

したがって，Schwarz の不等式[1] より

$$|W_{t+1}|^2 \geqq \frac{1}{|W_0|^2}(cat + W_0 \cdot W_1)^2 \tag{8.31}$$

が成立する．一方，(8.30) より

$$|W_{t+1}|^2 = |W_t|^2 + c^2\varepsilon_t^2 |X_t|^2 + 2c\varepsilon_t W_t \cdot X_t$$

ところが

$$\varepsilon_t^2 |X_t|^2 \leqq M^2$$

$$\varepsilon_t W_t \cdot X_t < 0$$

であるから，

$$|W_{t+1}|^2 < |W_t|^2 + c^2 M^2$$

すなわち

$$|W_{t+1}|^2 < |W_1|^2 + c^2 M^2 t \tag{8.32}$$

ここで，(8.31) は $|W_{t+1}|^2$ が t^2 のオーダーで増えていくことを意味し，(8.32) は t のオーダー以上にはなれな

---

1)　二つのベクトル x, y に対して $|x|^2 |y|^2 \geqq (x \cdot y)^2$.

いことを意味している．この二つは，tを大きくとると矛盾する．これは，tが限りなく大きくなることはできず，W_tの系列はある有限のt_0で止まってしまうことを意味する．すなわち，これから先は，誤りが起こらず，すべてのX_αが正しく識別されることになる．かくて，有限回の修正で，荷重ベクトルが正しいWの一つに収束することがわかる．　　　　　　　　　　　　　（証明終り）

8.5　相関学習

　学習信号rとして教師信号yをそのまま用いる相関学習では，荷重ベクトルwは

$$w = c\langle yx \rangle$$

に収束する．k組の信号の対 (x_α, y_α), $\alpha = 1, 2, \cdots, k$ が等しい頻度で現われる環境情報Sのもとでは，荷重ベクトルは

$$w = \frac{c}{k} \sum_{\alpha=1}^{k} y_\alpha x_\alpha$$

に収束する．

　相関学習の仕組みを見るために，k個のベクトルx_αの絶対値がすべてMに等しく，しかもそれらは互いに直交している場合を考えよう．

$$x_\alpha \cdot x_\beta = \begin{cases} M^2, & \alpha = \beta, \\ 0, & \alpha \neq \beta. \end{cases}$$

このときは，

$$\boldsymbol{w} \cdot \boldsymbol{x}_\beta = \frac{c}{k} \sum_{\alpha=1}^{k} y_\alpha \boldsymbol{x}_\alpha \cdot \boldsymbol{x}_\beta = \frac{c}{k} \left| \boldsymbol{x}_\beta \right|^2 y_\beta$$

が成立するから

$$c' = \frac{c}{k} M^2$$

として，すべての $\boldsymbol{x}_\beta$ に対して

$$\boldsymbol{w} \cdot \boldsymbol{x}_\beta = c' y_\beta, \quad \beta = 1, \cdots, k$$

が成立する．すなわち，学習が完了した後に，S に属する一つの入力 $\boldsymbol{x}_\beta$ を与えると，素子の膜電位は教師信号 y_β の定数倍になる．出力が膜電位に比例する場合は，この素子は $\boldsymbol{x}_\beta$ に対して y_β を出力する．

これは，**分散形多重記憶**の一種である．k 個の情報の組が重なり合って一つの $\boldsymbol{w}$ の中に記憶され，しかも，それらは n 個のシナプスに分布した形で記憶されている．このような分散多重形の記憶においては，必要な情報がほかの情報と分離して取り出せなければならない．情報の分離は，多重記憶においては基本的な問題である．k 個の入力信号 $\boldsymbol{x}_\alpha$ が互いに直交している場合には，$\boldsymbol{w}$ との内積をとるとほかの情報との干渉が消え目的の情報だけが取り出せる．

S の中の信号 $\boldsymbol{x}_\alpha$ が互いに直交していない一般の場合には，

$$\boldsymbol{w} \cdot \boldsymbol{x}_\beta = c' y_\beta + c' \sum_{\alpha \neq \beta} y_\alpha \frac{\boldsymbol{x}_\alpha \cdot \boldsymbol{x}_\beta}{M^2}$$

となって，必要な情報 y_β 以外のほかの y_α の項も同時に

混入し, y_β だけを取り出すことができない. しかし, y_β が 1, 0 の二値をとる場合には, 素子の出力 z は, $\boldsymbol{w} \cdot \boldsymbol{x}_\beta$ そのものではなく, これがあるしきい値 h を越えるか否かによって, 1, 0 とすればよい. この場合, ほかの y_α の干渉による項が, しきい値 h を飛び越すほど大きくない限り, 干渉の効果はしきい値をとることで消え, 正しい出力が出る.

多重に記憶する情報の個数 k が多くなると, 情報間の干渉が強くなり, $\boldsymbol{x}_\beta$ から y_β を読み出すのに誤りが起こる. 誤り率をあるレベル以下におさえたときに, 一つのシナプス荷重 $\boldsymbol{w}$ の中にどの程度の個数の情報を同時に重ね合わせて記憶することが可能か, この問題を調べてみる. 議論を簡単にするために, $\boldsymbol{x}_\alpha, y_\alpha$ の各成分はすべて, 1 か -1 の二値をとるものとし, しきい値 h を 0 におく. また k 個の信号 $\boldsymbol{x}_\alpha$ の各成分は, 1 か -1 の値がすべて独立に確率 1/2 で割り当てられたものとしよう. こうすると, 読出しのときの干渉について, 確率的な評価を下すことができる.

定理 8.3 1, -1 を成分とするランダムに選ばれた k 組の信号 $(\boldsymbol{x}_\alpha, y_\alpha)$ よりなる環境情報 S のもとで相関学習を行なうと, 一つの $\boldsymbol{x}_\beta$ から y_β を読み出すときの誤り確率 p_e は

$$p_e = \Phi\left(-\sqrt{\frac{n}{k}}\right) \tag{8.33}$$

で与えられる．ここに，$\Phi(u)$ は誤差積分関数，n は
信号の次元（したがってシナプスの数）であり，n,
k はともに十分に大きいものとする．

証明　相関学習を終えた $\boldsymbol{w}$ に対して，一つの信号 $\boldsymbol{x}_\beta$ を
入力すると，得られる膜電位は

$$u = \boldsymbol{w} \cdot \boldsymbol{x}_\beta = c'[y_\beta + n_\beta]$$

$$n_\beta = \sum_{\alpha \neq \beta} y_\alpha \frac{\boldsymbol{x}_\alpha \cdot \boldsymbol{x}_\beta}{M^2}$$

と書ける．$h = 0$ であるから，u の正負によって，出力が
1 か -1 に決まる．n_β は必要な情報 y_β に加算される干渉
雑音である．n_β は $k-1$ 個の

$$v_\alpha = \frac{y_\alpha(\boldsymbol{x}_\alpha \cdot \boldsymbol{x}_\beta)}{M^2} \quad (\alpha \neq \beta)$$

の和である．ところが，y_α や $\boldsymbol{x}_\alpha$ の成分はランダムに 1
か -1 の値に設定されているから，この項もランダムに決
まる．

$$M^2 = \boldsymbol{x}_\alpha \cdot \boldsymbol{x}_\alpha = n$$

であるから，成分で書くと（$\boldsymbol{x}_\alpha$ の第 i 成分を $x_{\alpha,i}$ とし
て）

$$v_\alpha = \frac{1}{n} \sum_{i=1}^{n} y_\alpha x_{\alpha,i} x_{\beta,i}$$

v_α の期待値と分散とを求めよう．$x_{\alpha,i}$ の期待値は 0 だか
ら，$y_\alpha x_{\alpha,i} x_{\beta,i}$ の期待値は 0 であり，この分散は 1 であ
る．したがって

$$E[v_\alpha] = 0$$

$$V[v_\alpha] = E[v_\alpha^2] = \frac{1}{n}$$

となる.

$$n_\beta = \sum_{\alpha \neq \beta} v_\alpha$$

は，確率的に独立な $k-1$ 個の v_α の和である．k, n が十分に大きいときを考えると，中心極限定理によって，n_β は平均 0，分散 $(k-1)/n \approx k/n$ の正規分布に近づく

$$n_\beta \sim N\left(0, \frac{k}{n}\right)$$

いま，$y_\beta = 1$ であったとしよう（$y_\beta = -1$ の場合も同様である）．干渉雑音の大きさが $n_\beta < -1$ になると $y_\beta + n_\beta$ は負になり，素子の出力が -1 になる．つまり，$\boldsymbol{x}_\beta$ から y_β を読み出す過程で誤りが生ずる．したがって干渉による誤りの発生する確率 p_e は，$n_\beta < -1$ となる確率に等しく，

$$p_e = \frac{1}{\sqrt{2\pi}\,\sigma} \int_{-\infty}^{-1} \exp\left\{-\frac{s^2}{2\sigma^2}\right\} ds$$

$$\sigma = \sqrt{\frac{k}{n}}$$

である．誤差積分関数

$$\Phi(u) = \frac{1}{\sqrt{2\pi}} \int_{-\infty}^{u} e^{-z^2/2} dz$$

を用いれば，(8.33) が得られる． （証明終り）

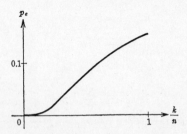

図8.3 相関学習における誤り確率 p_e と多重度 k/n の関係

　いま，許容される誤り確率が p_e のときに，信号の入出力関係 $(\boldsymbol{x}_\alpha, y_\alpha)$ の組を何個まで同時に重ね合わせて記憶できるかを考えよう．これは，(8.33) を逆に解いて

$$\frac{k}{n} = 1/\{\varPhi^{-1}(p_e)\}^2 \qquad (8.34)$$

で与えられる．この関係を図8.3に示す．k としてシナプス数 n に比例する数だけの情報の重ね合わせが可能であり，許容される誤差 p_e をたとえば，

$$p_e = 0.05, \text{または} 0.01$$

とおけば，k/n の値はそれぞれ

$$\frac{k}{n} = 0.37, \quad \frac{k}{n} = 0.61$$

になる．

　ここでの議論は，$\boldsymbol{x}_\alpha$ の各成分が確率 $1/2$ で，$1, -1$ になるように選ばれていたことが本質的である．すなわち，二つのベクトル $\boldsymbol{x}_\alpha, \boldsymbol{x}_\beta$ は必ずしも直交してはいないが，

平均としては

$$E[\boldsymbol{x}_\alpha \cdot \boldsymbol{x}_\beta] = 0$$

のように直交していて，そこから多少のランダムなずれが
あるにすぎず，このため，重ね合わさった情報の分離がう
まくいったのである．

　仮に，教師信号 y_α も信号 $\boldsymbol{x}_\alpha$ の各成分も，ともに $0, 1$
の二値をとる場合を考えてみよう．ここでは，各 y_α は
確率 a で 1 を，$1-a$ で 0 をとる分布から独立に選ばれ，
$x_{\alpha,i}$ は確率 b で 1 を，$1-b$ で 0 をとる分布から独立に選
ばれたものとする．このように選ばれた k 個の $(\boldsymbol{x}_\alpha, y_\alpha)$
の組よりなる S のもとで学習を行なったとしよう．この
ときは，素子のしきい値 h を，0 ではなくてちょうど都合
のよい値に調整しなくてはならない．しかし，h をうまく
調整しても，この場合情報の分離はきわめてわるい．それ
は，干渉雑音

$$n_\beta = \sum_{\alpha \neq \beta} y_\alpha \frac{\boldsymbol{x}_\alpha \cdot \boldsymbol{x}_\beta}{M^2}$$

の分布を評価するとわかる．n_β の平均値は 0 にならない
が，その分はしきい値で調整できる．しかし，n_β の分散
が，今度の場合は k/n ではなくて k の大きさの量になっ
てしまう．y_β は 0 か 1 であるから，これでは雑音の方が
圧倒的に大きく，分離はうまくいかない．

　学習法を少し変えて

$$\boldsymbol{w} = c\langle(y-a)(\boldsymbol{x}-b\boldsymbol{1})\rangle \qquad (8.35)$$

$$\boldsymbol{1} = (1, 1, \cdots, 1)$$

となるようにすると，0, 1 値をとる場合にも，前と同様の読出し能力が得られる．この $\boldsymbol{w}$ は，y と $\boldsymbol{x}$ との間の共分散を求めたものにほかならない[1]．

　一般の信号の場合には，相関学習そのままではうまく働かず，真の共分散が学習できるように学習法則を補正しておかなければならない．相関学習を用いた多くの情報処理モデルでは，信号 $\boldsymbol{x}_\alpha$ がすべて互いに直交するかほとんど直交するように，事前に工夫がなされているようである．直交性のない場合には，共分散の学習に変えねばならないが，これによって学習の簡単さが多少損なわれるのは止むをえない．

8.6　直交学習

8.6.1　共役信号

　入出力信号の対 $(\boldsymbol{x}_\alpha, y_\alpha)$ を相関学習で記憶した場合，k 個の信号 $\boldsymbol{x}_\alpha$ が互いに直交していない限り，信号間の干渉がさけられなかった．とくに，連続情報の y_β を記憶する場合には，干渉雑音の問題は重大である．そこで，信号間の相互干渉を消去できる多重記憶を考えよう．S の信号

---

[1] $w_i = c\langle(y-a)(x_i-b)\rangle$ であるが，y の期待値が a，x_i の期待値が b であるから，w_i は y と x_i の共分散の c 倍である．

$x_1, \cdots, x_k$ は一次独立であるとする. このとき, 信号の組
$\{x_1, \cdots, x_k\}$ に対して,

$$x_\alpha^* \cdot x_\beta = \begin{cases} 1, & \alpha = \beta \\ 0, & \alpha \neq \beta \end{cases} \tag{8.36}$$

を満たす信号の組 $\{x_1^*, x_2^*, \cdots, x_k^*\}$ が存在する. x_α^* は,
x_α との内積が1で, ほかのすべての x_β と直交するベク
トルである. 各 x_α^* は $x_1, \cdots, x_k$ で張られる部分空間に含
まれているとすると, このような信号の組 $\{x_\alpha^*\}$ は信号
の組 $\{x_\alpha\}$ から一意的に定めることができる. $\{x_\alpha^*\}$ を
$\{x_\alpha\}$ に (直交) 共役な信号の組といい, x_α^* を x_α の共役ベ
クトルという.

いま, 何らかの方法で, 荷重ベクトルが

$$w = \sum_{\alpha=1}^{k} y_\alpha x_\alpha^* \tag{8.37}$$

に収束するような学習法が見つかったとしよう. すると,
x_α^* と x_β との直交性から

$$w \cdot x_\beta = y_\beta, \quad \beta = 1, \cdots, k$$

が成立する. すなわち, w の中に重ね合わさった k 組の
信号から, x_β を入力することによって y_β を完全に分離
して取り出すことができる. 直交学習は, (8.37) を近似
的に実現する学習法であることを示そう.

まず, 共役信号 x_α^* を式で求めておこう. 二つの信号
x_α, x_β の内積

$$g_{\alpha\beta} = x_\alpha \cdot x_\beta$$

を要素とする $k \times k$ 行列

$$G = (g_{\alpha\beta}), \quad \alpha, \beta = 1, \cdots, k$$

を考える．G の逆行列 G^{-1} の要素を

$$G^{-1} = (g_{\alpha\beta}^{-1})$$

と書く．すると共役信号は

$$\boldsymbol{x}_\alpha^* = \sum_{\beta=1}^k g_{\alpha\beta}^{-1} \boldsymbol{x}_\beta \qquad (8.38)$$

と書くことができる．なぜなら，これは確かに $\{\boldsymbol{x}_\beta\}$ の一次結合であり，しかも

$$\left(\sum_\beta g_{\alpha\beta}^{-1} \boldsymbol{x}_\beta\right) \cdot \boldsymbol{x}_\gamma = \sum_\beta g_{\alpha\beta}^{-1} g_{\beta\gamma}$$

$$= \begin{cases} 1, & \alpha = \gamma \\ 0, & \alpha \neq \gamma \end{cases}$$

が成立するからである．

8.6.2　直交学習による共役信号の実現

　直交学習によって，共役信号を用いた（8.37）の荷重ベクトルが近似的に実現できることを示す．このために，記号法を整理し直す必要がある．これからは，入力信号 $\boldsymbol{x}$ は縦ベクトル

$$\boldsymbol{x} = \begin{bmatrix} x_1 \\ x_2 \\ \vdots \\ x_n \end{bmatrix}$$

であるとし，荷重ベクトル $\boldsymbol{w}$ は横ベクトルであるとする

$$\boldsymbol{w} = [w_1, \cdots, w_n].$$

$\boldsymbol{w}$ と $\boldsymbol{x}$ の内積は単に $\boldsymbol{w}\boldsymbol{x}$ と書けばよい. $\boldsymbol{x}_\alpha$ と $\boldsymbol{x}_\beta$ との内積は, 転置記号 T を用いて[1)], $\boldsymbol{x}_\alpha^T \boldsymbol{x}_\beta$ となる.

$$g_{\alpha\beta} = \boldsymbol{x}_\alpha^T \boldsymbol{x}_\beta$$

また, 共役ベクトル $\boldsymbol{x}_\alpha^*$ は横ベクトルであるものと考え, これを

$$\boldsymbol{x}_\alpha^* = \sum_\beta g_{\alpha\beta}^{-1} \boldsymbol{x}_\beta^T$$

と書く.

直交学習は, $y - \boldsymbol{w}\boldsymbol{x}$ を学習信号とするから, 荷重ベクトル $\boldsymbol{w}$ は

$$\boldsymbol{w} = c\langle (y - \boldsymbol{w}\boldsymbol{x})\boldsymbol{x}^T \rangle$$

に収束する. 最後の $\boldsymbol{x}$ につく添字 T は, $\boldsymbol{w}$ が横ベクトルであることに合わせてある. この式は

$$\boldsymbol{w} + c\boldsymbol{w}\langle \boldsymbol{x}\boldsymbol{x}^T \rangle = c\langle y\boldsymbol{x}^T \rangle$$

または

$$\boldsymbol{w}(\mathrm{E}_n + c\langle \boldsymbol{x}\boldsymbol{x}^T \rangle) = c\langle y\boldsymbol{x}^T \rangle$$

と書ける. ここに, E_n は n 次の単位行列, $\langle \boldsymbol{x}\boldsymbol{x}^T \rangle$ は $\langle x_i x_j \rangle$ を要素とする $n \times n$ 行列であり,

$$\langle \boldsymbol{x}\boldsymbol{x}^T \rangle = \sum_{\alpha=1}^k p_\alpha \boldsymbol{x}_\alpha \boldsymbol{x}_\alpha^T = \left(\sum_{\alpha=1}^k p_\alpha x_{\alpha,i} x_{\alpha,j} \right)$$

である. 同様に

---

1) $\boldsymbol{x}^T$ は $\boldsymbol{x}$ の転置であるから, $\boldsymbol{x}^T = [x_1, \cdots, x_n]$ という横ベクトルになる.

$$\langle y\boldsymbol{x}^T \rangle = \sum_{\alpha=1}^{k} p_\alpha y_\alpha \boldsymbol{x}_\alpha^T$$

である.

$$\varepsilon = \frac{1}{c}$$

とおくと,

$$\boldsymbol{w} = \langle y\boldsymbol{x}^T \rangle (\varepsilon E_n + \langle \boldsymbol{x}\boldsymbol{x}^T \rangle)^{-1} \qquad (8.39)$$

が得られる. ここで, ε が十分小さいとすると, 次の定理が得られる. この定理は, ε が十分小さければ, (8.37) が近似的に実現できることを示している. 学習方程式の時定数 τ は十分大きい量であるから, 方程式を τ で割って

$$\dot{\boldsymbol{w}} = -\frac{\boldsymbol{w}}{\tau} + \frac{1}{\tau\varepsilon}r\boldsymbol{x}$$

と書いてみると, ε を小さいとしても心配ないことがわかる.

定理 8.4　直交学習によって, 荷重ベクトルは

$$\boldsymbol{w} = \sum_\alpha y_\alpha \boldsymbol{x}_\alpha^* - \frac{\varepsilon}{n} \sum_{\alpha,\beta} \frac{1}{p_\beta} y_\alpha g_{\alpha\beta}^{-1} \boldsymbol{x}_\beta^* + O(\varepsilon^2) \qquad (8.40)$$

に収束する. $O(\varepsilon^2)$ は ε^2 のオーダーの項である.

証明　この定理の証明には, 行列の知識が若干必要である. 行列記法を用いることにし, k 個の n 次元縦ベクトル $\boldsymbol{x}_1, \cdots, \boldsymbol{x}_k$ を並べた $n \times k$ 行列を

$$X = [\boldsymbol{x}_1 \quad \boldsymbol{x}_2 \quad \cdots \quad \boldsymbol{x}_k]$$

とする. また, k 個の確率 p_α を用いて, $k \times k$ の対角行

列

$$
P = \begin{bmatrix} p_1 & & & \\ & p_2 & & 0 \\ & & \ddots & \\ 0 & & & p_k \end{bmatrix}
$$

を定義する. $\sqrt{P}$ を対角要素が $\sqrt{p_\alpha}$ の対角行列とする.
さらに, 教師信号 y_α を k 個横に並べた k 次元ベクトルを

$$\boldsymbol{y} = [y_1, y_2, \cdots, y_k]$$

とする. このとき,

$$\langle \boldsymbol{x}\boldsymbol{x}^T \rangle = XPX^T$$
$$= \hat{X}\hat{X}^T$$
$$\langle y\boldsymbol{x}^T \rangle = \boldsymbol{y}PX^T$$
$$= \hat{\boldsymbol{y}}\hat{X}^T$$

と書ける. ただし

$$\hat{X} = X\sqrt{P}$$
$$\hat{\boldsymbol{y}} = \boldsymbol{y}\sqrt{P}$$

である. また, $\boldsymbol{x}_\alpha$ と $\boldsymbol{x}_\beta$ の内積よりなる $k \times k$ 行列 G は

$$G = X^T X$$

である. したがって, (8.39) は

$$\boldsymbol{w} = \hat{\boldsymbol{y}}\hat{X}^T(\varepsilon E_n + \hat{X}\hat{X}^T)^{-1}$$

と書ける.
ここで, E_k を k 次単位行列として, 恒等式

$$\hat{\mathrm{X}}^T(\varepsilon \mathrm{E}_n + \hat{\mathrm{X}}\hat{\mathrm{X}}^T)^{-1} = (\varepsilon \mathrm{E}_k + \hat{\mathrm{X}}^T\hat{\mathrm{X}})^{-1}\hat{\mathrm{X}}^T$$

を用いると,

$$\boldsymbol{w} = \hat{\boldsymbol{y}}(\varepsilon \mathrm{E}_k + \hat{\mathrm{X}}^T\hat{\mathrm{X}})^{-1}\hat{\mathrm{X}}^T$$

が得られる.

$$\hat{\mathrm{X}}^T\hat{\mathrm{X}} = \sqrt{\mathrm{P}}\,\mathrm{G}\sqrt{\mathrm{P}}$$

は非特異の $k \times k$ 行列であるから,展開によって

$$(\varepsilon \mathrm{E}_k + \hat{\mathrm{X}}^T\hat{\mathrm{X}})^{-1} = (\hat{\mathrm{X}}^T\hat{\mathrm{X}})^{-1} - \varepsilon(\hat{\mathrm{X}}^T\hat{\mathrm{X}})^{-2} + O(\varepsilon^2)$$

が成立する.これを代入すると

$$\boldsymbol{w} = \boldsymbol{y}\mathrm{G}^{-1}\mathrm{X}^T - \varepsilon \boldsymbol{y}\mathrm{G}^{-1}\mathrm{P}^{-1}\mathrm{G}^{-1}\mathrm{X}^T + O(\varepsilon^2)$$

一方,行列 $\mathrm{G}^{-1}\mathrm{X}^T$ の第 α 列は

$$\mathrm{G}^{-1}\mathrm{X}^T = \sum_\beta g_{\alpha\beta}^{-1}\boldsymbol{x}_\beta^T$$

$$= \boldsymbol{x}_\beta^*$$

である.すなわち

$$\mathrm{G}^{-1}\mathrm{X}^T = \begin{bmatrix} \boldsymbol{x}_1^* \\ \vdots \\ \boldsymbol{x}_k^* \end{bmatrix}$$

は共役ベクトル $\boldsymbol{x}_\alpha^*$ を k 個並べた行列である.この行列を $\mathrm{X}^\dagger$ と書こう.$\mathrm{X}^\dagger$ は X の一般逆行列と呼ばれる $k \times n$ 行列であって

$$\mathrm{X}^\dagger\mathrm{X} = \mathrm{E}_k$$

が成立する.

以上により,

$$\boldsymbol{y}\mathrm{G}^{-1}\mathrm{X}^T = \sum_{\alpha=1}^{k} y_\alpha \boldsymbol{x}_\alpha^*$$

が証明される. ε のオーダーの項も同様の手法で導ける.

（証明終り）

8.6.3　興奮性シナプスと抑制性シナプスの分離

　直交学習にあっては，学習信号 r は正負両方の値をとる. したがって，シナプス荷重 w_i は正の値にも負の値にもなる. 一方，神経生理学によれば，一つのシナプス荷重が正になったり負になったりすることはありえない. このため，直交学習を神経細胞で実現するには，興奮性シナプスと抑制性シナプスの双方を用いた学習が必要である. この場合，興奮性シナプスに対する学習信号と抑制性シナプスに対する学習信号は，同じものである必要はない.

　入力信号 $\boldsymbol{x}$ は，一つの神経素子に，シナプス荷重 $\boldsymbol{w}^+$ で直接に興奮性の結合をする一方，抑制性の介在神経を経て，シナプス荷重 $-\boldsymbol{w}^-$ で抑制性の結合をもするものとしよう（図 8.4）. 入力 $\boldsymbol{x}$ はこれらの効果を総合した.

$$\boldsymbol{w} = \boldsymbol{w}^+ - \boldsymbol{w}^-$$

の強さの結合をしている. 入力信号 $\boldsymbol{x}$ と教師信号 y とを受けて，$\boldsymbol{w}^+$ と $\boldsymbol{w}^-$ はそれぞれ別の法則に従って学習する.

　興奮性シナプスは，教師信号 y 自身を学習信号として，相関学習をするものとしよう. $\boldsymbol{w}^+$ の学習方程式は

$$\tau \dot{\boldsymbol{w}}^+ = -\boldsymbol{w}^+ + c y \boldsymbol{x}^T$$

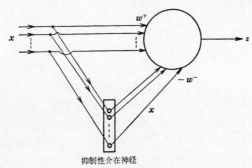

抑制性介在神経

図8.4　直交学習を実現する神経回路

である．一方，抑制性シナプスは，入力 $\boldsymbol{x}$ によってひき
起こされた膜電位

$$u = \boldsymbol{w} \cdot \boldsymbol{x} = (\boldsymbol{w}^+ - \boldsymbol{w}^-) \cdot \boldsymbol{x}$$

を学習信号とする膜電位学習に従うものとする．すると

$$\tau' \dot{\boldsymbol{w}}^- = -\boldsymbol{w}^- + c'(\boldsymbol{w} \cdot \boldsymbol{x})\boldsymbol{x}^T$$

が得られる．τ', c' は一般には τ, c とは異なる定数であ
る．

　興奮性シナプスの荷重 $\boldsymbol{w}^+$ はこの学習によって

$$\boldsymbol{w}^+ = c\langle y\boldsymbol{x}^T\rangle = c\sum p_\alpha y_\alpha \boldsymbol{x}_\alpha^T \qquad (8.41)$$

に収束する．抑制性シナプス $\boldsymbol{w}^-$ は，

$$R(\boldsymbol{w}^-, \boldsymbol{w}^+, \boldsymbol{x}) = \frac{1}{2}\left[\,|\boldsymbol{w}^-|^2 + c'\,|(\boldsymbol{w}^+ - \boldsymbol{w}^-)\cdot x|^2\,\right]$$

をポテンシャル関数とする学習に従うから，損失関数

8.6 直交学習411

$$L(\boldsymbol{w}^-, \boldsymbol{w}^+) = \langle R \rangle$$
$$= \frac{1}{2} \left[|\boldsymbol{w}^-|^2 + c'(\boldsymbol{w}^+ - \boldsymbol{w}^-) \langle \boldsymbol{x}\boldsymbol{x}^T \rangle (\boldsymbol{w}^+ - \boldsymbol{w}^-) \right]$$

が得られる. これは $\boldsymbol{w}^-$ についての正値二次形式であるから, $\boldsymbol{w}^-$ の関数として単一の最小点をもつ. したがって, 学習は L を最小にする $\boldsymbol{w}^-$ に収束する. $\boldsymbol{w}^+$ の方は $\boldsymbol{w}^-$ に無関係に (8.41) に収束するので,

$$\frac{\partial L}{\partial \boldsymbol{w}^-} = 0$$

より

$$\boldsymbol{w}^- = c'(\boldsymbol{w}^+ - \boldsymbol{w}^-)\langle \boldsymbol{x}\boldsymbol{x}^T \rangle \tag{8.42}$$

が得られる. これと (8.41) を合わせると, $\boldsymbol{w} = \boldsymbol{w}^+ - \boldsymbol{w}^-$ は

$$\boldsymbol{w} = c\langle y\boldsymbol{x}^T \rangle - c'\boldsymbol{w}\langle \boldsymbol{x}\boldsymbol{x}^T \rangle$$

を満たす値に収束する. これは

$$\boldsymbol{w} = \frac{c}{c'} \langle y\boldsymbol{x}^T \rangle (\varepsilon' E_n + \langle \boldsymbol{x}\boldsymbol{x}^T \rangle)^{-1}$$
$$\varepsilon' = \frac{1}{c'}$$

と書ける. したがって, 前と同様の議論によって, $\boldsymbol{w}$ は

$$\boldsymbol{w} = \frac{c}{c'} \sum y_\alpha \boldsymbol{x}_\alpha^* + O(\varepsilon') \tag{8.43}$$

に収束する. これは, (8.37) を近似的に実現するもので, 近似の度合は, 抑制性シナプスの学習定数 ε' に依存している.

なお, この学習で得られる $\boldsymbol{w}^+, \boldsymbol{w}^-$ の成分は負には

ならない. $\boldsymbol{w}^+$ については, (8.41) より明らかである.
$\boldsymbol{w}^-$ については, (8.42) より

$$\boldsymbol{w}^- = c'\boldsymbol{w}\langle \boldsymbol{x}\boldsymbol{x}^T \rangle$$

と書ける. ここで (8.43) を代入すると

$$\boldsymbol{w}^- = c\left[\sum y_\alpha p_\alpha \boldsymbol{x}_\alpha^T + O(\varepsilon')\right]$$

となるので, ε' が小さければ $\boldsymbol{w}^-$ は負にはならない. 抑
制性シナプスの学習は, ポテンシャル $u = \boldsymbol{w}\cdot\boldsymbol{x}$ が正のと
きにのみ行なわれ, 負のときは $\boldsymbol{w}^-$ に変化が起こらない
としても, 結果は同じになる.

8.6.4　直交学習の分解能

直交学習では, ε が小さければ, 多重に重ねられた情報
から必要とする y_β をいくらでもよい精度で分離すること
ができる. しかし, ε がある (小さい) 有限の値に留まる
ときは, この分離は近似的にしか実現できない. ε の影響
を調べるために, **学習の分解能**という概念を導入しよう.
いま簡単のため二組の信号 $(\boldsymbol{x}_1, y_1)$, $(\boldsymbol{x}_2, y_2)$ をそれぞれ
等しい頻度で発生する環境 S を考えよう. さらに,

$$|\boldsymbol{x}_1|^2 = |\boldsymbol{x}_2|^2 = a$$

と仮定し, 二つのベクトル $\boldsymbol{x}_1$ と $\boldsymbol{x}_2$ のなす角を 2θ とする

$$\boldsymbol{x}_1 \cdot \boldsymbol{x}_2 = a\cos 2\theta.$$

この二組の信号に対して, 理想的な直交学習が行なわれれ
ば,

$$\boldsymbol{w} = \sum_{\alpha=1}^{2} y_\alpha \boldsymbol{x}_\alpha^* \tag{8.44}$$

となり，二つの信号は，たとえ $\theta > 0$ がどんなに小さくて
も，内積をとることによって完全に分離する．しかし，完
全な分離は必ずしも好ましいことではない．θ が小さいと
きは，実は $\boldsymbol{x}_1$ と $\boldsymbol{x}_2$ とは同じ信号が雑音によってずれた
ものであるかもしれない．このような類似した信号は同一
視して扱った方が都合がよい場合もある．また，θ が小さ
いときには，(8.44) を正確に実現しようとすると $\boldsymbol{x}_\alpha^*$ が
きわめて大きな成分をもつようになり，このような値は学
習で実現できないかもしれない[1]．

　θ がどの程度ならば，$\boldsymbol{x}_1$ と $\boldsymbol{x}_2$ とが別々の信号として分
離され，どの程度ならば，同一の信号として扱われるか，
この限界を学習の**分解能**と呼ぼう．相関学習においては，
信号がほぼ直交しているとき以外は分離がうまくいかない
から，分解能はきわめてわるい．直交学習では，分解能は
学習のパラメータ ε に関係している．ε が 0 に近づけば，
分解能は限りなくよくなる．

　直交学習によって得られる

$$\boldsymbol{w} = \frac{1}{2} \sum_{\alpha=1}^{2} y_\alpha \boldsymbol{x}_\alpha^T \left(\varepsilon \mathrm{E}_n + \frac{1}{2} \sum_{\alpha=1}^{2} \boldsymbol{x}_\alpha \boldsymbol{x}_\alpha^T \right)^{-1} \quad (8.45)$$

に $\boldsymbol{x}_1$ を内積すると，その結果は

$$\boldsymbol{w} \cdot \boldsymbol{x} = \alpha_1 y_1 + \alpha_2 y_2$$

のように y_1 と y_2 の一次結合になる．$\alpha_1 = 1$，$\alpha_2 = 0$ で
あれば，y_1 が完全に分離されたことになる．いま，一つ

---

1)　これは，X の一般逆行列 $X^\dagger$ が一般には X の成分の連続関
数にならないことに関係している．

の基準として

$$\frac{\alpha_1}{\alpha_2} > 3$$

になれば，y_1 は一応分離されて取り出せたとみなすこと
にする．では，$\boldsymbol{x}_1$ と $\boldsymbol{x}_2$ の間の角度 2θ がどの程度ならば
この条件が満たされるかを考え，この限界の角度 2θ を，
直交学習の分解能と呼ぶ．

  定理 8.5　パラメータ ε の直交学習は，

$$2\sqrt{\frac{\varepsilon}{a}}$$

の分解能をもつ．したがって，角度が 2θ 以上に離れ
た二つの信号を分離するためには

$$\varepsilon < \frac{a\theta^2}{2}$$

  であればよい．
  証明　行列

$$\mathrm{K} = \frac{1}{2} \sum_{\alpha=1}^{2} \boldsymbol{x}_\alpha \boldsymbol{x}_\alpha^T$$

の固有値と固有ベクトルを求める．K の位数は 2 である
から，これは，二つの 0 でない固有値 λ_1, λ_2 と，対応す
る固有ベクトル $\boldsymbol{e}_1$，$\boldsymbol{e}_2$ とをもつ．明らかに

$$\boldsymbol{e}_1 = \frac{\boldsymbol{x}_1 + \boldsymbol{x}_2}{|\boldsymbol{x}_1 + \boldsymbol{x}_2|}$$

$$\boldsymbol{e}_2 = \frac{\boldsymbol{x}_1 - \boldsymbol{x}_2}{|\boldsymbol{x}_1 - \boldsymbol{x}_2|}$$

と書ける. 固有値を計算すると

$$\lambda_1 = a\cos^2\theta$$

$$\lambda_2 = a\sin^2\theta$$

になる. したがって

$$K = \sum_{i=1}^{2} \lambda_i \boldsymbol{e}_i \boldsymbol{e}_i^T$$

である.

ここで, $n-2$ 個のベクトル $\boldsymbol{e}_3, \boldsymbol{e}_4, \cdots, \boldsymbol{e}_n$ を補って $\{\boldsymbol{e}_i\}$ が信号の空間の正規直交系をなすようにする. すると

$$E_n = \sum_{i=1}^{n} \boldsymbol{e}_i \boldsymbol{e}_i^T$$

であるから, $\lambda_3 = \lambda_4 = \cdots = \lambda_n = 0$ として

$$(\varepsilon E_n + K)^{-1} = \left(\sum_{i=1}^{n} (\varepsilon + \lambda_i) \boldsymbol{e}_i \boldsymbol{e}_i^T \right)^{-1} = \sum_{i=1}^{n} \frac{1}{\varepsilon + \lambda_i} \boldsymbol{e}_i \boldsymbol{e}_i^T$$

である. これを (8.45) に代入すると, $\boldsymbol{x}_1$, $\boldsymbol{x}_2$ は $\boldsymbol{e}_i$ ($i \geqq 3$) と直交しているから

$$\boldsymbol{w} = \frac{1}{2} \sum_{i=1}^{2} y_\alpha \boldsymbol{x}_\alpha^T \sum_{i=1}^{2} \frac{1}{\varepsilon + \lambda_i} \boldsymbol{e}_i \boldsymbol{e}_i^T$$

が得られる.

ここで, $\boldsymbol{w} \cdot \boldsymbol{x}_1$ を求めてみよう ($\boldsymbol{w} \cdot \boldsymbol{x}_2$ も同様に求まる).

$$\boldsymbol{e}_1^T \boldsymbol{x}_1 = \sqrt{a}\cos\theta$$

$$\boldsymbol{e}_2^T \boldsymbol{x}_1 = \sqrt{a}\sin\theta$$

であるから

$$\boldsymbol{wx}_1 = \frac{1}{2} y_1 \left(\frac{\lambda_1}{\varepsilon + \lambda_1} + \frac{\lambda_2}{\varepsilon + \lambda_2} \right) + \frac{1}{2} y_2 \left(\frac{\lambda_1}{\varepsilon + \lambda_1} - \frac{\lambda_2}{\varepsilon + \lambda_2} \right)$$

と書ける. ε, θ は a に比して十分に小さいとすると,

$$\boldsymbol{wx}_1 = \frac{1}{2} y_1 \left(1 + \frac{a\theta^2}{\varepsilon + a\theta^2} \right) + \frac{1}{2} y_2 \left(1 - \frac{a\theta^2}{\varepsilon + a\theta^2} \right)$$

である. これで, α_1 と α_2 とが求まった. $\alpha_1/\alpha_2 = 3$ となるのは

$$\frac{a\theta^2}{\varepsilon + a\theta^2} = \frac{1}{2}$$

のとき, すなわち

$$2\theta = 2\sqrt{\frac{\varepsilon}{a}}$$

のときであり, これが分解能を与える.　　　　（証明終り）

8.6.5 直交学習における雑音と分解能

　直交学習のパラメータ ε を 0 に近づければ, 分解能はいくらでもよくなる. しかし, 学習に用いる信号 $\boldsymbol{x}_\alpha$ が正確でなく, 雑音 $\boldsymbol{e}$ が毎回独立に加わった

$$\tilde{\boldsymbol{x}}_\alpha = \boldsymbol{x}_\alpha + \boldsymbol{e}$$

である場合には ε を限りなく小さくしても意味がない. 事実, 雑音の入る環境情報 S のもとでは, パラメータ ε が見掛け上雑音の強さの分だけ大きくなることがわかる. すなわち, 雑音の精度以上に分解能を上げることはできない.

　環境 S として,

$$S = \{(\tilde{\boldsymbol{x}}_\alpha, y_\alpha, p_\alpha), \alpha = 1, \cdots, k\}$$

を考えよう. $\tilde{\boldsymbol{x}}_\alpha$ は $\boldsymbol{x}_\alpha$ に毎回独立な雑音 $\boldsymbol{e}$ が加わること
を意味する. 簡単のため, $\boldsymbol{e}$ の成分 e_i は互いに独立で同
一の分布に従うものとする. 信号 $\boldsymbol{x}$ の成分が連続値をと
る場合と, 0, 1 の離散値をとる場合とでは, 雑音の扱いが
少し異なる. 連続値の場合には, e_i は平均 0, 分散 σ^2 の
正規分布に従うものとしよう. σ^2 は雑音の強さを表わす.
このとき, アンサンブル平均 $\langle\ \rangle$ は, 雑音についての平
均もとらなければならない. 雑音については,

$$E[\boldsymbol{e}] = 0$$
$$E[\boldsymbol{e}\boldsymbol{e}^T] = \sigma^2 \mathrm{E}_n$$

が成立する. したがって, はじめに雑音についての平均を
とると

$$\langle \tilde{\boldsymbol{x}}\tilde{\boldsymbol{x}}^T \rangle = \langle \boldsymbol{x}\boldsymbol{x}^T \rangle + \sigma^2 \mathrm{E}_n \qquad (8.46)$$
$$\langle y\tilde{\boldsymbol{x}}^T \rangle = \langle y\boldsymbol{x}^T \rangle \qquad (8.47)$$

が得られる.

一方, $\boldsymbol{x}$ の各成分が 0, 1 の二値をとる場合は, 雑音 $\boldsymbol{e}$
の成分は 0, 1, -1 の三値をとる. $\boldsymbol{e}$ を $\boldsymbol{x}$ に加わる雑音と
しよう. $\boldsymbol{x}$ の第 i 成分に雑音が生じなければ $e_i = 0$ であ
る. 雑音が生じれば, $x_i = 1$ のときは, $e_i = -1$, $x_i = 0$
のときは $e_i = 1$ である. いま, 一つの成分に雑音が生ず
る確率を p としよう. すると, 雑音の平均は

$$E[\tilde{\boldsymbol{x}}] = \boldsymbol{x} + E[\boldsymbol{e}] = (1-2p)\boldsymbol{x} + p\boldsymbol{1}$$

と書ける. ここで,

$$\bar{x} = (1-2p)x + p\mathbf{1}$$

としよう. また,

$$\langle \tilde{x}\tilde{x}^T \rangle = \bar{x}\bar{x}^T + \sigma^2 \mathrm{E}_n$$

$$\sigma^2 = p(1-p)$$

が得られる. $\bar{x}$ は, x の 0 成分を p に, 1 成分を $1-p$ に変えただけであり, $0,1$ の代りに $p, 1-p$ の二値をもつベクトルである. したがって, その性質はもとの x とほぼ同じである. すなわち, 離散信号の場合は, x が $\bar{x}$ に代わるだけで, あとは雑音の強さが σ^2 の連続信号の場合と同じことになるので, 連続信号の場合のみを考えることにする.

強さ σ^2 の雑音が直交学習に及ぼす影響は次の定理に要約される.

定理 8.6 環境 S が強さ σ^2 の雑音をもつとき, 直交学習のパラメータ ε は等価的に $\varepsilon + \sigma^2$ に増える.

証明 S のもとでの学習で w は

$$w = \langle y\tilde{x}^T \rangle (\varepsilon \mathrm{E}_n + \langle \tilde{x}\tilde{x}^T \rangle)^{-1}$$

に収束する. これに (8.46), (8.47) を代入すると

$$w = \langle yx^T \rangle ((\varepsilon + \sigma^2)\mathrm{E}_n + \langle xx^T \rangle)^{-1}$$

となる. これを (8.39) と比べると, 雑音のないときと比して, ε が $\varepsilon + \sigma^2$ に増えていることがわかる.

(証明終り)

8.7　文献と補遺

　神経系の記憶・学習が，シナプスの結合荷重の適応的
変化によるという考えは，古くからあった．これは，生
理学がこれから実証すべき重要な仮説として，多くの生
理学者の注目をあびている．この仮説を明確な形で表現
したのは，心理学者 Hebb（1949）である．この仮説は，
その後の構成的手法による研究では当然のこととして受
け入れられている．パーセプトロンもその一つといえる
し，Caianiello（1961）の神経方程式もその一つである．
また，Brindley（1969）は，シナプスの適応的変化の型
を分類している．

　Hebb 型の学習は，その後多くのモデルに使用されたに
もかかわらず，その本質が多安定性にあることが明らかに
されないままできた．神経学習の方程式を統一的に議論し
たのは，Amari（1977B）であり，Hebb 学習の多安定性
は Amari-Takeuchi（1978）で具体的に調べられている．
なお，学習の方程式で，c を定数とせず

$$\tau \dot{w} = -w + c(w, x)\frac{\partial R}{\partial w}$$

の形に変形して使うことも可能である（$c(w, x)$ は正であ
るとする）．学習にポテンシャル関数を導入し，確率近似
法（たとえば，Wasan（1969）に詳しい）の観点から議
論する方法は，パターン認識における識別関数の統一的な

理論で示された．これについては，Tsypkin（1966），甘
利（1967B，1968），Amari（1967A）などにある．

　信号の二分割を学習するパーセプトロンは，決定の基本
的なモデルといえる．これは Rosenblatt（1961）が提案
したもので，パーセプトロンの収束定理は Block（1962）
が証明した．本書の証明は，その後見出されたより簡単な
証明によっている（これらについては，たとえば Nilsson
（1965）を見よ）．また，Widrow（1963）の提唱したア
ダリン（adaline）は，出力値 y_β を ± 1 に限るが，直交学
習と同様の方法で，二分割学習を行なわせようというもの
である．パーセプトロンの収束については，係数 c の選び
方についてなど，多くの議論がある（Nilsson，1965）．

　相関学習は，連想記憶のモデルに関係して
Nakano（1972），Kohonen（1972），Anderson（1972），
Wigström（1973，1974，1975），Amari（1972E）など
によって取り扱われた．その能力を確率論を用いて明
らかにしたのは，上坂–尾関（1972）である．相関学習の
利点は，その形式の簡単さにある．しかし，本章で見たよ
うに，信号が相互に直交していない限り，多重化された信
号の分離はきわめて不完全である．また，これを二分割学
習に用いると，その能力はパーセプトロン式学習に比べて
劣ることになる．

　連続量の入出力関係の多重記憶としては，直交学習
が優れている．これは，Kohonen-Ruohonen（1973），
Kohonen（1977）などが取り扱っている．これを神経回

路で実現し，しかも学習パラメータ ε と分解能および雑音との関係を数学的に明らかにしたのは Amari (1977B) である．

9. 自己組織神経回路網における情報処理

　本章では，自己組織能力をもつ神経回路網において，どのような情報処理が可能であるか，その可能性をいくつかの単純なモデルを用いて調べることにする．そのために，情報認識機構の自動的形成のモデル，決定のモデルとしてのパーセプトロン，連想記憶や概念形成の原始的モデルなどを研究する．ここでの議論は，実際の脳機能に近い精密なモデルを作ることにあるのではなく，神経回路網のもつ論理的な可能性を単純なモデルを用いてあばき出すことにある．これらの論理を相互に組み合わせ，より精密なモデルを作るのは，これからの課題である．

9.1　情報認識機構の自己形成

9.1.1　自己形成の論理

　生物は外界の多様な情報を受容しながら，自己を外界の情報構造に適合させ，この情報を処理する機構を神経系の中に作り上げていく．すなわち，外界の情報構造に合わせて自己を組織化し，一方では外界の構造を表現する概念体系を自己の中に作り上げるとともに，他方ではそれに対す

る有効な処理方式を作り出す．このような情報認識機構の自己形成は，神経系に普遍的に備わっている能力の一つであろう．これは，外界の情報構造を特定の教師信号なしに学習する，いわゆる教師なしの学習である．

情報認識機構の自己形成の簡単な例として，大脳視覚領における特徴抽出細胞の形成があげられる．大脳視覚領には，視覚図形の種々の特徴に反応して興奮する細胞が多数発見されている．このような特徴抽出細胞は，（遺伝情報のみでなく）発達期の視覚体験に依存して形成されることが知られている．すなわち，発達期に見る図形の特徴に対してその特徴に反応して興奮する細胞が形成されてくる．図形の特徴は多数あるから，各特徴に対して，これに反応する細胞が分化し形成される．

神経細胞が外部情報に応じて分化し，それぞれが固有の役割を担うように適応する機構は，高次の情報処理機能の形成に不可欠である．概念形成にせよ，言語の修得にせよ，この種の機能分化により特定の情報を表現する細胞（集団）を脳中に作ることで実現できる．内容アドレス方式の記憶なども，この機構を利用している．すなわち，多数の情報のおのおのに対し，それを専用に受容する細胞が形成されるならば，この細胞は特定の情報を受け入れる経路の役割を果たす．情報はこの経路を通して記憶され，また処理される．この経路は，特定の番地で指定されるのではなく，情報内容に応じて定まる．

いま，環境情報 S から共通の信号を受ける神経細胞の

集団を考えよう．細胞間に適応的な機能分化が生ずるためには，同じ入力信号を受けても，各細胞が異なった情報を表現するものへ分化しなければならない．これは，学習方程式が多安定であることを意味する．学習方程式の収束先である多数の安定状態が外界の情報構造の多様性を表現する．この学習系においては，外界の多数の情報が重ね合わされ，平均化されてしまうことはないから，学習方程式は高度の非線形性を有し，重ね合わせの原理は働かない．また，神経集団の素子の間に相互の結合があると，その相互作用によって機能分化が促進され，一定の秩序のとれた分化が行なわれるであろう．このような学習が，一般化されたHebb学習に基礎をおくことを示すとともに，学習を効果的に遂行する素子間の相互作用をも考察しよう．

9.1.2 大脳における特徴抽出細胞の形成——生理学的知見

　猫などの哺乳動物を，生後間もない時期に異常な視覚環境に置くと，特徴抽出細胞の形成に重大な支障が起こることが多くの実験により生理学的に実証された．この実験は，情報認識機構の形成に示唆するところが大きい．

　大脳視覚領には，図形の特徴に反応する特徴抽出細胞が多数存在することが知られている．たとえば，特定の方向を向いた線分に対して興奮する細胞などである．大脳視覚領では，細胞は柱状に並んでいて，一つの柱の中に入っている細胞はどれもほぼ同じ特徴に反応するといわれる．隣の柱に入っている細胞は，少し異なる方向の線分に反応す

る. このような柱が平面状に並んで, 皮質の一部をなしている.

　特徴抽出細胞は, 先天的に形成されるのか, それとも視覚体験によって後天的に形成されるのかを知るために, 帝王切開で取り出した猿を用いて調べた実験がある. この結果, 方向反応性などの特徴抽出細胞は先天的に出来上がることが明らかにされた. しかし, 生後の一定期間目を覆ったまま視覚体験なしで過ごした猫では, 方向についての反応の感度が鈍い. これに対して, 正常な視覚体験をもつ猫では, 方向についての感度が次第に鋭くなり, はじめはかなり広い範囲の角度に反応していた細胞も, 特定の狭い範囲の角度にしか反応しなくなる. すなわち, 視覚体験が特徴抽出細胞の形成に大きな役割を果たしている.

　では, 異常な視覚体験をもった猫では, どのような特徴抽出細胞が現われるだろうか. 生後の一定期間, 猫を縦縞模様しか見ることのできない環境に置いておく. これには, たとえば縦縞模様の円筒の中に猫を閉じこめたり, スキー眼鏡 (ゴーグル) に縦縞を入れたものを猫にかけ, この猫を白い部屋に入れておくなどすればよい. このような体験をもつ猫では, 横方向の線分に反応する細胞がなくなり, 代りに縦縞模様に強く反応する細胞が多数形成されてくる. 横縞模様のみの視覚体験をもつ猫では, 逆に縦方向の特徴抽出細胞がなくなり, 横縞に反応する細胞が形成される. また, 星座のように, ある大きさの点からなるランダム図形のみを視覚体験としてもつ猫では, このような点

模様に強く反応する細胞が形成される.

　これらの実験は, 特徴抽出細胞はたとえ先天的に形成されたものでも, 後の視覚体験で補強されなければ消滅していくこと, また, 異常な視覚体験の場合には異常環境に適合する新たな特徴抽出細胞が形成されることを示している. 視覚体験の時期は, 生後の第4週, 第5週が決定的であって, これより早い時期の体験もまた遅い時期の体験もあまり関係しない.

　視覚体験の異常に関係した例として, 視覚領細胞の両眼性の喪失も報告されている. 通常の猫では, 大脳視覚領の細胞の多くは, 左右どちらの目にもつながっていて, どちらの片目に光刺激を与えても興奮する. このような細胞を両眼性という. これに対して, どちらか一方の目に与えられた光刺激にしか興奮しない細胞を単眼性という. 生後の第4, 5週目を, 片目を覆って光刺激が片目にしか入らないようにした猫では, 多くの細胞が単眼性になる. すなわち, 覆われていた方の目に光刺激を与えても, 多くの細胞は反応しなくなる. ただし, この時期を両眼を覆ったままで過ごした猫では, 多くの細胞は両眼性のままで残り, どちらの目に与えられた光刺激にも反応する. したがって, 片目を覆われた猫が単眼性になる過程は, 覆われていた方の目から細胞への結合が脱落するという単純な説明ではすまない.

　さらに興味あるのは, 次の実験である. 生後の第4週, 5週を, 1日目は右目を覆い, 2日目は左目を覆う, とい

う具合に，一日交代で交互に異なる片目を覆った猫では，
多くの細胞は単眼性になる．すなわち，各細胞は機能分化
を起こし，右目に与えられた刺激にのみ反応する細胞と，
左目に与えられた刺激にのみ反応する細胞とにわかれる．
この場合，外界の情報構造は，右目のみに光が来るパター
ンと，左目のみに光が来るパターンとの2種類からなっ
ているわけで，各細胞はおのおのどちらか一方の情報に適
合するように機能分化したと考えることができる．

　なお，片目を覆ったまま過ごして単眼性となった猫に，
神経系の抑制結合の作用を抑制する薬物を与えると，その
有効期間だけは両眼性が回復し，反応しなくなった方の目
に与えられた光刺激にも反応することがわかった．これ
は，この種の過程で，抑制性シナプスの学習が重要な役割
を果たしていることを示唆するものである．

　以上のような状況は，生理学的には生後の第4〜5週と
いう，発達の特殊な段階においてのみ観察されることであ
る．しかし，このような自己形成機構は，その後の高次の
情報処理過程にも共通する，神経系に普遍的な性質の現わ
れと考えられる．その意味で，自己形成の論理は，これら
の現象をも十分によく説明できるものでなくてはならな
い．

9.1.3　自己形成の基本定理

　情報認識機構の自己形成の初歩的なモデルとして，環境

$$S = \{(\boldsymbol{x}_\alpha, p_\alpha), \alpha = 1, \cdots, k\}$$

からの入力を共通に受ける，一般化 Hebb 学習に従う多数の神経素子よりなる集団を考える．各素子は入力 x 以外に抑制性の信号 x_0 をも受けるものとする．一つの素子の入力 x に対するシナプス荷重を w，入力 x_0 に対するシナプス荷重を $-w_0$ とし，簡単のため素子のしきい値は $h=0$ とする（図 9.1）．

　各素子は，相互抑制結合をもっていてよいが，相互抑制結合の効果はあとで論ずることにし，ここでは相互結合のない最も単純なモデルを考える．入出力信号は一般に連続量でよい．また，抑制性の入力 x_0 は，簡単のため一定値をとるものとする．（一般には，x_0 は入力信号の一次結合を用いた前向き抑制信号や，集団の出力の一次結合を用いた後向き抑制信号であってよい．こうすると，x_0 は出力信号の活動度を一定のレベルにおさえる効果をもつ．）

　興奮性のシナプスと抑制性のシナプスは，同じ学習信号 r に従って学習するが，学習の定数は必ずしも同じではないとしよう．学習信号 r は，活性化仮説に従って，出力 z が正であるか否かに従って，1, 0 の値をとるものとする．

$$r = 1(z) = 1(\boldsymbol{w}\cdot\boldsymbol{x} - w_0 x_0) \qquad (9.1)$$

このとき，一つの素子の平均学習方程式は，

$$\left.\begin{array}{l} \tau\dot{\boldsymbol{w}} = -\boldsymbol{w} + c\langle r\boldsymbol{x}\rangle \\ \tau'\dot{w_0} = -w_0 + c'\langle r x_0\rangle \end{array}\right\} \qquad (9.2)$$

と書ける．τ, τ', c, c' は学習の定数である．学習の安定平衡状態に対応するシナプス荷重 $(\boldsymbol{w}, w_0)$ は

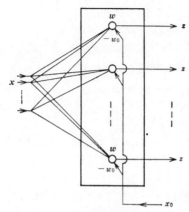

図9.1 自己形成のモデル

$$\left.\begin{array}{l} \boldsymbol{w} = c\langle r\boldsymbol{x}\rangle \\ w_0 = c'\langle rx_0\rangle \end{array}\right\} \qquad (9.3)$$

を満足する.

　ある信号の集合 A に対して，A に属する信号を入力したとき，このときにのみ興奮する細胞があれば，これを A の検出細胞という．A を S の信号のある部分集合とする．A の検出細胞が，環境 S のもとでの学習で安定平衡状態として得られるとき，A は S のもとで学習可能であり一つの**カテゴリ**をなすという．

　一般に，学習方程式は多安定であるから，S にはいくつかのカテゴリが存在し，その一つ一つが方程式の安定平衡状態に対応する．カテゴリ A に対応する安定平衡状態を

$(\boldsymbol{w}^A, w_0^A)$ と書こう. 明らかに,

$$\boldsymbol{w}^A \cdot \boldsymbol{x}_\alpha - w_0^A x_0$$

は A に属する $\boldsymbol{x}_\alpha$ に対しては正で, A に属さない $\boldsymbol{x}_\alpha \in S$ に対しては負になる. したがって, (9.3) より

$$\left.\begin{array}{l} \boldsymbol{w}^A = c \displaystyle\sum_{\alpha \in A} p_\alpha \boldsymbol{x}_\alpha = cp(A)\boldsymbol{x}^A \\[2mm] w_0^A = c' \displaystyle\sum_{\alpha \in A} p_\alpha x_0 = c'p(A)x_0 \end{array}\right\} \qquad (9.4)$$

が得られる. ここで, $\alpha \in A$ とは, $\boldsymbol{x}_\alpha \in A$ となる α の意味であり, $\boldsymbol{x}^A$ は, (8.22) で与えた A に属する信号の重みつき平均である.

　共通の環境 S からの情報を受ける神経集団の各素子は, 学習によってどれか一つのカテゴリの検出細胞になっていく[1]. どのカテゴリの検出細胞になるかは, その細胞の荷重 $(\boldsymbol{w}, w_0)$ の初期値に依存する. 初期値が適当に広く分布していれば, どのカテゴリも, 検出細胞をもつようになる. ではどのような集合がカテゴリになるかを調べよう.

　前と同様に

$$g_{\alpha\beta} = \boldsymbol{x}_\alpha \cdot \boldsymbol{x}_\beta, \quad g_\alpha^A = \boldsymbol{x}_\alpha \cdot \boldsymbol{x}^A \qquad (9.5)$$

とすると, いかなる集合 A がカテゴリになるかに関する, 次の基本定理が得られる.

定理 9.1　S のもとで A がカテゴリになるためには, 次の条件が必要十分である.

---

1) 興奮しないままに残る細胞もある.

$$\min_{\beta \in A} g_\beta^A > \frac{c' x_0^2}{c} > \max_{\beta \notin A} g_\beta^A \qquad (9.6)$$

証明　A がカテゴリであるときは，$(\boldsymbol{w}^A, w_0^A)$ に対して，

$$\boldsymbol{w}^A \cdot \boldsymbol{x}_\beta - w_0^A x_0 > 0 \quad \boldsymbol{x}_\beta \in A \text{ のとき}$$

$$\boldsymbol{w}^A \cdot \boldsymbol{x}_\beta - w_0^A x_0 < 0 \quad \boldsymbol{x}_\beta \notin A \text{ のとき}$$

が成立している．逆に，ある A について上の不等式が成立すれば，$(\boldsymbol{w}^A, w_0^A)$ は学習方程式の安定平衡状態であり，A はカテゴリである．(9.4)，(9.5) を用いると

$$\boldsymbol{w}^A \cdot \boldsymbol{x}_\beta - w_0^A x_0 = c \sum_{\alpha \in A} p_\alpha g_{\alpha\beta} - c' p(A) x_0^2$$

$$= c p(A) \left\{ g_\beta^A - \frac{c' x_0^2}{c} \right\}$$

となる．これが任意の $\boldsymbol{x}_\beta \in A$ に対して正，$\boldsymbol{x}_\beta \notin A$ に対し負となる条件は (9.6) である．　　　　　(証明終り)

環境情報 S に対して，どのような A がカテゴリであるかは，神経素子のパラメータ

$$\lambda = \frac{c'}{c} x_0^2$$

の値に依存している．λ は，あとでわかるように，S の内の類似の信号がまとまってカテゴリをなすときの，まとまり方のあらさを示す量になる．まず，S に属する各信号がすべて単独でカテゴリになるような条件を調べよう．この

場合は，S の各信号に対して，それぞれ固有の検出細胞が形成できる．

　いま，S の k 個の信号は，絶対値の二乗がみな一定値 a に等しく

$$g_{\alpha\alpha} = \boldsymbol{x}_\alpha \cdot \boldsymbol{x}_\alpha = a$$

とする．また，二つの信号の内積は b より小さいとする $(b < a)$

$$g_{\alpha\beta} = \boldsymbol{x}_\alpha \cdot \boldsymbol{x}_\beta \leqq b.$$

　定理 9.2　学習のパラメータ λ が

$$a > \lambda > \frac{a+b}{2} \tag{9.7}$$

のとき，S のどの一つの信号 $\{\boldsymbol{x}_\alpha\}$ もそれ自体でカテゴリをなす．また，これ以外にカテゴリは存在しない．

　証明　いま，A としてただ一つの信号 $\boldsymbol{x}_\alpha$ からなる集合を考えよう

$$A = \{\boldsymbol{x}_\alpha\}.$$

このとき，

$$p(A) = p_\alpha$$

であるから，

$$g_\beta^A = g_{\alpha\beta}$$

である．ところで

$$\min_{\beta \in A} g^A_\beta = g_{\alpha\alpha} = a$$

$$\max_{\beta \notin A} g^A_\beta = g_{\alpha\beta} \leqq b \quad (\alpha \neq \beta)$$

であるから,

$$\min_{\beta \in A} g^A_\beta = a > \lambda > \frac{a+b}{2} > b = \max_{\beta \notin A} g^A_\beta,$$

これで, A がカテゴリであることがわかる.

次に, A が二つ以上の信号を含む場合を考えよう. いま $\boldsymbol{x}_\beta \in A$ とすると,

$$p(A)g^A_\beta = \sum_{\alpha \in A} p_\alpha g_{\alpha\beta} = p_\beta g_{\beta\beta} + \sum_{\substack{\alpha \neq \beta \\ \alpha \in A}} p_\alpha g_{\alpha\beta}$$

$$\leqq p_\beta(a-b) + \sum_{\alpha \in A} p_\alpha b = p_\beta(a-b) + bp(A)$$

が得られる. A は 2 個以上の信号を含むから p_β が $\frac{1}{2}p(A)$ 以下になる $\boldsymbol{x}_\beta \in A$ が存在する. したがって

$$\min_{\beta \in A} g^A_\beta \leqq \frac{1}{2}(a-b) + b = \frac{a+b}{2} < \lambda$$

これより, 二つ以上の信号を含む A はカテゴリになりえないことがわかる.   (証明終り)

$b < a$ であるから, (9.7) を満たすように λ の値を調整することは, 常に可能である. こうすると, S の個々の信号に対して, 別々の検出細胞が自動的に形成できる. このようにして, S の各信号を表現する細胞が形成される. しかし, 類似の信号をまとめて一つのカテゴリとして扱い,

各カテゴリの検出細胞を作ることも重要である．いま，各 $\boldsymbol{x}_\alpha$ の絶対値の二乗を a とし，次の条件を満たす信号の集合 $A[r_1, r_2]$ を考えよう．

（ｉ）　$A[r_1, r_2]$ に属する二つの信号 $\boldsymbol{x}_\alpha$, $\boldsymbol{x}_\beta$ の内積は
$$\boldsymbol{x}_\alpha \cdot \boldsymbol{x}_\beta = g_{\alpha\beta} \geqq ar_1$$

（ii）　$A[r_1, r_2]$ に属する信号 $\boldsymbol{x}_\alpha$ と属さない信号 $\boldsymbol{x}_{\beta'}$ の内積は
$$\boldsymbol{x}_\alpha \cdot \boldsymbol{x}_{\beta'} = g_{\alpha\beta'} \leqq ar_2$$

すなわち，$A[r_1, r_2]$ は，集合内部での二つの信号のなす角度の余弦は r_1 より大きく，集合に属さない信号との間の角度の余弦は r_2 より小さい，このようなまとまり具合をもつ信号の集合である．

定理9.3　学習のパラメータ λ が
$$ar_1 > \lambda > ar_2 \tag{9.8}$$
を満たすとき，$A[r_1, r_2]$ はカテゴリになる．

証明　$A = A[r_1, r_2]$ に対して
$$p(A) \min_{\beta \in A} g_\beta^A = \min_{\beta \in A} \sum_{\alpha \in A} p_\alpha g_{\alpha\beta} \geqq \min_{\beta \in A} p_\beta (a - ar_1) + ar_1 p(A)$$
$$> ar_1 p(A)$$

$$p(A) \max_{\beta' \notin A} g_{\beta'}^A = \max_{\beta' \notin A} \sum_{\alpha \in A} p_\alpha g_{\alpha\beta'} < ar_2 p(A)$$

が成立する．したがって，この A について（9.6）が成立し，A はカテゴリである．　　　　　　　　　　（証明終り）

　実際の神経集団では，λ の値はいろいろに分布している
であろう．このとき，いろいろなまとまり具合の集合を検
出する細胞が形成できる．

9.1.4 単眼性および両眼性結合の形成

　最も簡単な場合として，猫の細胞が環境条件によって，
単眼性または両眼性になる例に，理論を適用してみよ
う．図 9.2 に示すように，右目からの入力信号を一つに
まとめて x_1，左目からの入力信号を一つにして x_2 とし，
x_1, x_2, x_0 の三つの入力をもつ単純化したモデルを考えよ
う．ここでは，$x_0 = 1$ とし，$1 > \dfrac{c'}{c} > \dfrac{1}{2}$ とする．猫の
置かれる環境として，次の四つを考える．

（I）　正常環境：入力刺激は常に左右両眼に与えられ
　る．この場合，S は

$$\boldsymbol{x} = (1, 1)$$

　ただ一つからなり，常にこの $\boldsymbol{x}$ が入力するものとす
　る．

（II）　単眼性環境：左目を覆われた状態に対応する．S
　は

$$\boldsymbol{x}_1 = (1, 0)$$

　ただ一つからなり，常に $\boldsymbol{x}_1$ が入力するものとする．

（III）　交代単眼性環境：右眼，左眼を1日交代で覆っ
　た環境である．S は，

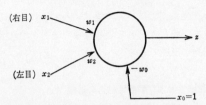

図 9.2 単眼性および両眼性結合の形成

$$x_1 = (1, 0)$$

$$x_2 = (0, 1)$$

の二つからなり，これらが等確率で発生するものとする．

(IV) 暗黒環境：両眼を覆った状態で，入力は何も与えられない．

(I)～(III) の場合を解析しよう．

(I) 正常環境

入力 x に対する学習信号は

$$r = 1(\boldsymbol{w} \cdot \boldsymbol{x} - w_0 x_0) = 1(w_1 + w_2 - w_0)$$

であるから，学習方程式は

$$\tau \dot{w}_i = -w_i + c1(w_1 + w_2 - w_0), \quad i = 1, 2$$
$$\tau' \dot{w}_0 = -w_0 + c' 1(w_1 + w_2 - w_0)$$

と書ける．これより

$$\frac{d}{dt}(w_1 - w_2) = -(w_1 - w_2),$$

したがって，学習は

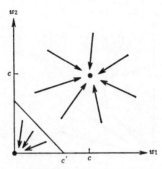

図 9.3 正常環境における学習方程式の振舞い

$$w_1 = w_2$$

を満足する値に収束することがわかる。学習方程式は双安定で、安定平衡状態は

$$(\text{i}) \quad w_1 = w_2 = c, \quad w_0 = c'$$

$$(\text{ii}) \quad w_1 = w_2 = w_0 = 0$$

の二つである。初期値が $w_1 + w_2 > w_0$ を満たす素子は（ i ）の安定平衡状態に収束し、それ以外の素子は、（ ii ）の平衡状態に向かう。学習方程式の動作を図 9.3 に示す。明らかに、正常環境において多くの素子は両眼性になる。

（II） 単眼性環境

$S = \{(\boldsymbol{x}_1, p = 1)\}$ であるから、学習方程式は

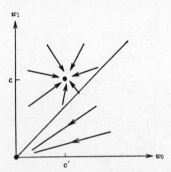

図9.4　単眼性環境における学習方程式の振舞い

$$\tau \dot{w}_1 = -w_1 + c1[w_1 - w_0]$$

$$\tau \dot{w}_2 = -w_2$$

$$\tau' \dot{w}_0 = -w_0 + c'1[w_1 - w_0]$$

である．w_2 は 0 に収束するので，この場合，単眼性結合
になる．方程式は双安定で，

（ⅰ）　$w_1 = c$，　$w_2 = 0$，　$w_0 = c'$

（ⅱ）　$w_1 = w_2 = w_0 = 0$

が安定平衡状態である．初期値が $w_1 > w_0$ を満たす素子
は（ⅰ）の平衡状態に収束する．学習方程式の動作を図
9.4 に示す．

（Ⅲ）　**交代単眼性環境**

$S = \{(\boldsymbol{x}_1, p_1 = 0.5), (\boldsymbol{x}_2, p_2 = 0.5)\}$ であるから，学習

方程式は

$$\tau \dot{w}_i = -w_i + \frac{c}{2} 1[w_i - w_0], \quad i = 1, 2$$

$$\tau' \dot{w}_0 = -w_0 + \frac{c'}{2} (1[w_1 - w_0] + 1[w_2 - w_0])$$

である．方程式は三つの安定平衡状態

（ⅰ） $\quad w_1 = \dfrac{c}{2}, \quad w_2 = 0, \quad w_0 = \dfrac{c'}{2}$

（ⅱ） $\quad w_1 = 0, \quad w_2 = \dfrac{c}{2}, \quad w_0 = \dfrac{c'}{2}$

（ⅲ） $\quad w_1 = w_2 = w_0 = 0$

をもつ．

初期状態が

$$w_0 > w_1, w_2$$

を満たす細胞は興奮せず，（ⅲ）の状態へ収束する．それ以外の細胞は，初期値か $w_1 > w_2$ ならば（ⅰ）の平衡状態へ，$w_2 > w_1$ ならば（ⅱ）の平衡状態へ収束し，いずれの場合も単眼性の結合になる．学習方程式の収束の様子を図 9.5 に示す．

9.1.5 信号検出細胞の形成——計算機実験

信号検出細胞，および信号集団の検出細胞の形成を，計算機シミュレーションで調べた例を示す．この例では，169 個の神経細胞が六方格子の格子点に並んでいる神経集団を考える．これらは 19 次元の信号

$$\boldsymbol{x} = (x_1, x_2, \cdots, x_{19})$$

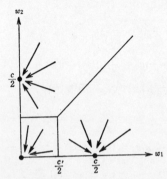

図9.5 　交代単眼性環境における学習方程式の振舞い

を受けて学習する．環境 S は

$$\{x_1, x_2, \cdots, x_9\}$$

の9個の信号よりなる．ここでは，信号の成分は0，1の
二値をとることにした．9個の信号間の内積と，各信号の
出現頻度とを表9.1に示す．表よりわかるように，9個の
信号は，

$$A_1 = \{x_1, x_2, x_3\}$$

$$A_2 = \{x_4, x_5, x_6\}$$

$$A_3 = \{x_7, x_8, x_9\}$$

の三つの部分集合に類別して考えることができる．各類
A_i の中では，二つの信号の内積は9以上であるが，類を
異にする信号の間の内積は7以下である．

　計算機シミュレーションでは，神経集団の各素子の間に

表 9.1 信号の内積と出現確率

	x_1	x_2	x_3	x_4	x_5	x_6	x_7	x_8	x_9
x_1	11	9	9	5	5	6	5	5	6
x_2		11	9	5	6	6	5	6	6
x_3			11	6	6	7	6	6	7
x_4				11	9	9	5	5	6
x_5					11	9	5	6	6
x_6						11	6	6	7
x_7							11	9	9
x_8								11	9
x_9									11
出現頻度 p_i	$\frac{3}{18}$	$\frac{2}{18}$	$\frac{1}{18}$	$\frac{1}{18}$	$\frac{3}{18}$	$\frac{2}{18}$	$\frac{2}{18}$	$\frac{1}{18}$	$\frac{3}{18}$

相互抑制結合のある場合をも考慮した．相互抑制結合があると，S の各カテゴリの検出細胞が空間的にも個数についても偏らずにまんべんなく形成できる効果があるが，これを確かめるためである．相互抑制結合は，一つの素子の出力 z が，すぐ隣りおよび二つの隣りの位置にある 18 個の素子を固定した結合荷重 $-q$ で抑制するものとする．（各素子の出力は連続値をとるものとし，出力関数を $g(u)$ とする．）$q=0$ が相互結合のない場合に相当する．各素子のシナプス荷重 w_i の初期値は，区間 $[0, 1]$ 上の一様分布からランダムかつ独立に選んだ．また，抑制性シナプス w_0 の初期値は区間 $[0, 8]$ 上の一様分布から選んだ．

表9.2　相互結合のない場合の信号検出細胞の形
　　　　成（$\lambda = 10.5$，$q = 0$）

	信号検出細胞の数										無反応細胞の数	その他	計
	x_1	x_2	x_3	x_4	x_5	x_6	x_7	x_8	x_9	小計			
初期の状況	1	0	1	1	1	0	0	1	2	7	38	124	169
学習後の状況	13	0	1	7	51	4	4	1	50	131	38	0	169

　はじめに，9個の信号おのおのに対して，それぞれ固有
の検出細胞が形成されるように，定数 $\lambda = c' x_0^2 / c$ を選ぶ．
定理9.2によれば，$a = 11$，$b = 9$であるから，λ を
$$11 > \lambda > 10$$
の範囲に選べば，各信号はそれ自体でカテゴリをなす．こ
こでは $\lambda = 10.5$ とおいた．相互結合のない場合（$q = 0$）
の結果を表9.2に示す．

　初期状態において，どれか一つの信号のみに反応する
検出細胞の数は，わずか7個しかなかった．124個の細胞
は，2個以上の信号に対して興奮し，38個はどの信号に
対しても反応しなかった．ところが，学習後は，131個の
信号検出細胞が形成され，38個は無反応のまま残った．
しかし，各信号に対する検出細胞の数は非常に不釣合い
で，x_5 に対して51個，x_9 に対して50個の検出細胞が
形成されたのに対し，x_2 に対しては0，x_3 と x_8 に対し
ては各1個という有様であった．これは，初期状態が不
釣合いであったことと，学習用に発生した信号系列 $x(t)$
のうちでの信号頻度の不釣合い（とくに初期の）に由来し

表 9.3 相互結合のある場合の信号検出細胞の形
成（$\lambda = 10.5,\ q = 0.2$）

| | 信号検出細胞の数 | | | | | | | | | | 無反応 | その | 計 |
	x_1	x_2	x_3	x_4	x_5	x_6	x_7	x_8	x_9	小計	細胞の数	他	
初期の状況	1	1	0	0	0	1	0	2	0	5	143	21	169
学習後の状況	17	15	12	8	16	11	17	7	21	124	45	0	169

ている.

これに対して，$q = 0.2$ の相互抑制結合をかけた結果が
表 9.3 である[1]. この場合は，学習の結果 124 個の信号
検出細胞が形成された. 一番少ない x_8 に対しても 7 個の
検出細胞が形成され，一番多い x_9 でも 21 個である. x_8
と x_9 とでは，x_9 が 3 倍の頻度で出現していることを考
えると，検出細胞の数は各信号に対してかなり釣合いのと
れたものになっている.

学習のパラメータ λ を小さくすると，いくつかの信号
がまとまってカテゴリをなし，このカテゴリに対する検出
細胞が形成される. A_1, A_2, A_3 の三つの集合を考えると，
集合内の二つの信号の内積は 9 以上，異なる集合に属す
る二つの信号間の内積は 7 以下である. したがって，定
理 9.3 から，λ が

$$9 > \lambda > 7$$

の範囲にあれば，A_1, A_2, A_3 がカテゴリになることがわ

---

1) 相互抑制結合をかけた場合の理論的解析はまだなされていな
い.

表 9.4 相互結合のない場合の安定集合検出細胞
の形成 ($\lambda = 8.75$, $q = 0$)

	集合検出細胞の数				無反応細胞の数	その他	計
	A_1	A_2	A_3	小計			
初期の状況	2	0	1	3	38	128	169
学習後の状況	15	57	59	131	38	0	169

かる. ここでは, $\lambda = 8.75$ においた. 表 9.4 は相互結合
のない場合の学習の結果である. 荷重をランダムに定め
たので, はじめは A_i の検出細胞は全部で 3 個しかなかっ
た. 学習後にはこれが 131 個に増えている. しかし, A_1
の検出細胞の数 15 に比して, A_3 の検出細胞の数は 59 も
あり, かなりの不釣合いがある.

表 9.5 は, $q = 0.1$ の弱い相互抑制結合をかけた場合で
ある. このときは, A_1, A_2, A_3 の検出細胞は, それぞれ,
31, 30, 31 個形成され, きわめて釣り合ったものになって
いる. なお, その他の項の 22 個の細胞は, A_i の一部分
にのみ興奮する細胞である. (λ の値をもう少し小さくす
ると, このような細胞は減少するであろう.)

9.1.6 図形特徴の抽出

前項の実験では, 内積の大きい類似した信号どうしがま
とまって, カテゴリ A_i を形成した. しかし, ここでの学
習方式は, より抽象的な特徴抽出にも適用できる. これを

表9.5 相互結合のある場合の安定集合検出細胞
の形成（$\lambda = 8.75$, $q = 0.1$）

| | 集合検出細胞の数 | | | | 無 反 応
細胞の数 | その他 | 計 |
	A_1	A_2	A_3	小計			
初期の状況	0	0	0	0	101	68	169
学習後の状況	31	30	31	92	55	22	169

例で示そう．図9.6に示すように，$3 \times 3 = 9$個の網目か
らなる画面を考える．図形パターン信号はこの画面上の黒
白のパターンで表現できるものとする．網目 x_i が黒く塗
ってあれば $x_i = 1$，白いままならば $x_i = 0$ としよう．す
ると，一つの図形は9個の成分 x_i を用いて，9次元のベ
クトル $\boldsymbol{x} = (x_1, \cdots, x_9)$ で表わすことができる．

いま，長さ3の縦棒と，長さ3の横棒とを組み合わせ
て出来る9個の信号パターン $\boldsymbol{x}_1, \boldsymbol{x}_2, \cdots, \boldsymbol{x}_9$ を考え（図
9.7），これら9個の信号を等確率に発生する環境を S
とする．S の学習によって，3個の縦棒および3個の横棒
のそれぞれが図形の特徴として抽出されるかどうかが問題
である．

いま，$\boldsymbol{x}_1, \boldsymbol{x}_2, \boldsymbol{x}_3$ からなる信号の集合 A を考えよう．A
の信号はどれも上端に横棒を共通にもっている．A がカ
テゴリになり，A の信号の検出細胞が形成されれば，こ
れは上端の横棒に反応する特徴抽出細胞であるといえる．
同様にして，中段の横棒をもつ信号 $\boldsymbol{x}_4, \boldsymbol{x}_5, \boldsymbol{x}_6$ からなる
カテゴリ，左端に縦棒を持つ信号 $\boldsymbol{x}_1, \boldsymbol{x}_4, \boldsymbol{x}_7$ からなるカ

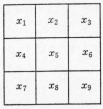

$$\boldsymbol{x} = (x_1, x_2, \cdots, x_9)$$

図9.6　図形パターン信号の表示

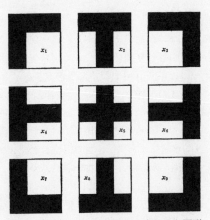

図9.7　縦棒および横棒を組み合わせた図形

テゴリなど, 全部で6個の同種の集合を考えることがで
きる. この場合, これら6個は互いに分離した集合では
なく, 一つの信号は二つの集合に属している. したがっ

て，たとえば，$A = \{\boldsymbol{x}_1, \boldsymbol{x}_2, \boldsymbol{x}_3\}$ がほかの集合と分離して一つの属を作るわけではないから，定理 9.3 を用いて，A がカテゴリになる条件を出すわけにはいかない．そこで，定理 9.1 に戻って，A がカテゴリになるための条件を求めてみよう．この場合 $\boldsymbol{x}_\beta \in A$ に対しては

$$g_\beta^A = \frac{1}{3}(\boldsymbol{x}_\beta \cdot \boldsymbol{x}_1 + \boldsymbol{x}_\beta \cdot \boldsymbol{x}_2 + \boldsymbol{x}_\beta \cdot \boldsymbol{x}_3) = \frac{11}{3}$$

であり，他方

$$\max_{\beta \notin A} g_\beta^A = \frac{7}{3}$$

である．したがって，

$$\frac{11}{3} > \lambda > \frac{7}{3}$$

に選べば，A はカテゴリになり，A の検出細胞が形成できる．このとき，この横棒に限らず，一つの縦棒かまたは一つの横棒を共有する信号の集合は，どれもカテゴリになる．

A の検出細胞の荷重は，ベクトルの成分を見やすくするために図 9.6 に対応させて 9 個の網目状に並べると，

$$\boldsymbol{w}^A = \frac{c}{9} \begin{bmatrix} 3 & 3 & 3 \\ 1 & 1 & 1 \\ 1 & 1 & 1 \end{bmatrix} \tag{9.9}$$

$$w_0^A = \frac{c' x_0^2}{3}$$

となる．したがって

$$3 > \lambda$$

であるならば，上端に横棒があるパターン信号であればどれに対しても，この細胞は興奮する．すなわち，この細胞は，単に信号集合 A の検出細胞というだけでなく，上端の横棒に反応する横棒の検出細胞になっている．

しかし，λ の値をどう選んでも，この形以外の S の部分集合でカテゴリになるものが出てくる．このため，縦棒，横棒の検出細胞のみが形成されるわけではなく，いろいろな部分集合の検出細胞が，同時に形成されることがある．

縦棒横棒を組み合わせた9個の信号を等確率に発生する環境 S のもとでの計算機実験による学習結果を表9.6に示す．ここでは，$\lambda = 3$ にとり，相互抑制結合はかけていない．合計169個の細胞のうちで，約半数の84個が，特定の位置の縦棒もしくは横棒の検出細胞になった．残りの細胞は，ほかの形の信号部分集合に対して反応している（そのうちの多くは4個の信号に対して反応する）．

この結果は，相互抑制結合をかけたり，また後に述べるような非線形性を導入することにより改善できる．

9.1.7　モデルの精密化

今まで，最も単純なモデルを用いて，外部情報の構造を内部に表現する神経細胞の自己形成の論理を考察してきた．より現実に近い動作を期待するならば，以下のように，本質を保持したままでモデルを精密化しなければなら

表 9.6　部分的特徴に反応する細胞の形成

部 分 特 徴	部分特徴を含むパターン に反応する細胞の個数
左端に縦棒を含む	20 個
中央に縦棒を含む	32 個
右端に縦棒を含む	0 個
上端に横棒を含む	3 個
中央に横棒を含む	10 個
下端に横棒を含む	19 個

ない.

（ i ）　興奮しない細胞の退化の防止

学習方程式（9.2）では, ある細胞がどの入力信号に対
しても興奮しないと, この細胞のシナプス荷重は

$$w = 0, \quad w_0 = 0$$

の状態へ収束する. しかし, 実際はシナプス荷重は完全に
0 に退化するのではなく, ある小さな値 ε にまで減少し
て, それ以上は減らないと考えられる[1]. （これには, 自
発発火の影響も考えられよう.） これらの細胞は当面は発
火しないが, 環境の構造が変わり, 新しい環境情報が入力
するようになったときに, 発火するようになる. それまで
は, どの信号にも適合せずに将来のために保存されている
と見ることができる.

─────────
1)　両眼を覆われたままで過ごした猫が両眼性を保持するのも,
このような効果が働くためであろう.

このような状況を表現するには，学習方程式（9.2）を修正して

$$\left.\begin{array}{l} \tau\dot{\boldsymbol{w}} = -(\boldsymbol{w}-\varepsilon\boldsymbol{1})+c\langle r\boldsymbol{x}\rangle \\ \tau'\dot{w}_0 = -(w_0-\varepsilon')+c'\langle rx_0\rangle \end{array}\right\} \qquad (9.10)$$

とすればよい．この方程式の性質は，安定平衡状態 $\boldsymbol{w}=w_0=0$ が $\boldsymbol{w}=\varepsilon\boldsymbol{1}$, $w_0=\varepsilon'$ に変わる以外は（9.2）とほとんど同じである．（なお，シナプス結合が存在しない $w_i=0$ のシナプスは，このまま 0 で残るものとする．）

細胞が興奮しない間は，シナプス荷重が全く変化しないように学習方程式を変更することもできる．これは，学習方程式を

$$\left.\begin{array}{l} \tau\dot{\boldsymbol{w}} = (-\boldsymbol{w}+c r\boldsymbol{x})r \\ \tau'\dot{w}_0 = (-w_0+c'rx_0)r \end{array}\right\} \qquad (9.11)$$

とすればよい．この方程式の性質も（9.2）とほとんど同じで，とくにカテゴリに関する定理 9.1, 9.2, 9.3 は，学習方程式（9.11）に対してもそのまま成立する．

（ⅱ）　神経素子間の相互結合

神経集団の各素子の間に相互結合がないと，各素子はほかの素子と独立に学習する．このため，一つのカテゴリ A に対して多数の検出細胞が形成される一方，ほかのカテゴリ B に対してはほんの少数の検出細胞しか形成されないという不均衡が生ずる．とくに，出現頻度の小さいカテゴリの検出細胞は形成されにくい．神経集団の素子の間に相互抑制形の結合があると，多数の細胞が一度に興奮することができなくなる．このため，一つのカテゴリの検出

細胞だけが多数形成されることはなくなり，出現頻度の小さいカテゴリに対しても，比較的多数の検出細胞が形成される．また，近くに位置する神経素子の間に興奮性の結合がある場合には，相隣るいくつかの細胞がまとまって同一のカテゴリの検出細胞になり，神経集団の間に一定の空間的秩序が形成される．大脳では，柱状に並んだ一かたまりの神経集団がほぼ同じ受容野をもつといわれるが，興奮性の相互結合によってこのような秩序だった形成が可能になる．

抑制性の信号 x_0 は一定値をとるものと仮定してきたが，これは入力の x の強さ，および神経集団の出力の活動度などに依存していてよい．これも，神経集団の間に一定の秩序を導入する効果をもたらす．

(ⅲ) **学習効率の可変性**

学習の効率を表わす c は，実は定数でなく，シナプス荷重の強さ w_i に依存する関数 $c(w_i)$ であるとしてみよう．このとき，平均学習方程式は

$$\left.\begin{array}{l}\tau\dot{w}_i = -w_i + c(w_i)\langle rx_i\rangle \\ \tau'\dot{w}_0 = -w_0 + c'\langle rx_0\rangle\end{array}\right\} \qquad (9.12)$$

と書ける．（ここでは簡単のため c' は定数とする．）

関数 $c(w_i)$ は，一般に単調増加関数であろう．これは，w_i が小さいうちは，学習による強化の速度は小さいが，w_i がある程度以上に大きくなってくると，$c(w_i)$ も大きくなり強化の速度が増えることを意味する．平衡状態では，w_i は

$$w_i = c(w_i)\langle rx_i \rangle$$

を満たすので，これを解くと，w_i が求まる．関数

$$\frac{w}{c(w)} = v$$

を解いた $w/c(w)$ の逆関数を

$$w = k(v)$$

とすると，上式は

$$w_i = k(\langle rx_i \rangle)$$

と表わせる．$c(w)$ が単調増大であると，関数 $k(v)$ は，線形以上に急激に増大する関数になる．したがって，定数 c の代りに $c(w)$ とすると，$\langle rx_i \rangle$ が小さい値をとるときは，$k(\langle rx_i \rangle)$ はより小さく，$\langle rx_i \rangle$ が大きいときは $k(\langle rx_i \rangle)$ はより大きくなる[1]．したがって，$c(w)$ の導入は，大きな値のシナプス荷重をより大きくする一方，小さな値のシナプス荷重をより小さくする効果がある．たとえば，横棒を検出する (9.9) に，変換 k を行なうと，3 に比して小さい 1 の成分が無視できるほど小さくなって

$$\boldsymbol{w}^A = \frac{c}{9} \begin{bmatrix} 3 & 3 & 3 \\ 0 & 0 & 0 \\ 0 & 0 & 0 \end{bmatrix}$$

と近似できる．これは，前よりもよい横棒の検出細胞になる．

---

1) たとえば，$c(w) = \sqrt{w}$ とすると，$k(\langle rx_i \rangle) = \langle rx_i \rangle^2$ になる．

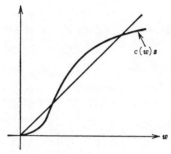

図9.8 多安定をひき起こす $c(w)$

なお，関数 $c(w)$ が図9.8に示す形をしていると，
$$w = c(w)s$$
は図に示すように3個の解をもつ．このときは，$s = \langle rx_i \rangle$ の値が定まっても，w は一意的には定まらず，$w = 0$ もしくは大きい値のどちらかに収束する．これは，w_i の初期値がある程度より小さいと，学習を行なってもこれはなかなか成長できないことを示す．

生理学の実験で，猫の左右の目に異なった刺激を同時に与えても，猫の細胞は単眼性になることが知られている．この現象は，初期値の左右の整合性と $c(w)$ をこのように選ぶことで説明できる．

9.2　学習による識別決定のモデル——パーセプトロン

9.2.1　パーセプトロン

　パーセプトロンは，Rosenblatt によって提案された識別
決定装置で，学習能力のある神経素子を構成要素とする多
層の層状回路である．パーセプトロンは，一般に，図 9.9
に示すように，S 層，A_1 層，A_2 層，…，A_r 層，R 層か
らなる．S 層は sensory unit（感覚層）と呼ばれ，外部
の入力を受容する感覚器に対応する．外部からの信号は
この層に入力する．あとに続く r 個の層，A_1,…,A_r を A
層というが，これは association unit（連合層）のことで
ある．S 層が受容した情報は，r 個の A 層によって変換
される．この過程で種々の情報処理が行なわれる．A 層
で変換された情報は，R 層に入る．これは response unit
（反応層）で，入力情報に対する系の最終結果を出力する
部分である．

　A 層間の結合としては，図に示すような縦続結合のほ
かに，各 A 層の内部での相互結合を許す相互結合のパー
セプトロン，一つの A 層から前段階の A 層へのフィード
バック結合を許すフィードバック形のパーセプトロンなど
が考えられている．これらは，学習機械の原型として，そ
の後の神経回路網モデルの形成に大きな影響を及ぼした．
現在までに提案されている学習モデルの多くは，パーセプ
トロンの一種とみなすことができる．しかし，パーセプト

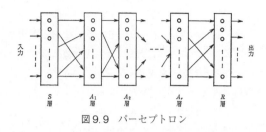

図9.9 パーセプトロン

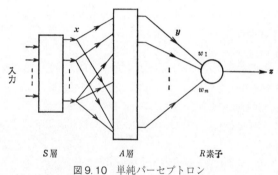

図9.10 単純パーセプトロン

ロンの中で，その能力が解明されまた理論的基礎が与えら
れたものは単純パーセプトロンと4層パーセプトロンぐ
らいである．

単純パーセプトロンは，S層，ただ一つのA層，R層
の3層からなる．R層が1個の素子よりなる場合は，そ
の構成は図9.10のようになる．ここで，S層の各素子か
らの出力を一まとめにして，ベクトル

$$\boldsymbol{x} = (x_1, x_2, \cdots, x_n)$$

で表わす. n は S 層の素子の数である. S 層の素子は与えられた入力刺激に忠実に興奮する. したがって, パーセプトロンへの入力をベクトル $\boldsymbol{x}$ と考えてよい.

A 層は入力 $\boldsymbol{x}$ を受けて出力

$$\boldsymbol{y} = (y_1, y_2, \cdots, y_m)$$

を出す. m は A 層の素子数である. 単純パーセプトロンでは, S 層と A 層の間の結合はランダムであるから, A 層はランダム結合の層状回路にほかならない. 入力信号 $\boldsymbol{x}$ は A 層で

$$\boldsymbol{y} = T\boldsymbol{x}$$

の変換を受ける. 信号 $\boldsymbol{y}$ は R 層の素子に入力し, ここから最終出力 z が出る. R 層の素子のシナプス荷重 $w_1, \cdots, w_m$ は可変であり, 学習によってその大きさを変える. ここで行なわれる学習は, 前章で述べた誤り訂正学習である.

パーセプトロンに入力する環境情報として, $\boldsymbol{x}_1, \boldsymbol{x}_2, \cdots, \boldsymbol{x}_k$ の k 個のパターン信号を考えよう. これらは教師信号 y_α の値によって S_0 に属する信号と S_1 に属する信号とにわけられる. パーセプトロンの目的は, 学習によって, S_0 に属する信号に対して出力 $z=0$ を, S_1 に属する信号に対して出力 $z=1$ を出すように荷重 w_i を調整することである. これによって, S_0 と S_1 の二つの信号の属を識別することができる. R 層に多数個の素子がある場合には, この組合せで三つ以上の信号の属の識別も可能にな

る.

A層の役割は，信号をR層で識別するのに都合のよい形に変換することである．しかし，S_0 と S_1 の信号に関する知識を事前に利用することはできないから，どのような S_0 と S_1 が与えられても，学習によってこれらを識別できるようにしたい．このために，S層からA層への結合をランダムにしておき，R層の素子の学習により正しい識別を達成することを考えよう．パーセプトロンの誤り訂正学習の能力は，前章で明らかにした．すなわち，S_0 に属する $\boldsymbol{x}$ に対するA層の出力信号 $\boldsymbol{y}$（以後これを S_0 に属する $\boldsymbol{y}$ という）と，S_1 に属する信号 $\boldsymbol{x}$ に対する出力 $\boldsymbol{y}$（以後これを S_1 に属する $\boldsymbol{y}$ という）とが線形分離可能ならば，R層の素子の学習によって，S_0 と S_1 とを完全に識別できる．

A層のランダム変換は，信号の線形分離性を高める役割を果たす．これについて次に考えてみよう．

9.2.2 単純パーセプトロンの識別能力

信号の集合 S_0 と S_1 の線形分離可能性は厳しい条件であって，多くの場合これが満たされない．いま，信号 $\boldsymbol{y}$ の各成分が0,1の二値をとる場合を考えよう．すると，相異なる信号 $\boldsymbol{y}$ の総数は

$$k = 2^m$$

である．これら 2^m 個の信号を S_0 と S_1 の二つの属に分割する場合，分割の仕方の総数は

$$N = 2^{2^m}$$

個ある．このうちの何個の分割が線形分離可能な S_0 と
S_1 を与えるかを考えよう．

　一般に，一つの分割 S_0, S_1 に対して，

$$f(\boldsymbol{y}) = \begin{cases} 1, & \boldsymbol{y} \in S_1 \text{ のとき} \\ 0, & \boldsymbol{y} \in S_0 \text{ のとき} \end{cases}$$

という関数を定義できる．$\boldsymbol{y}$ は m 個の成分からなるから，
これは m 変数のブール関数である．m 変数のブール関数
の個数は $N = 2^{2^m}$ 個ある．このうちで，適当な $\boldsymbol{w}$ と h を
選んで，神経素子により

$$f(\boldsymbol{y}) = 1\,[\boldsymbol{w} \cdot \boldsymbol{y} - h]$$

という形で実現できる関数を多数決関数，またはしきい値
関数と呼んでいる．線形分離可能な分割としきい値関数と
が1対1に対応している．

　m 変数のブール関数 N 個のうちで，何個がしきい値関
数であるかは，未だ正確にはわかっていない．しかし，m
が大きいとき，次の定理が知られている．

　定理9.4　m が大きいとき，m 変数しきい値関数の総
　　数 M は

$$2^{(1/2)m^2} < M < 2^{m^2} \qquad (9.13)$$

　　を満たす．

　ここで得られた M を，ブール関数全体の数 N と比べ
ると

$$\lim_{m \to \infty} \frac{M}{N} = 0$$

である．すなわち，線形分離可能な分割は，きわめて特殊な場合といえる．

しかし，R 層の神経素子は，実際に 2^m 個の信号のすべてを識別しなければならないわけではない．S_0 に属するか S_1 に属するかを識別しなければいけない信号の総数 k は，2^m 個よりはずっと小さいに違いない．それでは，S_0 と S_1 とがどのように与えられても線形分離可能性の条件が満たされるのは，k がどのくらいの数であればよいかを考えてみる．いま，k 個の m 次元信号 $\boldsymbol{y}_1, \boldsymbol{y}_2, \cdots, \boldsymbol{y}_k$ を考えよう[1]．これらを二分割する仕方の総数は 2^k である．一方，これらを m 次元の 1 枚の超平面によって S_0 と S_1 とに分割する仕方，すなわち，線形分離可能な分割の仕方の総数を $L(k, m)$ とおく．このとき，次の定理が知られている．

定理 9.5

$$\lim_{m \to \infty} \frac{L(k, m)}{2^k} = \begin{cases} 1, & \dfrac{k}{m} < 2 \\ 0, & \dfrac{k}{m} > 2 \end{cases} \tag{9.14}$$

定理によれば，m が十分大きいときは，$k = 2m$ 個以下

---

1) これらは"一般の位置"にあるもの，すなわち，どの $m+1$ 個も 1 枚の $m-1$ 次元超平面に含まれることはないものとする．

の個数の信号ならば，それらをどのように S_0 と S_1 へ分割しても，1個の学習神経素子でこの識別を正しく遂行することができる．この意味で，m 個のシナプスをもつ1個の McCulloch-Pitts 神経素子の信号識別容量は $2m$ であるといってよい．

　一般に，S 層に与えられる入力信号の総数 k は，S 層の素子の数 n に比して，ずっと大きいであろう．A 層は $\boldsymbol{x}$ を m 次元信号 $\boldsymbol{y}$ に変換するが，R 素子の識別容量は $2m$ であるから，m が大きいほど，R 素子での識別は容易になる．すなわち，信号の数 k に対して A 層の素子数 m が $2m > k$ を満たしていれば，R 層の素子は k 個の信号を正しく識別できる．この際，A 層への結合をランダムにしておくと，第3章で調べたように，S 層の信号 $\boldsymbol{x}$ は m 次元空間の中に非線形に写像され，ばらばらの位置に移るので，分離性がよい．単純パーセプトロンにおける A 層の役割は，信号の次元を非線形変換を用いて高めることにより，全体の識別能力を増すことにある．

9.2.3　小脳パーセプトロン説

　パーセプトロンは，神経素子のシナプスの学習を利用した最も簡単な学習識別装置である．単純パーセプトロンの本質は，R 層の素子の誤り訂正学習と，A 層による識別可能性を高める変換とにある．これらは現実の脳の神経回路網の中でも生かされているのではないかという説が出されている．Marr と Albus とが独立にとなえた小脳パーセ

プトロン説がこれである.

　小脳は,その回路網の構造が比較的よく調べられている.とくに,小脳皮質は,顆粒細胞,ゴルジ細胞,バスケット細胞,星状細胞,プルキンエ細胞の5種類の細胞からなる神経場である.小脳皮質への入力には2種類ある.一つは苔状線維で,これは顆粒細胞およびゴルジ細胞に入る.ほかの一つは登上線維で,これはプルキンエ細胞に入る.小脳皮質からの出力はプルキンエ細胞から出る.ここで,ゴルジ細胞,バスケット細胞,星状細胞をひとまず無視して,小脳皮質における情報の流れを書くと,図9.11のようになる.これは,顆粒細胞を A 層,プルキンエ細胞を R 層とする単純パーセプトロンになっているのではないか,というのが小脳パーセプトロン説である.苔状線維からの信号が入力,プルキンエ細胞から出る信号が出力であり,登上線維はプルキンエ細胞に直接入る教師信号を担うものとされる.

　確かに,苔状線維の数 n は 5×10^6 個,顆粒細胞の数は 2×10^9 個で,顆粒細胞の層によって信号の次元は飛躍的に増大する.プルキンエ細胞の数は 10^6 個であるが,1個のプルキンエ細胞は約8万個の顆粒細胞から入力を受ける.また,1個のプルキンエ細胞に入力する登上線維は1本で,登上線維からの入力パルスはただ1個でこのプルキンエ細胞を興奮させる.したがって,これを教師信号に見立てるのも不自然ではない.1本の苔状線維は約460個の顆粒細胞と結合するが,1個の顆粒細胞は平均 4.2 本

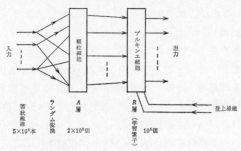

図9.11   小脳パーセプトロン

の苔状線維からの入力を受ける. すなわち, ここで約100倍に信号の次元が上がる. この結合はランダムに見える. こう見ると, 顆粒細胞層は入力信号の線形分離性をよくするための A 層, プルキンエ細胞は学習能力を有する R 層の素子という説がもっともであるように見える. また, ゴルジ細胞は, 顆粒細胞の活動度を一定に保つための補助的な役割を果たすとされている.

しかし, 小脳パーセプトロン説には, 未だ生理学的根拠はなく, この説に対する批判も多い. プルキンエ細胞も, 単純パーセプトロン式の学習で二分割識別を行なうのではなく, 相関学習や直交学習などによる連続量の入出力の学習を行なっている可能性の方が強いであろう.

9.2.4   4層パーセプトロン

4層パーセプトロンは, A_1, A_2 の二つの連合層をもつ

パーセプトロンである. A_1 層から A_2 層へは学習可能の
結合がなされていて, 学習法則は Hebb の方式に基づく
教師信号なしの学習である. しかし, 実質的には A_2 層の
素子の荷重は A_1 層に入る 1 単位時間あとの信号との相関
に基づいて強化される. これは, 入力信号の時系列の相関
を学習していることと同じである. 4 層パーセプトロンの
動作は Block らによって理論的に解析されている.

このほか, 相互結合のパーセプトロン, フィードバック
結合のパーセプトロンなどが連想的情報処理のモデルとし
て提案されているが, その特性は明らかでない.

9.3 学習回路網による連想記憶

9.3.1 連想記憶と可変符号器

m 個の学習可能な神経素子よりなる層状の回路網を考
えよう (図 9.12). 回路は, n 成分の入力信号 x を受け
て, m 成分の出力信号 y を出す. これらを縦ベクトル

$$x = \begin{bmatrix} x_1 \\ \vdots \\ x_n \end{bmatrix}, \quad y = \begin{bmatrix} y_1 \\ \vdots \\ y_m \end{bmatrix}$$

で示す. 回路の入出力関係は

$$y = Tx$$
$$= f(\mathrm{W}x - h)$$

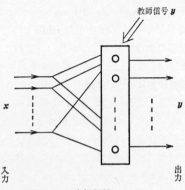

図 9.12　連想記憶のモデル

で表わされる．ここに W$=(w_{ij})$ はシナプスの結合荷重
行列，$\boldsymbol{h}=(h_i)$ はしきい値ベクトルである．

　いま，環境情報として外部から k 組の入出力信号の
対 $S=\{(\boldsymbol{x}_\alpha, \boldsymbol{y}_\alpha, p_\alpha), \alpha=1, 2, \cdots, k\}$ が与えられたとしよ
う．回路が S のもとで学習し，

$$\boldsymbol{y}_\alpha = T\boldsymbol{x}_\alpha, \quad \alpha = 1, \cdots, k$$

を満たすように自己の変換機能を調整する問題を考えよ
う．この学習は，教師信号ありの相関学習や直交学習によ
って実現できる．これは，信号 $\boldsymbol{x}_\alpha$ を $\boldsymbol{y}_\alpha$ に変換する変換
器（符号器）を，適応的に構成する問題である．また，こ
れを連想記憶の原型と考えることもできる．すなわち，回
路は k 組の信号対 $(\boldsymbol{x}_\alpha, \boldsymbol{y}_\alpha)$ を同時に記憶し，どれか一つ
の $\boldsymbol{x}_\beta$ が入力すると，それと対をなす $\boldsymbol{y}_\beta$ を出力する．こ

れは, 鍵信号 $\boldsymbol{x}_\beta$ から内容信号 $\boldsymbol{y}_\beta$ を連想想起するものと考えられる.

　回路網の第 i 番目の素子は, $\boldsymbol{y}$ の第 i 成分 y_i を教師信号として学習するとしよう. 相関学習の場合には, 第 i 番目の神経素子の入力 x_j に対応するシナプスの荷重 w_{ij} は,

$$w_{ij} = c\langle y_i x_j\rangle$$

に収束する. $\langle\ \rangle$ は環境情報 S についての期待値である. これをベクトル-行列記法で書くと, $\boldsymbol{x}, \boldsymbol{y}$ は縦ベクトルであることを考慮して

$$\mathrm{W} = c\langle \boldsymbol{y}\boldsymbol{x}^T\rangle \tag{9.15}$$

と書ける. これは S のもとでは

$$\mathrm{W} = c\sum_{\alpha=1}^{k} p_\alpha \boldsymbol{y}_\alpha \boldsymbol{x}_\alpha^T \tag{9.16}$$

である.

　いまかりに, k 個の $\boldsymbol{x}_\alpha$ が互いに直交し

$$\boldsymbol{x}_\alpha^T \boldsymbol{x}_\beta = 0 \quad (\alpha \neq \beta)$$

が成立しているとしよう. このときは

$$\mathrm{W}\boldsymbol{x}_\beta = (cp_\beta |\boldsymbol{x}_\beta|^2)\boldsymbol{y}_\beta$$

が成立する. すなわち, $\boldsymbol{x}_\beta$ を入力すると, $\mathrm{W}\boldsymbol{x}_\beta$ として対となる信号 $\boldsymbol{y}_\beta$ に比例する信号が出てくる. これをもとに, $\boldsymbol{y}_\beta$ を取り出すことは容易であろう. しかし, $\boldsymbol{x}_\alpha$ どうしが互いに直交していない一般の場合には, 同時に重ね合わせたほかの信号の干渉により, $\boldsymbol{y}_\beta$ だけを取り出すのは困難である. この場合でも, 離散的な信号の場合には,

しきい値作用によって，ある程度の干渉を消し去ることが
できる．

連続信号のままで扱って干渉を消し去るには直交学習を
用いるのがよい．直交学習の場合には，第 i 番目の素子の
荷重ベクトル

$$\boldsymbol{w}_i = (w_{i1}, w_{i2}, \cdots, w_{in})$$

は，

$$\boldsymbol{w}_i = c\langle r\boldsymbol{x}\rangle$$
$$= c\langle (y_i - \boldsymbol{w}_i\boldsymbol{x})\boldsymbol{x}^T\rangle$$

に収束する．これより

$$\boldsymbol{w}_i = c\langle y_i\boldsymbol{x}^T\rangle(\varepsilon \mathrm{E}_k + \langle \boldsymbol{x}\boldsymbol{x}^T\rangle)^{-1}$$

であることがわかる．回路網の結合行列 W はこの $\boldsymbol{w}_i$ を
m 個並べたものであるから，行列表現をすると

$$\mathrm{W} = c\langle \boldsymbol{y}\boldsymbol{x}^T\rangle(\varepsilon \mathrm{E} + \langle \boldsymbol{x}\boldsymbol{x}^T\rangle)^{-1} \tag{9.17}$$

が得られる．学習の定数 $\varepsilon = 1/c$ が十分に小さければ

$$\mathrm{W} = \sum \boldsymbol{y}_\alpha \boldsymbol{x}_\alpha^* + O(\varepsilon) \tag{9.18}$$

となり[1]，$O(\varepsilon)$ の項を省略すると

$$\mathrm{W}\boldsymbol{x}_\beta = \boldsymbol{y}_\alpha \tag{9.19}$$

が成立する．しかし直交学習の場合には，ε の大きさは信
号の雑音に依存して等価的に大きくなるので，(9.19) が
無条件に成立するわけではない．

---

[1] より正確には
$$\mathrm{W} = \sum \boldsymbol{y}_\alpha \boldsymbol{x}_\alpha^* - \varepsilon \sum \frac{1}{p_\beta} \boldsymbol{y}_\alpha g_{\alpha\beta}^{-1} \boldsymbol{x}_\beta^* + O(\varepsilon^2)$$

　以下，相関学習と直交学習による信号変換（連想記憶）
の性質を述べる．

9.3.2 相関学習による連想記憶の能力

　信号 $\boldsymbol{x}_\alpha$, $\boldsymbol{y}_\alpha$ の各成分は，$1, -1$ の二値をとるものとし，
二つの信号 $\boldsymbol{x}_\alpha$ と $\boldsymbol{x}_\beta$ との内積は nb よりも小さい絶対値
をもつとしよう．

$$\boldsymbol{x}_\alpha^T \boldsymbol{x}_\alpha = n,$$

$$\left| \boldsymbol{x}_\alpha^T \boldsymbol{x}_\beta \right| < nb.$$

このとき，S の相関学習によって，変換 $T\boldsymbol{x}_\beta \to \boldsymbol{y}_\beta$ がど
の程度正確に記憶できるかを調べよう．ここでは，$1, -1$
の二値信号を考えるので，各素子の出力関数 f は sgn 関
数であり，しきい値は 0 におく．変換 T は

$$T\boldsymbol{x} = \mathrm{sgn}(\mathrm{W}\boldsymbol{x}) \qquad (9.20)$$

と書ける．

　変換 T を学習した後，$\boldsymbol{x}_\beta$ そのものでなくても，$\boldsymbol{x}_\beta$ に
近い信号を入力すると正しい $\boldsymbol{y}_\beta$ を出力することが望まし
い．二つの信号 $\boldsymbol{x}_1$ と $\boldsymbol{x}_2$ の間の距離を，それらの成分が
何箇所で違っているかで定義する．

$$D(\boldsymbol{x}_1, \boldsymbol{x}_2) = \frac{1}{2} \sum_{i=1}^{n} |x_{1i} - x_{2i}|.$$

また，

$$d(\boldsymbol{x}_1, \boldsymbol{x}_2) = \frac{1}{n} D$$

は違っている成分の比率を示す．$\boldsymbol{x}_\beta$ から距離 D 以内だけずれた信号 $\tilde{\boldsymbol{x}}_\beta$ が入力しても，正しい $\boldsymbol{y}_\beta$ を出力するが，距離 $D+1$ ずれた信号の一つに対しては正しい $\boldsymbol{y}_\beta$ を出力しないとき，変換 $T : \boldsymbol{x}_\beta \to \boldsymbol{y}_\beta$ の $\boldsymbol{x}_\beta$ における**安定数**は D であるという．

　環境情報 S のもとでの相関学習によって得られる変換の安定数について，次の定理が成立する．

　定理 9.6　相関学習による変換の $\boldsymbol{x}_\beta$ における安定数は

$$D \geqq \frac{n}{2}\{(1+b)p_\beta - b\} \qquad (9.21)$$

　証明　いま，$\boldsymbol{x}'_\beta$ を $\boldsymbol{x}_\beta$ から距離 D だけ離れた信号とする．このとき

$$\boldsymbol{x}'_\beta = \boldsymbol{x}_\beta + 2\boldsymbol{e}$$

と表わすと，$\boldsymbol{e}$ はその成分が 0 か ± 1 で，しかも

$$\sum_{i=1}^{n} |e_i| = D$$

となっている．相関学習により得られる荷重行列 (9.16) を用いて $\mathrm{W}\boldsymbol{x}'_\beta$ を計算すると

$$\mathrm{W}\boldsymbol{x}'_\beta = \mathrm{W}\boldsymbol{x}_\beta + 2\mathrm{W}\boldsymbol{e}$$
$$= c[\boldsymbol{y}_\beta \boldsymbol{x}_\beta^T \boldsymbol{x}_\beta + \sum_{\alpha \neq \beta} p_\alpha \boldsymbol{y}_\alpha \boldsymbol{x}_\alpha^T \boldsymbol{x}_\beta] + 2\mathrm{W}\boldsymbol{e}$$

である．$\mathrm{W}\boldsymbol{x}'_\beta$ の第 i 成分 u_i の符号が $y_{\beta i}$ の符号と一致していれば，出力の第 i 成分は $\boldsymbol{y}_\beta$ の第 i 成分に一致する．

$$u_i = c[np_\beta y_{\beta i} + \sum_{\alpha \neq \beta} p_\alpha y_{\alpha i} \boldsymbol{x}_\alpha^T \boldsymbol{x}_\beta + 2\sum_\alpha p_\alpha y_{\alpha i} \boldsymbol{x}_\alpha^T \boldsymbol{e}]$$

$$(9.22)$$

であるが，右辺の第2項に対しては

$$\left| \sum_{\alpha \neq \beta} p_\alpha y_{\alpha i} \boldsymbol{x}_\alpha^T \boldsymbol{x}_\beta \right| \leqq \sum_{\alpha \neq \beta} p_\alpha |y_{\alpha i}| |\boldsymbol{x}_\alpha^T \boldsymbol{x}_\beta|$$

$$< nb \sum_{\alpha \neq \beta} p_\alpha = nb(1 - p_\beta)$$

が成立する．また，第3項に対しては

$$2\left| \sum_\alpha p_\alpha y_{\alpha i} \boldsymbol{x}_\alpha^T \boldsymbol{n} \right| \leqq 2\sum_\alpha p_\alpha |\boldsymbol{x}_\alpha^T \boldsymbol{n}|$$

$$\leqq 2\sum_\alpha p_\alpha D = 2D$$

が成立する．したがって，

$$np_\beta \geqq nb(1 - p_\beta) + 2D$$

ならば，(9.22) の第2項，第3項の和の絶対値は第1項の絶対値より小さく，u_i の符号は第1項の符号 $y_{\beta i}$ と一致する．したがって

$$D \leqq \frac{n}{2}\{(1 + b)p_\beta - b\}$$

だけずれた $\boldsymbol{x}'_\beta$ を入力しても，正しい出力が得られる．

（証明終り）

系 9.1　相対頻度 p_β が

$$p_\beta > \frac{b}{1+b}$$

を満たすような信号の対 $(\boldsymbol{x}_\beta, \boldsymbol{y}_\beta)$ は，相関学習によって正しく学習でき，$T\boldsymbol{x}_\beta = \boldsymbol{y}_\beta$ が成立する.

系9.2　等確率 $p_\beta = 1/k$ の k 個の信号対よりなる環境情報のもとでは，

$$b < \frac{1}{k}$$

ならば，すべての信号対が正しく学習できる.

なお，入力信号 $\boldsymbol{x}'_\beta$ として，信号 $\boldsymbol{x}_\beta$ の一部が欠けているもの（欠けている成分を 0 とおく）を入力する場合を考えることもある. この場合は，$2D$ 個以下の成分が欠けていても $\boldsymbol{x}'_\beta$ から，正しい $\boldsymbol{y}_\beta$ が出力できる.

n, m, k が十分大きい数である場合には，相関学習の能力を統計的に評価することができる. このために，信号 $\boldsymbol{x}_\alpha, \boldsymbol{y}_\alpha$ の成分はみな確率 $1/2$ で 1 か -1 を独立に割り当てられたものとしよう. また，p_α はすべて $1/k$ に等しいものとする. このような環境情報 S のもとで学習したときに，入力信号として $\boldsymbol{x}_\beta$ から D だけずれた信号 $\boldsymbol{x}'_\beta$ を入力すると，$\boldsymbol{y}_\beta$ から D' だけずれた信号 $\boldsymbol{y}'_\beta$ を出力するとしよう. D と D' との関係，またはこれらを成分数で割った

$$d = \frac{D}{n}, \quad d' = \frac{D'}{m}$$

の関係を知れば，相関学習の能力がわかる．$d' < d$ となれば，回路網は $\boldsymbol{x}_\beta$ から $\boldsymbol{y}_\beta$ を出す過程で，その誤り（ずれ）の割合を減ずる能力がある．d, d' を雑音率と呼ぶ．

ここで，

$$s = \frac{k}{n} \qquad (9.23)$$

とおく．これは，各素子のシナプス数に比して，どの程度の数の信号の組が多重に重ね合わされているかを示す量で，信号の重ね合わせの**多重度**と呼ぼう．

定理 9.7　ランダムに生成された環境情報 S のもとでは，相関学習による変換回路網は，n が大きいとき

$$d' = \Phi\left(-\frac{1-2d}{\sqrt{s}}\right) \qquad (9.24)$$

の雑音率の特性を示す．ここに，Φ は誤差積分関数である．

証明　$\boldsymbol{x}_\beta'$ を雑音率 d の信号とする．このとき，$\boldsymbol{x}_\beta$ と $\boldsymbol{x}_\beta'$ とは nd 個の成分が違っているから

$$\boldsymbol{x}_\beta^T \boldsymbol{x}_\beta' = n(1-2d)$$

である．また，

$$a_{\alpha\beta} = \frac{1}{n}\boldsymbol{x}_\alpha^T \boldsymbol{x}_\beta' = \frac{1}{n}\sum_{i=1}^{n} x_{\alpha i} x_{\beta i}', \quad \alpha \neq \beta$$

を考えると，各 $x_{\alpha i}$ は確率 0.5 で ± 1 の値になるように選ばれている．$\boldsymbol{x}_\alpha, \boldsymbol{x}_\beta$ の選び方についての平均と分散とを求めると

$$E[a_{\alpha\beta}] = 0 \qquad (9.25)$$

$$V[a_{\alpha\beta}] = \frac{1}{n} \qquad (9.26)$$

となる.

ここで

$$q_i = y_{\beta i} \sum_{j=1}^{n} w_{ij} x'_{\beta j}$$

とおく. $q_i > 0$ ならば, $\boldsymbol{x}'_\beta$ を入力したときの出力の第 i
成分は $\boldsymbol{y}_\beta$ の第 i 成分に等しく, $q_i < 0$ ならば等しくな
い. 信号の組 $(\boldsymbol{x}_\alpha, \boldsymbol{y}_\alpha)$ がランダムに選ばれたものである
場合に, q_i がどんな分布をしているかを調べてみよう.
(9.16) を代入すると

$$q_i = \frac{c}{k}[y_{\beta i} \boldsymbol{x}_\beta^T \boldsymbol{x}'_\beta + \sum_{\alpha \neq \beta} y_{\alpha i} \boldsymbol{x}_\alpha^T \boldsymbol{x}'_\beta] y_{\beta i}$$

$$= \frac{nc}{k}[(1 - 2d) + \sum_{\alpha \neq \beta} y_{\alpha i} y_{\beta i} a_{\alpha \beta}]$$

と書ける.

$$N = \sum_{\alpha \neq \beta} y_{\alpha i} y_{\beta i} a_{\alpha \beta}$$

は, 平均 0, 分散 $1/n$ の分布をする独立な変数 $a_{\alpha\beta}$ に,
$y_{\alpha i} y_{\beta i}$ の符号をつけて $(k-1)$ 個加え合わせたものであ
る. $a_{\alpha\beta}$ と $y_{\alpha i} y_{\beta i}$ とは独立であるから, 中心極限定理に
従えば, これは平均 0, 分散

$$\frac{k-1}{n} \doteqdot \frac{k}{n} = s$$

の正規分布に従う. この項 N が $-(1 - 2d)$ より小さいと

きには

$$q_i < 0$$

となり，出力 $T\boldsymbol{x}'_\beta$ の第 i 成分には誤りが生ずる．誤りの生ずる確率は

$$\mathrm{Prob}\{q_i < 0\} = \mathrm{Prob}\{N < -(1-2d)\}$$

$$= \varPhi\left(\frac{-(1-2d)}{\sqrt{s}}\right)$$

で与えられる．したがって，n が十分大きければ，大数の法則によって，誤りの生ずる成分の割合 d' は (9.24) になる．　　　　　　　　　　　　　　　　　（証明終り）

　この関係を図 9.13 に示す．また，(9.24) 式を s について解くと，与えられた d, d' に対して，多重度 s をどの程度に大きくできるかがわかる．たとえば，入力に $d = 20\%$ の雑音が入るとき，出力ではこれを $d' = 5\%$ に軽減することが必要ならば，s を 0.13 以下にすればよい．$s = 0.23$ ならば，10% の入力雑音の信号を 5% に軽減して連想出力する．

　この証明では，信号 $\boldsymbol{x}_\alpha, \boldsymbol{y}_\alpha$ の各成分が確率 0.5 で ± 1 の値をとるので，(9.25) が成立すること，すなわち，$\boldsymbol{x}_\alpha$ と $\boldsymbol{x}_\beta$ とが平均の意味で直交していることが重要であった．$\boldsymbol{x}_\alpha, \boldsymbol{y}_\alpha$ の成分が 0, 1 の二値をとるときにはこのような直交性が成立せず，相関学習の能力は極端にわるくなる．このときは，相関の代りに，信号の共分散を学習するならば，定理 9.7 とほぼ同じ能力が獲得できる．すなわ

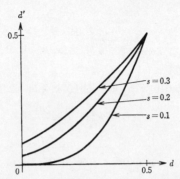

図 9.13 連想記憶における雑音率の変化

ち，$\boldsymbol{x}_\alpha$ の各成分は確率 p_x で 1 を，確率 $1-p_x$ で 0 をと
るように選ばれるものとしよう．また，$\boldsymbol{y}_\alpha$ の各成分は確
率 p_y で 1 を，$1-p_y$ で 0 をとるものとする．すると

$$E[\boldsymbol{x}_\alpha] = p_x \mathbf{1}$$

$$E[\boldsymbol{y}_\alpha] = p_y \mathbf{1}$$

である．共分散を学習すると，荷重行列 W は

$$\mathrm{W} = c \sum_{\alpha=1}^{k} (\boldsymbol{y}_\alpha - p_y \mathbf{1})(\boldsymbol{x}_\alpha - p_x \mathbf{1})^T \qquad (9.27)$$

に収束する．この W を用いれば，定理 9.7 と同様の能力
をもつ学習回路網が得られる[1].

---

1) このような W を学習する神経回路網を構成することは，難し
いことではない．

9.3.3 直交学習による連想記憶

　直交学習の場合は，ε が十分に小さければ，(9.19) の
ように，連続量のままで $\boldsymbol{y}_\beta$ を正確に読み出すことができ
る．すなわち，多重に重ねた信号から，必要な情報を正確
に分離できる．しかし，前に述べたように，学習時に加わ
る雑音は ε を増加する効果をもつので，ε をいくらでも小
さくできるわけではない．

　いま，学習時に提示される信号は，$\boldsymbol{x}_\alpha, \boldsymbol{y}_\alpha$ に雑音の加
わった

$$\tilde{\boldsymbol{x}}_\alpha = \boldsymbol{x}_\alpha + \boldsymbol{e}_x,$$

$$\tilde{\boldsymbol{y}}_\alpha = \boldsymbol{y}_\alpha + \boldsymbol{e}_y$$

であるとしよう．雑音 $\boldsymbol{e}_x, \boldsymbol{e}_y$ の各成分は互いに独立で同
一の分布に従うものとし，雑音の各成分の期待値は 0，分
散を σ^2 とする．このとき，雑音の期待値も含めて，信号
系列について期待値 $\langle\ \rangle$ をとると

$$\langle \boldsymbol{y}\boldsymbol{x}^T \rangle = \sum p_\alpha \boldsymbol{y}_\alpha \boldsymbol{x}_\alpha^T$$

$$\langle \boldsymbol{x}\boldsymbol{x}^T \rangle = \sum p_\alpha \boldsymbol{x}_\alpha \boldsymbol{x}_\alpha^T + \sigma^2 \mathrm{E}$$

となる．この結果を (9.17) に代入し，(9.18) と比べる
と，雑音の影響によって ε がちょうど $\varepsilon + \sigma^2$ に増えるこ
とがわかる．すなわち，雑音は学習のパラメータを σ^2 だ
け増やす効果をもつ．したがって，雑音下の学習におい
ては，ε を 0 に近くとっても，$O(\sigma^2)$ の誤差がさけられな
い．この場合の W は，

$$W = \sum \boldsymbol{y}_\alpha \boldsymbol{x}_\alpha^* + O(\varepsilon + \sigma^2) \qquad (9.28)$$

である.

9.3.4　動的な連想記憶

n 個の素子からなる層状の回路で, 出力信号がそのまま入力にフィードバック結合しているものを考えよう (図9.14). このときは, 回路の入出力線維本数はともに n に等しい. 回路の入出力信号の変換を T で表わし, 時間 t の出力を $\boldsymbol{x}_t$ としよう. $\boldsymbol{x}_{t+1}$ は $\boldsymbol{x}_t$ から定まるから, 回路網の動作は

$$\boldsymbol{x}_{t+1} = T\boldsymbol{x}_t \qquad (9.29)$$

で表わされる. $\boldsymbol{x}_t$ は時間 t の回路の状態である.

回路網は, 初期状態を設定するための別の入力をもっていてここから来る入力によって自由に状態が設定できるものとする. また, この入力は学習の教師信号の役割をも果たす. 学習期間に, $\boldsymbol{x}_1, \boldsymbol{x}_2, \cdots, \boldsymbol{x}_{k+1}$ の $k+1$ 個の信号が逐次状態設定用の入力から与えられたとしよう. $\boldsymbol{x}_{t+1}$ が状態設定用の入力に与えられたときに, 回路の通常の入力には, 1時間前の状態であった $\boldsymbol{x}_t$ がフィードバックして到着している. したがって各素子は $\boldsymbol{x}_t$ を入力信号, $\boldsymbol{x}_{t+1}$ を教師信号として学習を行なう. 相関学習の場合には, 回路の荷重行列 $W = (w_{ij})$ は,

$$W = c\langle \boldsymbol{x}_{t+1} \boldsymbol{x}_t^T \rangle \qquad (9.30)$$

に収束し, 一つ前の入力信号と一つ後の入力信号との相関が学習できる. したがって, 入力系列 $\boldsymbol{x}_1, \cdots, \boldsymbol{x}_{k+1}$ を学習

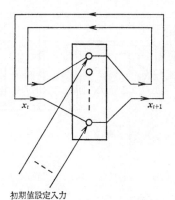

初期値設定入力

図 9.14　動的な連想記憶

すると，W は

$$W = \frac{c}{k} \sum_{\alpha=1}^{k} \boldsymbol{x}_{\alpha+1} \boldsymbol{x}_{\alpha}^{T} \tag{9.31}$$

に収束する．

　いま，$\boldsymbol{x}_1, \cdots, \boldsymbol{x}_k$ が互いに直交していたとしよう．すると

$$W\boldsymbol{x}_{\alpha} = \frac{c\,|\boldsymbol{x}_{\alpha}|^2}{k}\boldsymbol{x}_{\alpha+1}, \quad \alpha = 1, \cdots, k$$

が成立する．このことから，この学習によって

$$T\boldsymbol{x}_{\alpha} = \boldsymbol{x}_{\alpha+1}$$

の状態遷移が学習できることがわかる．すなわち，この回路は与えられた信号系列を学習し，学習後にその一つ $\boldsymbol{x}_{\alpha}$ を与えると，以後状態遷移によってそれに続く系列

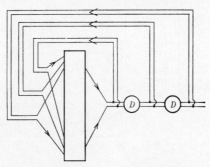

図 9.15 時間遅れを入れた動的連想

$\boldsymbol{x}_{\alpha+1}, \boldsymbol{x}_{\alpha+2}, \cdots$ を順次再現する．これを**動的な連想記憶**と呼ぶ．

一つの回路にこのような系列を多重に記憶させることもできる．$\boldsymbol{x}_\alpha$ が互いに直交していない場合には，相互干渉による雑音が入る．この雑音除去の能力については，前々項での定理 9.7 がそのまま成立する．

直交学習を用いれば

$$W = \sum \boldsymbol{x}_{\alpha+1} \boldsymbol{x}_\alpha^* + O(\varepsilon + \sigma^2)$$

が得られる．この場合は，$\varepsilon + \sigma^2$ が小さければ，一般の連続信号の場合にも $T\boldsymbol{x}_\alpha = \boldsymbol{x}_{\alpha+1}$ が成立する．

図 9.15 に示すように，回路の出力に，Ⓓで示すように，いくつかの時間遅れをつけ，回路の出力を時間を遅らせて入力にフィードバックすることもできる．この場合には，時間 t' だけ遅れてフィードバックされる入力の

シナプス荷重は t' だけ遅れた信号との相関 $c\sum \boldsymbol{x}_{\alpha+t'}\boldsymbol{x}_{\alpha}^{T}$ （相関学習の場合）または $\sum \boldsymbol{x}_{\alpha+t'}\boldsymbol{x}_{\alpha}^{*}$（直交学習の場合）に収束する．このような場合には，$\boldsymbol{x}_t$ の想起は，$\boldsymbol{x}_{t-1}$, $\boldsymbol{x}_{t-2}$, … の多数の過去の信号に基づいて行なわれるため，想起の安定性がよくなる．

9.3.5　順応のモデル

　生体は，同じ刺激を何度も続けて受けたとき，これに対する反応が弱くなる特性をもつ．これを順応という．順応の学習モデルを図 9.16 に示そう．このモデルでは，入力 $\boldsymbol{x}$ の第 i 成分は，第 i 番目の神経素子にだけ荷重 1 で結合しているものとし，出力 $\boldsymbol{y}$ は荷重行列 $-\mathrm{W}$ で，素子全体とフィードバック結合している．したがって，ベクトル $\boldsymbol{x}, \boldsymbol{y}$ の次元は，ともに素子数 n に等しい．簡単のため，線形の仮定のもとで入出力関係を求めると

$$\boldsymbol{y} = \boldsymbol{x} - \mathrm{W}\boldsymbol{y}$$

が得られる．これは，$\boldsymbol{x}$ が定常的に入力しているときの，定常出力 $\boldsymbol{y}$ を与える．これを解くと

$$\boldsymbol{y} = (\mathrm{E}+\mathrm{W})^{-1}\boldsymbol{x} \qquad (9.32)$$

が入出力関係を示す．

　フィードバック結合の荷重 W が，$\boldsymbol{x}$ を教師信号，$\boldsymbol{y}$ を入力信号として学習する場合を考えよう．ここでは，直交学習のみを考える．いま，環境情報として $S = \{(\boldsymbol{x}_{\alpha}, p_{\alpha}),$ $\alpha = 1, \cdots, k\}$ の k 個の入力が外部から与えられるものとし，直交学習によって，W は

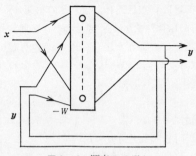

図 9.16 順応のモデル

$$\mathrm{W} = e \sum \boldsymbol{x}_\alpha \boldsymbol{y}_\alpha^* \tag{9.33}$$

に収束するものとする[1]. ここに, e は学習の効率を表わす因子で, (9.32) より

$$\boldsymbol{y}_\alpha = (\mathrm{E}+\mathrm{W})^{-1}\boldsymbol{x}_\alpha \tag{9.34}$$

である. 学習の結果, 回路網は S に属する入力 $\boldsymbol{x}_\alpha$ が入力したときにこれを減少させて出力する（順応）が, S の信号に直交する新しい $\boldsymbol{x}$ が入力したときは, 減衰なしで出力することが, 次の定理で示される.

定理 9.8 環境情報 S のもとでの学習によって, 順応モデルの入出力関係は

$$\boldsymbol{y} = (\mathrm{E}-e\sum_{\alpha \in S} \boldsymbol{x}_\alpha \boldsymbol{x}_\alpha^*)\boldsymbol{x} \tag{9.35}$$

---

1) フィードバック信号 $\boldsymbol{y}_\alpha$ を通常の入力, $e\boldsymbol{x}_\alpha$ を教師信号と考えればよい. ただし, シナプス荷重は $-\mathrm{W}$ である.

になる.

証明 （9.35）から，S に属する信号 $\boldsymbol{x}_\beta$ を入力すれば，出力が $(1-e)$ 倍され，$\{\boldsymbol{x}_\alpha\}$ で張られる空間に直交する信号は，そのまま出力することが容易にわかる．(E+W) を（9.34）の両辺に左から掛け，さらに（9.33）の W を代入すると

$$\boldsymbol{y}_\alpha = (1-e)\boldsymbol{x}_\alpha$$

が得られる．これより，

$$\boldsymbol{y}_\alpha^* = \frac{1}{1-e}\boldsymbol{x}_\alpha^*$$

が出るので，（9.34）より，入出力関係を表わす行列は

$$\left(\mathrm{E}+\frac{e}{1-e}\sum \boldsymbol{x}_\alpha \boldsymbol{x}_\alpha^*\right)^{-1}$$

であることがわかる．これが $(\mathrm{E}-e\sum \boldsymbol{x}_\alpha \boldsymbol{x}_\alpha^*)$ に等しいことは，

$$\left(\mathrm{E}+\frac{e}{1-e}\sum \boldsymbol{x}_\alpha \boldsymbol{x}_\alpha^*\right)^{-1}(\mathrm{E}-e\sum \boldsymbol{x}_\alpha \boldsymbol{x}_\alpha^*) = \mathrm{E}$$

よりわかる． （証明終り）

9.4 概念形成の神経回路網モデル

9.4.1 概念形成のモデル

動的連想の場合と同じに，出力を入力にフィードバック結合した回路網を考えよう．回路網の動作は，状態方程式

$$\boldsymbol{x}_{t+1} = T\boldsymbol{x}_t$$

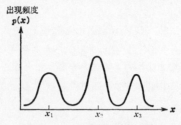

図 9.17 S の信号の出現頻度

で表わされる．回路網は，前と同様，初期状態設定用の入
力端子をもつものとする．

　いま，入力信号 x が外部から来て，回路網の状態が x
になったとしよう．このとき，回路網の出力 x はそのま
ま入力にフィードバックする．この状態で学習が起こる
と，各素子はフィードバック入力 x に対して，現在の状
態 x 自身を教師信号として学習することになる（動的連
想モデルでは，次の時間の外部からの入力を教師信号とし
て学習した）．学習用に外部から入力する環境情報を S と
すると，回路網の結合行列 W は，相関学習では

$$W = c\langle xx^T \rangle \qquad (9.36)$$

直交学習では

$$W = \langle xx^T \rangle (\varepsilon E + \langle xx^T \rangle)^{-1} \qquad (9.37)$$

に収束する．

　環境情報 S として，いくつかのかたまり（クラスタ）
をなして分布している信号 x からなるものを考えよ
う（図 9.17）．図では，x_1, x_2, x_3 の三つの信号のまわ

りに多数の信号が分布している．一般に，k 個の信号
$x_1, \cdots, x_k$ があって，S の信号はこれらのまわりに k 個
のまとまりを作って分布しているとしよう．このような S
からの入力を受けて，回路網が分布の中心 $x_1, \cdots, x_k$ を自
動的に見出し，しかも各 x_α が回路の平衡状態，すなわち

$$T x_\alpha = x_\alpha, \quad \alpha = 1, \cdots, k$$

となるように荷重が調整されるものとしよう．

　このとき，環境 S での各まとまりの中心 x_α は，平衡
状態として回路網に定着する．しかも，学習後，x_α に近
い信号が入力すると，回路網はこれを初期状態として状
態遷移を行ない，平衡状態 x_α に落ち込んで，ここに留ま
る．これを，**概念形成**の原始的な形態と考えよう．信号の
一まとまりの分布が一つの概念を表わしているとみなす
と，回路網は学習によっていくつかの概念を見出し，それ
を平衡状態として自己の内に定着する．一度，概念が定着
すると，今度は入力信号 x が与えられたときに，それを
初期状態として出発し，x に最も近い x_α に状態が収束す
る．これは，x_α を用いて x を理解したものといえよう．
とくに x として x_α の成分の一部分のみが入力した場合に
も，そこから正しい x_α が復元できる．これは，x_α の一
部分から x_α 全体を想起する連想の一種と考えることもで
きる．このように概念の獲得と連想能力とは同じ基盤をも
っている．

　信号 x_α のまわりの分布を表わすのに，x_α からずれた
信号

$$\tilde{\boldsymbol{x}}_\alpha = \boldsymbol{x}_\alpha + \boldsymbol{e}_\alpha$$

を用いることにしよう. $\boldsymbol{e}_\alpha$ はランダムに発生するずれを表わす量である. $\boldsymbol{x}_\alpha$ が連続値をとる信号であるか, それとも離散値をとる信号であるかによって, $\boldsymbol{e}_\alpha$ の確率分布を別々に考えねばならなかった. 連続値をとる場合には, $\boldsymbol{e}_\alpha$ の各成分は平均 0, 分散 σ_α^2 の独立で同一の分布に従うものと考えると,

$$E[\tilde{\boldsymbol{x}}_\alpha] = \boldsymbol{x}_\alpha \tag{9.38}$$

$$E[\tilde{\boldsymbol{x}}_\alpha \tilde{\boldsymbol{x}}_\alpha^T] = (1 - \sigma_\alpha^2)\boldsymbol{x}_\alpha \boldsymbol{x}_\alpha^T + \sigma_\alpha^2 E \tag{9.39}$$

となる. 成分が 1, -1 の二値をとる場合には, 一つの成分の誤り確率を q_α とすると,

$$\sigma_\alpha^2 = 4q_\alpha(1 - q_\alpha)$$

とおいて

$$E[\tilde{\boldsymbol{x}}_\alpha \tilde{\boldsymbol{x}}_\alpha^T] = (1 - \sigma_\alpha^2)\bar{\boldsymbol{x}}_\alpha \bar{\boldsymbol{x}}_\alpha^T + \sigma_\alpha^2 E$$

が得られる. いずれの場合も, σ_α^2 が $\boldsymbol{x}_\alpha$ を中心とする信号の分布の広がり具合を表わす. ここでは, 簡単のため, $\boldsymbol{x}_\alpha$ と $\bar{\boldsymbol{x}}_\alpha$ とを同一視してしまい, どちらの場合も雑音の平均として (9.38), (9.39) を用いることにしよう.

9.4.2　相関学習による概念形成回路網の動作

k 個の信号 $\boldsymbol{x}_\alpha$ を中心とし, $\boldsymbol{x}_\alpha$ に属する信号の広がり σ_α^2, 出現頻度 p_α の環境情報 S のもとでは, 相関学習によって荷重行列は

$$\mathrm{W} = c\left[\sum p_\alpha(1 - \sigma_\alpha^2)\boldsymbol{x}_\alpha \boldsymbol{x}_\alpha^T + \sigma^2 \mathrm{E}\right] \tag{9.40}$$

に収束する.

定理 9.9 相関学習による概念形成回路網において,

$$p_\alpha \geqq \frac{1-\sigma^2}{1-\sigma_\alpha^2}b$$

ならば $\boldsymbol{x}_\alpha$ は安定平衡状態になる. このとき, $\boldsymbol{x}_\alpha$ の安定数 $D(\boldsymbol{x}_\alpha)$ は

$$D(\boldsymbol{x}_\alpha) \geqq n[(1-\sigma_\alpha^2)p_\alpha - (1-\sigma^2)b] + \sigma^2 \qquad (9.41)$$

である.

証明は, 定理 9.6 の場合と同様に行なえる.

系 9.3 すべての信号のまとまり $\boldsymbol{x}_\alpha$ の出現確率が等しく, またすべてのまとまりの広がり σ_α^2 が等しいとすると

$$k < \frac{1}{b}$$

個の概念を同時に平衡状態として回路網内部に形成することができる.

$\boldsymbol{x}_\alpha$ の各成分が 0.5 ずつの確率で ± 1 の値をランダムに割り当てられた信号である場合には, 統計的な考察ができる. 簡単のため, k 個の信号のまとまりの出現確率はみな $1/k$ に等しく, また信号の各まとまりの広がりはみな σ^2 に等しいものとする. このとき

$$W = \frac{c}{k}\left[(1-\sigma^2)\sum \boldsymbol{x}_\alpha \boldsymbol{x}_\alpha^T\right] + c\sigma^2 E$$

である. ここで, $\boldsymbol{x}_\beta$ から距離 nd だけ離れた信号 $\boldsymbol{x}'_\beta$ を入力したときに, 1回の状態遷移後に得られる信号

$$\boldsymbol{x}''_\beta = T\boldsymbol{x}'_\beta$$

の $\boldsymbol{x}_\beta$ からの距離 nd' を求めてみよう. 計算の方法は, 定理 9.7 と同じでよい. しかし, 前は $\boldsymbol{x}_\alpha$ と $\boldsymbol{y}_\alpha$ とが独立であったのに, 今度は $\boldsymbol{y}_\alpha$ が $\boldsymbol{x}_\alpha$ に等しいため計算が少々ごたごたする. 信号の多重度 s が1に比して小さいとして, s の高次の項を省略すると, d と d' の関係

$$d' = \varphi(d)$$

は, (9.24) と全く同じ

$$\varphi(d) = \Phi\left(-\frac{1-2d}{\sqrt{s}}\right) \tag{9.42}$$

で与えられる.

　学習が完了した後に, $\boldsymbol{x}_\beta$ に属する雑音率 d_1 の信号 $\boldsymbol{x}'_\beta$ が入力したとしよう. 回路網は状態遷移を繰り返し, 状態は

$$\boldsymbol{x}'_\beta \longrightarrow T\boldsymbol{x}'_\beta \longrightarrow T^2\boldsymbol{x}'_\beta \longrightarrow \cdots$$

と変わっていく. これらの状態の, $\boldsymbol{x}_\beta$ から離れている度合を雑音率

$$d_1, d_2, d_3, \cdots$$

で表わすと, 雑音率の間には

$$d_{t+1} = \varphi(d_t) \tag{9.43}$$

の関係が成立している. したがって, 状態がどこに収束す

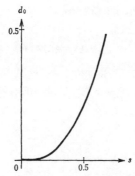

図 9.18 信号の多重率 s と平衡状態の雑音率 d_0 の関係

るかを見るのに，雑音率の方程式 (9.43) を用いること
ができる．方程式 (9.43) で d_t が

$$\lim_{t \to \infty} d_t = d_0$$

に収束したとすると，回路網の状態は x_β から雑音率 d_0
だけ離れた信号に落ち着く．このような d_0 は

$$d_0 = \varphi(d_0) \qquad (9.44)$$

の解である．d_0 が 0 でなくても十分に小さいならば，x_β
に十分に近い状態が得られる[1]．(9.44) の d_0 を s の関数
として求めてみよう．これを図 9.18 に示す．s が小さけ
れば，d_0 は非常に小さい値に落ち着くことがわかる．

---

1) 雑音率が d_0 に収束することは，状態が収束することを意味す
るわけではない．状態は雑音率 d_0 の範囲内で変動を続けるかもしれ
ない．

9.4.3　直交学習による概念形成

直交学習の場合は,

$$\langle \boldsymbol{x}\boldsymbol{x}^T \rangle = \sum p_\alpha (1-\sigma_\alpha^2)\boldsymbol{x}_\alpha\boldsymbol{x}_\alpha^T + \sigma^2 \mathrm{E}$$

を (9.37) に代入して

$$\mathrm{W} = \left(\sum p'_\alpha \boldsymbol{x}_\alpha\boldsymbol{x}_\alpha^T + \sigma^2 \mathrm{E}\right)\left[(\sigma^2+\varepsilon)\mathrm{E} + \sum p'_\alpha \boldsymbol{x}_\alpha\boldsymbol{x}_\alpha^T\right]^{-1}$$

$$(9.45)$$

$$p'_\alpha = p_\alpha(1-\sigma_\alpha^2)$$

を得る. ε, σ^2 がともに小さいものとしてこれを計算すると, 次の定理が得られる.

定理 9.10　直交学習をする概念形成回路網の荷重行列は, σ^2, ε はともに小さいとして,

$$\mathrm{W} = \left(\frac{\sigma^2}{\sigma^2+\varepsilon}\mathrm{E} + \frac{\varepsilon}{\sigma^2+\varepsilon}\sum \boldsymbol{x}_\alpha\boldsymbol{x}_\alpha^*\right) + O(\varepsilon+\sigma^2)$$

$$(9.46)$$

である.

証明　対称行列 $\sum p'_\alpha \boldsymbol{x}_\alpha\boldsymbol{x}_\alpha^T$ の階数は k である. この行列の 0 でない固有値を $\lambda_1, \cdots, \lambda_k$ とし, 対応する固有ベクトルを $\boldsymbol{e}_1, \cdots, \boldsymbol{e}_k$ とする. また, これに $\boldsymbol{e}_{k+1}, \cdots, \boldsymbol{e}_n$ をおぎなって, $\{\boldsymbol{e}_i\}$ が正規直交基底になるようにする. すると

$$\sum_{\alpha=1}^{k} p'_\alpha \boldsymbol{x}_\alpha \boldsymbol{x}_\alpha^T = \sum_{i=1}^{k} \lambda_i \boldsymbol{e}_i \boldsymbol{e}_i^T \tag{9.47}$$

$$E = \sum_{i=1}^{n} \boldsymbol{e}_i \boldsymbol{e}_i^T$$

と書ける. ここで, 次の恒等式に注目しよう.

$$\left(\sum_{i=1}^{n} \mu_i \boldsymbol{e}_i \boldsymbol{e}_i^T \right)^{-1} = \sum_{i=1}^{n} \frac{1}{\mu_i} \boldsymbol{e}_i \boldsymbol{e}_i^T$$

$$\left(\sum \mu_i \boldsymbol{e}_i \boldsymbol{e}_i^T \right) \left(\sum \nu_i \boldsymbol{e}_i \boldsymbol{e}_i^T \right) = \sum \mu_i \nu_i \boldsymbol{e}_i \boldsymbol{e}_i^T$$

(9.47) を (9.45) に代入し, この恒等式を利用すると

$$W = \left(\sum_{i=1}^{k} \frac{\sigma^2 + \lambda_i}{\sigma^2 + \varepsilon + \lambda_i} \boldsymbol{e}_i \boldsymbol{e}_i^T + \sum_{i=k+1}^{n} \frac{\sigma^2}{\sigma^2 + \varepsilon} \boldsymbol{e}_i \boldsymbol{e}_i^T \right)$$

が得られる. $\sigma^2 + \varepsilon$ は λ_i に比して小さいとして, 展開すると

$$W = \left(\sum_{i=1}^{n} \frac{\sigma^2}{\sigma^2 + \varepsilon} \boldsymbol{e}_i \boldsymbol{e}_i^T + \frac{\varepsilon}{\sigma^2 + \varepsilon} \sum_{i=1}^{k} \boldsymbol{e}_i \boldsymbol{e}_i^T \right) + O(\varepsilon + \sigma^2)$$

が得られる. ここで

$$\sum_{i=1}^{k} \boldsymbol{e}_i \boldsymbol{e}_i^T = \sum_{\alpha=1}^{k} \boldsymbol{x}_\alpha \boldsymbol{x}_\alpha^*$$

を用いると, 定理が証明される.　　　　　（証明終り）

これより, 学習定数 ε が, この場合も信号学習の分解能を表わすことがわかる. すなわち, 信号分布の広がり σ^2 が ε に比して小さい

$$\sigma^2 \ll \varepsilon$$

のときは

$$W \doteq \sum_{\alpha=1}^{k} \boldsymbol{x}_\alpha \boldsymbol{x}_\alpha^* + O(\varepsilon)$$

となり，$\boldsymbol{x}_\alpha$ がほかの信号と正確に分離して学習できる．
反対に

$$\sigma^2 \gg \varepsilon$$

であるならば

$$W \doteq E$$

となって，W は $\boldsymbol{x}_\alpha$ に関する情報を失う．

　学習の定数を ε とすると，信号の広がり σ^2 が ε より小さいときは，この広がりをもつ一まとまりの信号に対応して一つの概念が作られる．しかし，ε を大きくすると，学習に $O(\varepsilon)$ の誤差が生ずる．したがって，直交学習は，広がりの小さい信号分布の学習に効果を発揮する．ε は，ここでも分解能の役割を果たす．

9.5　文献と補遺

　異常環境に置かれた猫の視覚系の発達に関する生理学的実験は，Blakemore-Cooper (1970)，Hirsch-Spinelli (1970)，Spinelli ら (1972)，Pettigrew-Freeman (1973)，Blakemore-Sluysters (1975) などに詳しく報告されている．また，異常環境における単眼性–両眼性の問題は，Hubel (1967)，Hubel-Wiesel (1965) にある．これらの実験をもとに，特徴抽出細胞の自己形成のモデルを提案し，計算機シミュレーションでその結果を示したの

は, Malsburg (1973) である. このモデルは, Hebb 流の学習法則と, 素子間の相互抑制結合をもつものであるが, このほかに一つの神経細胞への入力のシナプス荷重が常に一定である（一つのシナプスが強化するとほかはこの影響で弱くなる）という条件が入っていた.

この条件が不自然であるというので, モデルの訂正や数学的解析がその後多く行なわれた (Nass-Cooper, 1975; Pérez-Glass-Shlaer, 1975; Hall-Yau, 1976; Grossberg, 1976; Nagano, 1977A, B など). しかし, 特徴抽出細胞の形成と単眼性‐両眼性結合とを同一のモデルで説明しようとすると, どのモデルにも難点があることが指摘された (Lenherr, 1977; Lenherr-Yoshizawa-Amari, 1977). 本書でのモデルは, 抑制性結合が学習において重要な役割をもつことを指摘した Duffy ら (1976) の実験も考慮して作ったものである (Amari-Takeuchi, 1978). 学習にさらに非線形を導入し, 図形の共有する部分特徴を抽出する考えは, 増田‐甘利 (1977) による. また, 計算機実験の結果は, 東京大学大学院竹内彰一君による.

これらの自己形成の本質は, 活性化仮説によって高度の非線形性を導入した一般化した Hebb 仮説と, 抑制性細胞の学習および相互抑制回路にあると思われる. この種の論理, とくに Hebb 学習と相互抑制回路による自己形成のモデルは, Malsburg 以前にも, Spinelli の OCCAM モデル (Spinelli, 1970), 永野のモデル (1973) があり,

福島のコグニトロン（Fukushima, 1975；福島-三宅,
1977）はこれを大がかりに発展させたものといえる．な
お，Willshaw-Malsburg（1976）は，自己形成の学習の
論理と神経場とを結合し，神経場における受容野の構造が
外界の位相構造と一致するいわゆるソマトトピーの自己形
成を論じていて，たいへん興味深い．

　識別決定のモデルであるパーセプトロンは，心理学者
Rosenblatt（1961）が提唱したもので，パーセプトロン
の収束定理は，はじめ Block（1962）により証明された．
Block-Knight-Rosenblatt（1962）はさらに4層パーセ
プトロンの数学的解析を行なった．パーセプトロン流
の学習機械については，Nilsson（1965）の解説がある．
Minsky-Papert（1971）は，パーセプトロンを並列情報
処理装置の典型的なモデルと考え，パーセプトロンの図形
認識能力を確かめるべく，計算幾何学の理論を展開して
いる．小脳パーセプトロン説は，Marr（1969）と Albus
（1971）によって独立に提唱された．パターンの分離性な
どに関しては，このほか Mittenthal（1974），小杉-内藤
（1974）などの考察がある．鳥岡-古賀（1977）は，ゴル
ジ細胞による活動度の抑制作用と分離度とについての考察
を行なっている．

　相関学習による連想記憶のモデルは，多くの
研究者が独立に提唱した（中野，討論 1969；Nakano,
1972；Kohonen, 1972, 1977；Wigström, 1973, 1974；
Anderson, 1972）．甘利（1972A），Amari（1972E）は，

相関学習能力を状態遷移の安定数を用いて明らかにし，上坂-尾関（1972）はその動作の確率論的評価を行なった．Fukushima（1973）は，これを時空間的パターンの連想に拡張している．相関学習については，その後，村上-相原（1973），小池-南-三重野（1976），Poggio（1975），今田-曽根-宇都宮（1977）らの研究がある．一般逆行列を用いた連想記憶は，Kohonen-Ruohonen（1973）が提唱した．これを神経回路網における学習方式と結合したのは，Amari（1977B），Kohonen-Oja（1976）である．Kohonen，Oja はこれを順応のモデルに適用した．また，この種の学習を概念形成のモデルと考える試みは，Amari（1977B），Wigström（1975）である．Pfaffelhuber（1975）は，相関学習をホログラフィによる連想記憶（Willshaw-Longuet-Higgins, 1969）と合わせて考察している．

参考文献

Ádám, A.（1968）："Simulation of Rhythmic nervous activities II. Mathematical models for the function of networks with cyclic inhibition". *Kybernetik*, **5**, 103-109.

Ahn, S. M., Freeman, W. J.（1974）："Steady-state and limit cycle activity of mass of neurons forming simple feedback loops（1）: lumped circuit model". *Kybernetik*, **16**, 87-91.

Albus, J. S.（1971）："A theory of cerebellar function". *Math. Biosciences*, **10**, 25-61.

Aleksander, I.（1973）："Random logic nets: Stability and adaptation". *Int. J. Man-Machine Studies*, **5**, 115-131.

Allanson, J. T.（1956）："Some properties of randomly connected neural networks". *Proc. 3rd London Symp. on Inf. Theory*（C. Cherry 編）, Butterworths.

Amari, S.（1967A）："A theory of adaptive pattern classifiers". *IEEE Trans.*, **EC-16**, 279-307.

甘利（1967B）："学習識別の理論". 電子通信学会誌, **50**, 1272-1279.

甘利（1968）：情報理論 II——情報の幾何学的理論, 共立出版.

甘利（1970）："ランダムしきい素子回路およびランダムしきい素子回路系の基本特性". 電子通信学会論文誌, **54-C**, 644-651.

Amari, S.（1971）："Characteristics of randomly connected

threshold element networks and network systems", *Proc. IEEE*, **59**, 35-47.

甘利 (1972A):"自己組織しきい素子回路におけるパターンの学習". 電子通信学会論文誌, **55-D**, 456-463.

甘利 (1972B):"アナログ神経素子よりなるランダム回路の特性". 電子通信学会論文誌, **55-D**, 171-178.

甘利 (1972C):"興奮性および抑制性神経素子よりなるランダム回路". 電子通信学会論文誌, **55-D**, 179-185.

Amari, S. (1972D):"Characteristics of random nets of analog neuron-like elements". *IEEE Trans.*, **SMC-2**, 643-657.

Amari, S. (1972E):"Learning patterns and pattern sequences by self-organizing nets of threshold elements". *IEEE Trans.*, **C-21**, 1197-1206.

Amari, S. (1974A):"A mathematical theory of nerve nets". *Advances in Biophysics* (M. Kotani 編), **6**, 75-120.

Amari, S. (1974B):"A method of statistical neurodynamics". *Kybernetik*, **14**, 201-215.

Amari, S. (1975A):"Homogeneous nets of neuron-like elements". *Biol. Cybernetics*, **17**, 211-220.

甘利 (1975B):"神経回路の数理理論". 計測と制御, **14**, 384-396.

Amari, S. (1977A):"Dynamics of pattern formation in lateral-inhibition type neural fields". *Biol. Cybernetics*, **27**, 77-87.

Amari, S. (1977B):"Neural theory of association and concept-formation". *Biol. Cybernetics*, **26**, 175-185.

Amari, S. (1977C):"Mathematical approach to neural

systems". *Systems Neuroscience* (J. Metzler 編), Academic Press, 67-117.

Amari, S., Arbib, M. A. (1977): "Competition and co-operation in neural nets". *Systems Neuroscience* (J. Metzler 編), Academic Press, 119-165.

甘利, 岸本 (1978): "相互抑制神経場のパターン力学". 電子通信学会論文誌, **61-A**, 625-731.

甘利, 香田 (1973): "一次元一様構造神経素子回路——結合係数が距離と共に単調減少する場合". 電子通信学会論文誌, **56-D**, 349-356.

Amari, S., Lieblich, I., Karshmer, A. I. (1977): "A neural model for the handling of phenomena associated with trains of light stimuli". *Systems Neuroscience* (J. Metzler 編), 55-66, Academic Press.

Amari, S., Takeuchi, A. (1978): "Mathematical theory on formation of category detecting nerve cells", *Biol. Cybernetics*, **29**, 127-136.

Amari, S., Yoshida, K., Kanatani, K. (1977): "A mathematical foundation for statistical neurodynamics". *SIAM J. App. Math.*, **33**, 95-126.

Anderson, J. A. (1972): "A simple neural network generating interactive memory". *Math. Biosciences*, **14**, 197-220.

Annios, P. A. (1972): "Cyclic modes in artificial neural nets". *Kybernetik*, **11**, 5-14.

Annios, P. A., Beek, B., Csermely, T. J., Harth, E. M. (1970): "Dynamics of neural structures". *J. Theoret. Biol.*, **26**, 121-148.

Arbib, M. A. (1975): "Artificial intelligence and brain

theory: Unities and diversities". *Annals of Biomedical Engineering*, **30**, 238-274.

Ashby, W. R., Foerster, F. V., Walker, C. C. (1962): "Instability of pulse activity in a net with threshold". *Nature*, **196**, 561-562.

Averbukh, D. Ya. (1969): "Random nets of analog neurons". *Avtomat. Telemekh.*, No. **10**, 116-123.

Bard, J., Lauder, I. (1974): "How well does Turing's theory of morphogenesis work?". *J. Theor. Biol.*, **45**, 501-531.

Barlow, H. B., Blakemore, C., and Pettigrew, J. D. (1967): "The neural mechanism of binocular depth discrimination". *J. Physiol.*, **193**, 327-342.

Barnwell, G. M., Stafford, F. S. (1977): "A mathematical model of decision-making neural circuit controlling behavioral mode selection". *Bull. Math. Biology*, **39**, 223-237.

Békésy, G. von (1967): *Sensory Inhibition*. Princeton Univ. Press.

Beurle, R. L. (1956): "Properties of a mass of cells capable of regenerating pulses". *Trans. Roy. Soc. London*, **B-240**, 55-94.

Blakemore, C., Cooper, G. F. (1970): "Development of the brain depends on the visual environment". *Nature (London)*, **228**, 477-478.

Blakemore, C., van Sluysters, R. C. (1975): "Innate and environmental factors in the development of the kitten visual cortex". *J. Physiol.*, **248**, 663-716.

Block, H. D. (1962): "The perceptron, a model for brain

functioning I". *Rev. of Modern Physics*, **34**, 123-135.

Block, H. D., Knight, B. W., Rosenblatt, F. (1962):
"Analysis of a four-layer series coupled perceptron II".
Rev. of Modern Physics, **34**, 135-142.

Brindley, G. S. (1969): "Nerve net models of plausible
size that perform many simple learning tasks". *Proc.
Roy. Soc. London*, **B-174**, 173-191.

Burattini, E., Liesis, V. (1972): "A method of analysis of
the models of neural nets". *Kybernetik*, **10**, 38-44.

Caianiello, E. R. (1961): "Outline of a theory of thought
processes and thinking machines". *J. Theor. Biol.*, **1**,
204-235.

Coleman, B. D. (1971): "Mathematical theory of lateral
sensory inhibition". *Arch. Rational Mech. Anal.*, **43**,
79-100.

Dev, P. (1975): "Computer simulation of a dynamic vi-
sual perception model". *International Journal of Man-
Machine Studies*, **7**, 511-528.

Didday, R. L. (1976): "A model of visuomotor mecha-
nisms in the frog optic tectum". *Mathematical Bio-
sciences*, **30**, 169-180.

Duffy, F. H., Snodgrass, S. R., Burchfiel, J. L., Con-
way, J. L. (1976): "Bicuculline reversal of depriva-
tion amblyopia in the cat". *Nature (London)*, **260**,
256-257.

Ellias, S. A., Grossberg, S. (1975): "Pattern formation,
contrast control, and oscillations in the short term
memory of shunting on-center off-surround networks".
Biol. Cyberneties, **20**, 69-98.

Farley, B. G. (1962): "Some similarities between the behavior of a neural network model and electrophysiological experiments". *Self-Organizing Systems* (M. G. Yovits, G. T. Jacobi, G. D. Goldstein 編), Spartan.

Farley, B. G., Clark, W. A. (1961): "Activity in networks of neuron-like elements". *Proc. 4th London Symp. on Inf. Theory* (C. Cherry 編), Butterworths.

FitzHugh, R. (1961): "Impulses and physiological states in theoretical models of nerve membrane". *Biophys. J.*, **1**, 445-446.

Freeman, W. J. (1975): *Mass Action in the Nervous System: Examination of the Neurophysiological Basis of Adaptive Behavior through the EEG.* Academic Press.

藤井, 松岡, 森田 (1967): "Lateral inhibition による錯視現象の解析". 日本 ME 学会誌, **5**, 117-126.

福島 (1968): "アナログ多層回路による特徴抽出". 電子通信学会論文誌, **C-51**, 319-326.

Fukushima, K. (1969): "Visual feature extraction by a multilayered network of analog threshold elements". *IEEE Trans.*, **SSC-5**, 322-333.

Fukushima, K. (1973): "A model of associative memory in the brain". *Kybernetik*, **12**, 58-63.

Fukushima, K. (1975): "Cognitron: a self-organizing multilayered neural network". *Biol. Cybernetics*, **20**, 121-136.

福島, 三宅 (1977): "連想記憶能力を持つ自己組織機械". 電子通信学会論文誌 D, **60-D**, 143-150.

Gierer, A., Meinhardt, H. (1972): "A theory of biological pattern formation". *Kybernetik*, **12**, 30-39.

Glansdorff, P., Prigogine, I. (1971): *Thermodynamic Theory of Structure; Stability and Fluctuation*. Wiley.

Griffith, J. S. (1963): "A field theory of neural nets; I". *Bull. Math. Biophys.*, **25**, 111-120.

Griffith, J. S. (1965): "A field theory of neural nets; II". *Bull. Math. Biophys.*, **27**, 187-195.

Griffith, J. S. (1971): *Mathematical Neurobiology*. Academic Press (塚原・佐藤訳, 数理神経生物学; 産業図書(1974)).

Grossberg, S. (1976): "On the development of detectors in the visual cortex with applications to learning and reaction-diffusion systems". *Biol. Cybernetics*, **21**, 145-159.

Grossberg, S. (1977): "Pattern formation by the global limits of a non-linear competitive interaction in n dimensions". *J. Math. Biology*, **4**, 237-256.

Hadeler, K. P. (1974): "On the theory of lateral inhibition". *Kybernetik*, **14**, 161-165.

Hall, R., Yau, S. S. (1976): "The distribution of orientation of optimal stimuli for cells of striate cortex". *Biol. Cybernetics*, **21**, 113-120.

Harmon, L. D., Lewis, E. R. (1966): "Neural modeling". *Physiol. Rev.*, **46**, 513-591.

Harth, E. M., Csermely, T. J., Beek, B., Lindsay, R. D. (1970): "Brain functions and neural dynamics". *J. Theor. Biol.*, **26**, 93-120.

Hebb, D. O. (1949): *The Organization of Behavior*. Wiley.

Hirsch, H. V. B., Spinelli, D. N. (1970): "Visual experience modifies distribution of horizontally and vertically oriented receptive fields in cats". *Science*, **168**, 869-871.

樋渡涓二 (1971)：生体情報工学，コロナ社.

Hodgkin, A. L., Huxley, A. F. (1952)："A quantitative description of membrane current and its application to conduction and excitation in nerve". *J. Phisiol.*, **117**, 500-544.

Holden, A. V. (1976)：*Models of the Stochastic Activity of Neurones*. Springer.

Hubel, D. H. (1967)："Effects of distortion of sensory input on the visual system of kittens". *The physiologist*, **10**, 17-45.

Hubel, D. H., Wiesel, T. N. (1962)："Receptive fields, binocular interaction and functional architecture in the cat's visual cortex". *J. Physiol.*, **160**, 106-154.

Hubel, D. H., Wiesel, T. N. (1965A)："Binocular interaction in striate cortex of kittens reared with artificial squint". *J. Neurophysiol.*, **28**, 1041-1059.

Hubel, D. H., Wiesel, T. N. (1965B)："Receptive fields and functional architecture in two non-striate visual areas（18 and 19）of the cat". *J. Neurophysiol.*, **28**, 229-289.

今田，曽根，宇都宮 (1977)："収束想起方式の連想記憶につい て". 電子通信学会論文誌 D, **60-D**, 224-231.

Ingle, D. (1968)："Visual releasers of prey-catching behavior in frogs and toads". *Brain, Behavior and Evolution*, **1**, 500-518.

伊藤正男 (1972)：ニューロンの生理学，岩波書店.

Johannesma, P. I. M. (1968)："Diffusion models for the stochastic activity of neurons". *Neural Networks* (E. R. Caianiello 編), Springer, 116-144.

Julesz, B. (1971)：*Foundations of Cyclopean Perception*. University of Chicago Press.

Julesz, B., Chang, J. (1976)："Interaction between pools of binocular disparity detectors tuned to different disparities". *Biol. Cybernetics*, **22**, 107-119.

Kac, M. (1959)：*Probability and Related Topics in Physical Sciences*. Interscience.

Katz, B. (1966)：*Nerve, Muscle and Synapse*. McGraw-Hill（佐藤昌康監訳：神経，筋，シナプス，医薬出版）.

Kauffman, S. A. (1969)："Metabolic stability and epigenesis in randomly connected genetic nets". *J. Theoret. Biol.*, **22**, 437-467.

川人，塚原 (1977)："小脳性反響回路のモデル". 電子通信学会技研報告, **MBE 76-53**, 7-12.

Kilmer, W. L., McCulloch, W. S., and Blum, J. (1969)："A model of the vertebrate central command system". *Int. J. of Man-Machine Studies*, **1**, 279-309.

Kitagawa, T. (1973)："Dynamical systems and operators associated with a single neuronic equation". *Math. Biosciences*, **18**, 191-244.

Kishimoto, K., Amari, S. (1979)："Existence and Stability of local excitations in homogeneous neural fields". *J. Math. Biology*, **7**, 303-318.

Kobuchi, Y. (1976)："Signal propagation in 2-dimensional threshold cellular space". *J. Math. Biology*, **3**, 297-312.

香田, 甘利 (1973)："一次元一様構造神経素子回路——信号伝搬速度一定の場合". 電子通信学会論文誌, **56-D**, 357-364.

Kohonen, T. (1972)："Correlation matrix memories". *IEEE Trans.*, **C-21**, 353-359.

Kohonen, T. (1977)：*Associative Memory.* Springer-Verlag.

Kohonen, T., Oja, E. (1976)："Fast adaptive formation of orthogonalizing filters and associative memory in recurrent networks of neuron-like elements". *Biol. Cybernetics*, **21**, 85-95.

Kohonen, T., Ruohonen, M. (1973)："Representation of associated pairs by matrix operators". *IEEE Trans.*, **C-22**, 701-702.

小池, 南, 三重野 (1976)："連想形記憶の正確な読み出し確率について". 電子通信学会論文誌 D, **59-D**, 940.

小杉, 内藤 (1974)："神経回路のパターン分離能力に関する一考察". 電子通信学会生体工学医用電子研資料, **MBE 74-4**.

Kurokawa, T., Tamura, H. (1974)："Networks of neural nuclei". *Kybernetik*, **16**, 69-77.

Lenherr, F. K. (1977)："Plasticity in visual cortex: some problems posed for theory by recent experimental findings". *Brain Theory Newsletter*, **2**, 28-31.

Lenherr, F. K., Yoshizawa, S., Amari, S. (1977)："Models of binocular plasticity in visual cortex". *Brain Theory Newsletter*, **2**, 63-65.

Lettvin, J. Y., Maturana, H., McCulloch, W. S., Pitts, W. H. (1959)："What the frog's eye tells the frog's brain". *Proc. of the IRE*, **47**, 1940-1951.

Lieblich, I., Amari, S. (1978): "An extended first approximation model for the amygdaloid kindling phenomenon". *Biol. Cybernetics*, **28**, 129-135.

MacGregor, R. J., Palasek, R. L. (1974): "Computer simulation of rhythmic oscillation in neuron pools". *Kybernetik*, **16**, 79-86.

Maginu, K. (1975): "Reaction-diffusion equation describing morphogenesis". *Math. Biosciences*, **27**, 17-98.

Malsburg, C. von der (1973): "Self-organization of orientation sensitive cells in the striate cortex". *Kybernetik*, **14**, 85-100.

Marr, D. (1969): "A theory of cerebellar cortex". *J. Physiol.*, **202**, 437-470.

Marr, D., Poggio, T. (1976): "Cooperative computation of stereo disparity". *Science*, **194**, 283-287.

増田, 甘利 (1977): "特徴抽出細胞の自己形成". 電子通信学会パターン認識と学習技研報告, **PRL 77-44**.

McCulloch, W. S., Pitts, W. H. (1943): "A logical calculus of the ideas immanent in neural nets". *Bull. Math. Biophys.*, **5**, 115-133.

Minsky, M., Papert, S. (1971): *Perceptron——An Essay in Computational Geometry*. MIT Press (斎藤訳：パーセプトロン, 東京大学出版会, 1971).

Mittenthal, J. E. (1974): "Reliability of pattern separation by the cerebellar mossy fiber-granule cell system". *Kybernetik*, **16**, 93-101.

Montalvo, F. S. (1975): "Consensus vs. competition in neural networks". *Int. J. of Man-Machine Studies*, **7**,

333-346.

Morishita, I., Yajima, A. (1972)："Analysis and simulation of networks of mutually inhibiting neurons". *Kybernetik*, **11**, 154-165.

森田, 藤井 (1966)："生体のパターン認識過程における lateral inhibition の機能". 電子通信学会誌, **49**, 1857-1864.

村上, 相原 (1973)："連想記憶の二, 三の性質". 電子通信学会論文誌 D, **56-D**, 481-483.

Muroga, S. (1971)：*Threshold Logic and its Applications*. Wiley.

室賀, 茨木, 北橋 (1976)：しきい論理, 産業図書.

永野 (1973)："自己成長機能を持つ学習機械". 電子通信学会論文誌 D, **56-D**, 457-464.

Nagano, T. (1977A)："A model of visual development". *Biol. Cybernetics*, **26**, 45-52.

永野 (1977B)："視覚系の特徴抽出機構の形成について". 電子通信学会論文誌 D, **60-D**, 451-458.

南雲編 (1966)：バイオニクス, 共立出版.

南雲編 (1971)：生体システム, 日刊工業新聞社.

Nagumo, J., Arimoto, S., Yoshizawa, S. (1962)："An active pulse transmission line simulating nerve axon". *Proc. IRE*, **50**, 2061-2070.

Nagumo, J., Sato, S. (1972)："On a response characteristic of a mathematical neuron model". *Kybernetik*, **10**, 155-164.

Nakano, K. (1972)："Associatron—a model of associative memory". *IEEE Trans.*, **SMC-2**, 381——388.

Nass, M. M., Cooper, L. N. (1975)："A theory for the development of feature detecting cells in the visual cortex". *Biol. Cybernetics*, **19**, 1-18.

Nelson, J. I. (1975): "Globality and stereoscopic fusion in binocular vision". *J. Theor. Biol.*, **49**, 1-88.

Nilsson, N. (1965): *Learning Machines*. McGraw-Hill（渡辺訳：学習機械, コロナ社 (1967)）.

Oğuztöreli, M. N. (1975): "On the activities in a continuous neural network". *Biol. Cybernetics*, **18**, 41-48.

Okuda, M. (1974): "A dynamical behavior of active regions in randomly connected neural networks". *J. Theor. Biol.*, **48**, 51-73.

大野, 渡辺, 香田 (1977): "2 因子 2 モード神経膜モデル". 電子通信学会論文誌, **60-C**, 287-294.

Pérez, R., Glass, L., Shlaer, R. (1975): "Development of specificity in the cat visual cortex". *J. Math. Biol.*, **1**, 275-288.

Pettigrew, J. D., Nikara, T., and Bishop, P. O. (1968): "Binocular interaction on single units in cat striate cortex". *Experimental Brain Research*, **6**, 391-410.

Pettigrew, J. D., Freeman, R. D. (1973): "Visual experience without lines: effect on developing cortical neurons". *Science*, **182**, 599-601.

Pfaffelhuber, E. (1975): "Correlation memory models —— a first approximation in a general learning scheme". *Biol. Cybernetics*, **18**, 217-223.

Poggio, T. (1975): "On optimal nonlinear associative recall". *Biol. Cybernetics*, **19**, 201-209.

Poggio, T., Torre, V. (1977): "A Volterra representation for some neuron models". *Biol. Cybernetics*, **27**, 113-124.

Rall, W. (1955A)："A statistical theory of monosynaptic input-output relations". *J. Cellular and Comparative Physiology*, **46**, 373-411.

Rall, W. (1955B)："Experimental monosynaptic input-output relations in the mammalian spinal cord". *J. Cellular and Comparative Physiology*, **46**, 413-436.

Rapoport, A. (1952)："Ignition phenomena in random nets". *Bull. Math. Biophys.*, **14**, 35-44.

Ratliff, F. (1965)：*Mach Bands: Quantitative Studies on Neural Networks in the Retina.* Holden-Day.

Reichardt, W., MacGinite, G. (1962)："Zur Theorie der lateralen Inhibition". *Kybernetik*, **1**, 155-165.

Rochester, N., Holland J. H., Habit, L. H., Duda, W. L. (1956)："Tests on a cell assembly theory of the action of the brain, using a large digital computer". *IRE Trans.*, **IT-2**, 80-93.

Rosen, G. (1974)："Approximate solution to the generic initial value problem for non-linear reaction-diffusion equation". *SIAM J. App. Math.*, **26**, 221-226.

Rosenblatt, F. (1961)：*Principles of Neurodynamics.* Spartan.

Rosenblueth, A., Wiener, N., Pitts, W., Garcia Ramos, J. (1949)："A statistical analysis of synaptic excitation". *J. Cell and Comp. Physiology*, **34**, 173-205.

Rotenberg, A. R. (1971)："Behavior of homogeneous statistical ensemble of finite automata". *Avtomat. Telemekh.*, No. 9, 84-92.

Rotenberg, A. R. (1976)："Large Stochastic Systems of finite automata and neural nets, II". *Avtomatika i*

Telemechanika. , (English translat.), **37**, 1427-1436.

Rozonoer, L. I. (1969A)："Random logical nets；I". *Avtomat. Telemekh.* , No. 5, 137-147.

Rozonoer, L. I. (1969B)："Random logical nets；II". *Avtomat. Telemekh.* , No. 6, 99-109.

Rozonoer, L. I. (1969C)："Random logical nets；III". *Avtomat. Telemekh.* , No. 7, 127-136.

Sato, S. (1972)："Mathematical properties of response of a neuron model". *Kybernetik*, **11**, 208-216.

Scott, A. C. (1977)："Neurodynamics：A critical survey". *J. Math. Psychology*, **15**, 1-45.

Shimbel, A., Rapoport, A. (1948)："A statistical approach to the theory of central nervous system". *Bull. Math. Biophys.* , **10**, 41-55.

Shimura, M., Pask, G. (1974)："Some properties of transmission lines composed of random networks". *Math. Biosciences*, **22**, 155-178.

Smith, D. R., Davidson, C. H. (1962)："Maintained activity in neural nets". *J. Ass. Comput. Mach.* , **9**, 268-278.

Spinelli, D. N. (1970)："OCCAM：a computer model for a content addressable memory in the central nervous system". *Biology of Memory*, (K. H. Pribram, D. E. Broadbent 編), Academic Press, 293-306.

Spinelli, D. N., Hirsch, H. V. B., Phelps, R. W., Metzler, J. (1972)："Visual experience as a determinant of the response characteristics of cortical receptive fields in cats". *Exp. Brain Res.* , **15**, 289-304.

Sugie, N., Suwa, M. (1977)："A scheme for binocular

depth perception suggested by neurophysiological evidence". *Biol. Cybernetics*, **26**, 1-15.

Sugiyama, H., Moore, G. P., Perkel, D. H. (1970): "Solutions for a stochastic model of neuronal spike production". *Math. Biosc.*, **8**, 323-341.

Suzuki, R., Katsuno, I., Matano, K. (1971): "Dynamics of neuron ring". *Kybernetik*, **8**, 39-45.

Szentágothai, J., Arbib, M. A. (1975): *Conceptual Models of Neural Organization*. MIT Press.

田中, 野口 (1978): "アナログニューロンよりなる連続神経回路網の位相的性質". 電子通信学会論文誌, **J 61-D**, 9-16.

Thom, R. (1972): *Stabilité Structurelle et Morphogénèse*. Benjamin.

時実編 (1976): 脳と神経系, 岩波書店.

Tokura, T., Morishita, I. (1977): "Analysis and simulation of double-layer neural networks with mutually inhibiting interconnections". *Biol. Cybernetics*, **25**, 83-92.

鳥岡, 古賀 (1977): "抑制結合を有する3層ランダム神経回路網のパターン分離能力". 電子通信学会論文誌, **J 60-A**, 1153-1159.

辻, 杉江 (1969): バイオニクス, 日刊工業新聞社.

Tsukahara, N. et al. (1971): "Cerebello-pontine reverberating circuit". *Brain Research*, **35**, 233-236.

塚原他 (1976): 神経回路と生体制御, 生物科学講座6, 朝倉書店.

Tsuruta, H. (1978): "Conditions for the oscillation in a system of three elements with negative feedback loop".

Tsypkin, Y. Z. (1966): "Adaptation, training and self-organization in automatic control systems". *Avtomatika i Telemekhanika*, **27**, 23-61.

Turing, A. (1952): "The chemical basis of morpnogenesis". *Phil. Trans. Roy. Soc. London*, **B-237**, 37-72.

上坂, 尾関 (1972): "連想形記憶の二, 三の性質". 電子通信学会論文誌, **55-D**, 323-330.

Venzl, G. (1976): "Statistical fluctuation of activity in localized neural populations". *J. Theor. Biol.*, **63**, 275-309.

Wasan, M. T. (1969): *Stochastic Approximation*, Cambridge University Press.

Weisstein, N., Ozog, G., Szoc, R. (1975): "A comparison and elaboration of two models of metacontrast". *Psychological Review*, **82**, 325-343.

White, H. (1961): "The formation of cell assemblies". *Bull. Math. Biophys.*, **23**, 43-53.

Widraw, B. (1963): *A Statistical Theory of Adaptation*. Pergamon Press.

Wiener, N., Rosenblueth, A. (1946): "The mathematical formulation of the problem of conduction of impulses in a network of connected excitable elements, specifically in cardiac muscle". *Arch. Inst. Cardiol. (Mexico)*, **16**, 205-265.

Wigström, H. (1973): "A neuron model with learning capability and its relation to mechanism of association". *Kybernetik*, **12**, 204-215.

Wigström, H. (1974): "A model of a neural network with recurrent inhibition". *Kybernetik*, **16**, 103-112.

Wigström, H.（1975）："Associative recall and formation of stable modes of activity in neural network models". *J. Neuroscience Research*, **1**, 287-313.

Willshaw, D. J., Longuet-Higgins, H. C.（1969）："The holophone——recent developments". *Machine Intelligence*（B. Meltzer, D. Michie 編）, **4**, Edinburgh at the Univ. Press.

Willshaw, D. J., Malsburg, C. von der（1976）："How patterned neural connections can be set up by self-organization". *Proc. Roy. Soc.*, **B-194**, 431-445.

Wilson, H. R., Cowan, J. D.（1972）："Excitatory and inhibitory interactions in localized populations of model neurons". *Biophysical J.*, **12**, 1-24.

Wilson, H. R., Cowan, J. D.（1973）："A mathematical theory of the functional dynamics of cortical and thalamic nervous tissue". *Kybernetik*, **13**, 55-80.

Wong, R., Harth, E.（1973）："Stationary states and transients in neural populations". *J. Theor. Biol.*, **40**, 77-106.

八木（1974）：神経系情報工学，電気書院.

安田，樋渡（1970）："網膜における時空間的情報処理過程のモデル". 電子通信学会論文誌, **C-53**, 823-830.

Yasuda, M.（1971）："A dynamic model of the vertebrate retina". *Kybernetik*, **9**, 26-30.

安田（1975）："視覚情報の時間的処理を行う網膜受容野のモデル". 電子通信学会論文誌, **58-D**, 192-199.

吉沢，南雲（1969）："一様な神経回路網モデルにおける興奮の伝播について". 電子通信学会医用電子生体工学資料, **MBE 69-14**.

参考文献

Yoshizawa, S. (1974) : "Some properties of randomly connected networks of neuron-like elements with refractory". *Kybernetik*, **16**, 173-182.

文庫版あとがき

　脳，それは私たちの心と思考を生み出す源である．これは大変複雑なシステムであり，その仕組みは未だに解明されたとは言い難い．脳は素晴らしい情報処理システムであるから，ここには情報の基本原理が多く発現しているに違いない．脳の情報処理の仕組みを数理の力で解明してみたい，これが私の目指した数理脳科学であった．

　脳は進化の過程で今のような形に発展した．進化はランダムな突然変異と選択であり，脳はランダムサーチの末に行きついた素晴らしいシステムである．現実の脳の仕組みを実験的に調べる脳科学は，進化の試行錯誤の末に獲得された現実の脳を対象とする．これは進化の迷路にはまった無駄も多く複雑である．ここから情報の原理を汲み取ることは容易ではない．

　そこで脳の仕組みをもとにもっと単純化したモデルを考え，そこで実現可能な情報の原理を少しずつ積み上げて，脳の情報原理に迫りたい．これが数理脳科学である．こんな勝手なことを考えて，若いときに夢中で研究した．そして世に問うたのが，本書であった．私はこれに夢中になり，心を込めて書いた．幸い，その後の神経科学の発展の中で，計算論的神経科学が生まれ，さらに数理脳科学までが市民権を得ようとしている．

　最近の人工知能の発展には驚くべきものがある．これは深層の神経回路網モデルを用いて学習によりシステムを調整し，素晴らしい情報処理を実現する．パターンの分類や生成にとどまらず，言語などの時系列の処理も可能で，機械翻訳や質疑応答など，驚くほどの性能を発揮している．これは脳の仕組みの一部をモデル化したものに違いないが，逆にこれを利用して現実の脳に迫る，新しい数理脳科学も生まれている．現実の脳に学ぶことはまだまだ多い．いずれ，我々の記憶，意識，心に迫るであろう．

　本書の執筆から45年，今の人工知能と脳科学の発展を見るにつけ，感慨無量である．なお本書について，残念に思うことが二つある．一つは，私が多層神経回路網で提案した確率勾配降下法を，ここに含めなかったことである．これは，人工知能としては良いが，現実の脳ではありえないと考えたからである．しかし，これも神経回路モデルの情報原理の一つであり，たとえ脳ではこのままの形で実現していないとしても，本書に含めておくべきだったろう．とくに最近の深層学習がこれを基本原理として用いているからである．もう一つは，本書の英語版を出版しなかったことである．これを出版しておけば，数理脳科学と人工知能について，世界ではもう少しは違った展開があったかもしれない．ともあれ，本書が復刻再刊されることは，私にとっては望外の幸せである．

2023年11月　　　　　　　　　　　　　　甘利　俊一

索　引

本書は一九七八年四月二七日、産業図書株式会社より刊行された。文庫化にあたり、若干の修正を施した。

相対性理論の着想の源泉となった、リーマンの記念碑的講演。ヘルマン・ワイルの格調高い序文・解説とミンコフスキーの論文「空間と時間」を収録。

ゴルフのバックスピンは芝の状態に無関係、昆虫の羽ばたき、コマの不思議、流れ模様など意外な展開と多彩な話題の科学エッセイ。　（呉智英）

高熱水蒸気の威力、魚が銀色に輝くしくみ、コマが起ちあがる力学。身近な現象にひそむ意外な「物の理」を探求する力学エッセイ。　（米沢富美子）

クリップで蚊取線香の火が消し止められる？　バイオリンの弦の動きを可視化する顕微鏡とは？　ごたによのある物理エッセイ。　（鈴木増雄）

ビッグバン宇宙論の謎にワインバーグが挑む！　開闢から間もない宇宙の姿を一般の読者に向けて明快に論じた科学読み物の古典。解説＝佐藤文隆

ノーベル物理学賞受賞者が後世に贈る、晩年の名講義。上巻は歴史的展開や量子力学の基礎の原理、スピンなどについて解説する。本邦初訳。

「対称性」に着目した、エレガントな論理展開。下巻では近似法、散乱の理論などから量子鍵配送や量子コンピューティングの最近の話題まで。本邦初訳。

数学・物理・哲学に通暁し深遠な思索を展開したワイル。約四十年にわたる歩みを講演ならでは読みやすい文章で辿る。年代順に九篇収録、本邦初訳。

芸術や生物など、様々な事物に見られる対称性＝シンメトリーに潜む数学的な原理とは。世界的数学者による最晩年の名講義を新訳で。　（落合啓之）

レヴィ゠ストロースと群論？　ニーチェやオルテガの遠近法主義、ヘーゲルと解析学、孟子と関数概念……。数学的アプローチによる比較思想史。

熱の正体とは？　その物理的特質とは？『磁力と重力の発見』の著者による壮大な科学史。熱力学入門書としての評価も高い。全面改稿。

熱力学はカルノーの一篇の論文に始まり骨格が完成した。熱素説に立ちつつも、時代に半世紀も先行していた。理論のヒントは水車だったのか？

隠された因子、エントロピーがついにその姿を現わす。そして重要な概念が加速的に連結し熱力学が体系化されていく。格好の入門篇。全3巻完結。

〈重力〉理論完成までの思想的格闘の跡を丹念に辿り、先人の思考の核心に肉薄する壮大な力学史。上巻は、ケプラーからオイラーまでを収録。

西欧近代において、古典力学はいかなる世界を発見し、いかなる世界像を作り出し、そして何を切り捨ててきたのか。歴史形象としての古典力学。

非線形数学の第一線で活躍した著者が〈数学とは〉をしみじみと、〈私の数学〉を楽しげに語る異色の数学入門書。

ブラジルで蝶が羽ばたけば、テキサスで竜巻が起こる？　カオスやフラクタルの非線形数学の不思議をさぐる本格的入門書。

高校までの数学と大学の数学では、大きな断絶があるこの溝を埋めるべく企図された、自分の中の数学を芽生えさせる、「大学数学の作法」指南書。

平面、球面、歪んだ空間、そして……。幾何学的世界像は今なお変化し続ける。『スタートレック』の脚本家が誘う三千年のタイムトラベルへようこそ。

科学の魅力とは何か？創造とは、そして死とは？老境を迎えた大物物理学者との会話をもとに書かれた、珠玉のノンフィクション。（山本貴光）

現代生物学では何が問題になるのか。多大な影響を与えた大家が、複雑な生命現象を理解するためのキー・ポイントを易しく解説。20世紀生物学

おなじみ一刀斎の秘伝公開！極限と連続に始まり、指数関数と三角関数を経て、偏微分方程式に至る。見晴らしのきく、読み切り22講義。

1次元線形代数から多次元へ、1変数の微積分から多変数へと異なる教育的重要性を軸に展開するユニークなベクトル解析のココロ。

数楽的センスの大饗宴！読み巧者の数学者と数学ファンの画家が、とめどなく繰り広げる興趣つきぬ数学談義。（河合雅雄・亀井哲治郎）

理工系大学生必須の線型代数を、その生態のイメージと指数のセンスを大事にしつつ、基礎的な概念をひとつひとつユーモアを交え丁寧に説明する。

一刀斎の案内で数の世界を気ままに歩き、勝手に遊ぶ数学エッセイ。「微積分の七不思議」他三篇を増補。「数学の大いなる流れ」（亀井哲治郎）

「数学のノーベル賞」とも称されるフィールズ賞。その誕生の歴史、および第一回から二〇〇六年までの歴代受賞者の業績を概説。

フラクタル幾何学(上)　B・マンデルブロ　広中平祐監訳

フラクタル幾何学(下)　B・マンデルブロ　広中平祐監訳

数学基礎論　前原昭二

現代数学序説　松坂和夫

不思議な数eの物語　E・マオール　伊理由美訳

フォン・ノイマンの生涯　ノーマン・マクレイ　渡辺正/芦田みどり訳

工学の歴史　三輪修三

関数解析　宮寺功

科学の要件とは何か？ 仮説の種類と役割とは？ 数学と物理学を題材に、関連しあう多様な問題を論じる。規約主義を初めて打ち出した科学哲学の古典。

「フラクタルの父」マンデルブロの主著。膨大な資料を基に、地理・天文・生物などあらゆる分野から事例を収集・報告したフラクタル研究の金字塔。

「自己相似」が織りなす複雑で美しい構造とは。その数理とフラクタル発見までの歴史を豊富な図版とともに紹介。

集合をめぐるパラドックス、ゲーデルの不完全性定理からファジー論理、P＝NP問題などのより現代的な話題まで。大家による入門書。〔田中一之〕

『集合・位相入門』などの名教科書で知られる著者による、懇切丁寧な入門書。組合せ論・初等数論を中心に、現代数学の一端に触れる。〔荒井秀男〕

自然現象や経済活動に頻繁に登場する超越数e。この数の出自と発展の歴史を描いた一冊。ニュートン、オイラー、ベルヌーイ等のエピソードも満載。

コンピュータ、量子論、ゲーム理論など数多くの分野で絶大な貢献を果たした巨人の足跡を辿り、「人類最高の知性」に迫る。ノイマン評伝の決定版。

オイラー、モンジュ、フーリエ、コーシーらは数学者であり、同時に工学の課題に方策を授けていた。「ものづくりの科学」の歴史をひもとく。

偏微分方程式論などへの応用をもつ関数解析・バナッハ空間論からベクトル値関数、半群の話題まで、その基礎理論を過不足なく丁寧に解説。〔新井仁之〕

アインシュタインが絶賛して、研究を措いてまでも訳したかったと言われる、相対論三大名著の一冊。（細谷暁夫）

消費者の嗜好や政治意識を測定するとは？集団特性の数量的表現の解析手法を開発した社会調査の論理と方法の入門書。（吉野諒三）

ゼロの発明だけでなく、数表記法、平方根の近似公式、順列組み合せ等大きな足跡を残したインドの数学を古代から16世紀まで原典に則して辿る。

20世紀数学全般の公理化への出発点となった記念碑的著作。ユークリッド幾何学を根源まで遡り、斬新な観点から厳密に基礎づける。（佐々木力）

量子論と相対論を結びつけるディラックの理論に展開したノーベル賞学者による追悼記念講演。現代物理学の本質を堪能させる三重奏。

今やさまざまな分野への応用もいちじるしい「ゲーム理論」の嚆矢となる記念碑的著作。第I巻はゲームの形式的記述とゼロ和2人ゲームについて。

第I巻でのゼロ和2人ゲームの考察を踏まえ、第II巻ではプレイヤーが3人以上の場合のゼロ和ゲーム、およびその合成分解について論じる。

第III巻では非ゼロ和ゲームにまで理論を拡張。これまでの数学的結果をもとにいよいよ経済学的解釈を試みる。全3巻完結。（中山幹夫）

脳の振る舞いを数学で記述することは可能か？現代のコンピュータの生みの親でもあるフォン・ノイマン最晩年の考察。新訳。（野崎昭弘）

オイラー博士の素敵な数式　ポール・J・ナーイン　小山信也訳

数学史上最も偉大で美しい式や無限級数の和やフーリエ変換、ディラック関数などの歴史的側面を説明した後、計算式を用いて解説した入門書。

遊歴算家・山口和『奥の細道』をゆく　鳴海風　高山ケンタ・画

全国を旅し数学を教えた山口和。彼の道中日記をもとに数々のエピソードや数学愛好者の思いを描いた和算時代小説。文庫オリジナル。

不完全性定理　野崎昭弘

事実・推論・証明……。理屈っぽいとケムたがられたっぷりにひもといたゲーデルへの超入門書。なるほどと納得させながら、ユーモア（上野健爾）

数学的センス　野崎昭弘

美しい数学とは詩なのです。いまさら数学者にはなれないけれどそれを楽しめたら……。そんな期待に応えてくれる再入門。

高等学校の確率・統計　黒田孝郎/森毅/小島順/野崎昭弘ほか

成績の平均や偏差値はおなじみでも、基礎からやり直したい人のために説の検定教科書を指導書付きで復活。隔たりが！

高等学校の基礎解析　黒田孝郎/森毅/小島順/野崎昭弘ほか

わかってしまえば日常感覚に近いものながら、数学挫折のきっかけの微分・積分。もとにした再入門のための検定教科書第2弾！

高等学校の微分・積分　黒田孝郎/森毅/小島順/野崎昭弘ほか

高校数学のハイライト「微分・積分」。その入門コース「基礎解析」に続く本格コース。公式暗記の学習からほど遠い、特色ある教科書の文庫化第3弾。

算数・数学24の真珠　野崎昭弘

算数・数学には基本中の基本〈真珠〉となる考え方がある。ゼロ、円周率、＋と－、無限……。数学のエッセンスを優しい語り口で説く。（亀井哲治郎）

数学の楽しみ　テオニ・パパス　安原和見訳

ここにも数学があった！ 石鹸の泡、くもの巣、雪片曲線、一筆書きパズル、魔方陣、DNAらせん……。イラストも楽しい数学入門150篇。

ちくま学芸文庫

神経回路網の数理　脳の情報処理様式

二〇二四年一月十日　第一刷発行

著　者　甘利俊一（あまり・しゅんいち）

発行者　喜入冬子

発行所　株式会社　筑摩書房
　　　　東京都台東区蔵前二─五─三　〒一一一─八七五五
　　　　電話番号　〇三─五六八七─二六〇一（代表）

装幀者　安野光雅

印刷所　大日本法令印刷株式会社

製本所　株式会社積信堂

乱丁・落丁本の場合は、送料小社負担でお取り替えいたします。
本書をコピー、スキャニング等の方法により無許諾で複製する
ことは、法令に規定された場合を除いて禁止されています。請
負業者等の第三者によるデジタル化は一切認められていません
ので、ご注意ください。

© Shun-ichi Amari 2024　Printed in Japan
ISBN978-4-480-51229-1 C0150